Psychotherapie: Praxis

Die Reihe Psychotherapie: Praxis unterstützt Sie in Ihrer täglichen Arbeit – praxisorientiert, gut lesbar, mit klarem Konzept und auf dem neuesten wissenschaftlichen Stand.

Manfred Cierpka

(Hrsg.)

Regulationsstörungen

Beratung und Psychotherapie für Eltern mit kleinen Kindern

Mit 16 Abbildungen und 3 Tabellen

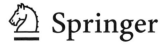 Springer

Herausgeber
Prof. Dr. Manfred Cierpka
Institut für Psychosomatische
Kooperationsforschung und Familientherapie
Universitätsklinikum Heidelberg
Heidelberg
Deutschland

ISBN 978-3-642-40741-3   ISBN 978-3-642-40742-0 (eBook)
DOI 10.1007/978-3-642-40742-0

Die Deutsche Nationalbibliothek verzeichnet diese Publikation in der Deutschen Nationalbibliografie;
detaillierte bibliografische Daten sind im Internet über ► http://dnb.d-nb.de abrufbar.

SpringerMedizin
© Springer-Verlag Berlin Heidelberg 2015

Planung: Monika Radecki, Heidelberg
Umschlaggestaltung: deblik, Berlin
Fotonachweis Umschlag: Rayes/Digital Vision/thinkstockphotos.de
Herstellung: Crest Premedia Solutions (P) Ltd., Pune, India

Gedruckt auf säurefreiem und chlorfrei gebleichtem Papier

Springer Medizin ist Teil der Fachverlagsgruppe Springer Science+Business Media
www.springer.com

Vorwort

In diesem Buch werden die wichtigsten Regulationsstörungen bei Säuglingen und Kleinkindern behandelt. Am häufigsten in diesem Lebensalter sind Störungen der frühen Verhaltensregulation, d. h. Schrei-, Schlaf- oder Fütterstörungen. Die Symptome, die auch mehrere Funktionsbereiche gleichzeitig betreffen können, fasst man (in Deutschland) unter dem Begriff der »Regulationsstörungen« zusammen.

Epidemiologische Untersuchungen weisen darauf hin, dass diese frühkindlichen Störungen bei 5 bis 20 Prozent der Säuglinge und Kleinkinder auftreten. Sie sind meistens passager und verschwinden im Verlauf der kindlichen Entwicklung, entweder weil die Reifung des Kindes voranschreitet oder weil die Eltern einen Weg finden, die Schwierigkeiten des Kindes zu kompensieren.

Kindliche Entwicklung ist auf die Kommunikation mit den signifikanten Bezugspersonen, meistens den Eltern, angewiesen. Kindliche Reifung und Entwicklung entfaltet sich im natürlichen Kontext der frühen Interaktionen mit den Eltern. Eltern und Kind sind durch biologisch verankerte Kompetenzen auf diesen gegenseitigen Prozess und das Miteinander gut vorbereitet. Eltern lernen in den ersten Lebensmonaten, ihr Kind zu »lesen« und seine Signale zu verstehen, sodass sie seine Bedürfnisse feinfühlig beantworten können. Werdende Mütter und Väter sind durch ihre intuitiven elterlichen Kompetenzen deshalb gut auf die Elternschaft vorbereitet. Wenn das Kind die Erfahrung macht, dass seine Bedürfnisse zuverlässig und angemessen befriedigt werden, entwickelt sich eine sichere Bindung, und die Eltern werden zum »sicheren Hafen«.

Ein Buch über Regulationsstörungen in der frühen Kindheit muss deshalb versuchen, die Problematik beim Kind und bei den Eltern sowie die Interaktionsstörung zwischen Eltern und Kind nicht vorschnell zu »pathologisieren«. Eventuelle Verhaltensstörungen des Kindes müssen aber sehr ernst genommen werden. Unstillbares Schreien und Schlafstörungen eines Säuglings, heftige und anhaltende Trotzanfälle oder anklammerndes Verhalten eines Kleinkinds können sowohl Eltern als auch Kinder erheblich belasten.

Wenn die Problematik sich verfestigt, wenden sich Eltern in der Regel an ihren Kinderarzt bzw. ihre Kinderärztin, ihre Hebamme oder an eine andere Fachperson, die rund um Schwangerschaft und Geburt für Mütter und Väter hilfreich sein kann. Auch für die Mitarbeiterinnen und Mitarbeiter im Arbeitsfeld der Frühen Hilfen sind Erkenntnisse über die Probleme bzw. Symptome von Kindern in der frühen Kindheit relevant, weil sie, z. B. in ihrem Beruf als (Familien-)Hebammen, in ihrer (aufsuchenden) Arbeit damit konfrontiert werden. In der Jugendhilfe werden Kinderschutz und entsprechende Hilfen inzwischen verstärkt für Eltern mit Kindern im Lebensalter von 0 bis 3 Jahren angeboten. Um diese Berufsgruppen für das Problem der Regulationsstörungen zu sensibilisieren und sie über die interventiven Möglichkeiten in diesem Bereich zu informieren, wurde dieses Buch geschrieben.

Zu diesem Zweck wurden die »klinischen« Kapitel aus dem umfassenden Handbuch Frühe Kindheit 0–3 Jahre, das vom selben Autor herausgegeben wird, praxisorientiert aufbereitet, und die Problematik der Regulationsstörungen wurde mit Fallvignetten illustriert. Das Ziel dieses zweiten, kürzeren, kompakteren und auf die Praxis konzentrierten Buchs ist, noch mehr Fachleute zu erreichen, um über Regulationsstörungen und deren Diagnostik, Beratung und Behandlung zu informieren.

Bei exzessiven und persistierenden Regulationsstörungen in der frühen Kindheit ist sofortige Hilfe aus zwei Gründen notwendig: Zum einen kann eine Regulationsstörung Eltern und Kind sehr schnell belasten und erschöpfen, sodass eine akute Krisensituation in der Familie entstehen kann. Überforderungssituationen können in selteneren Fällen zudem zu impulsivem Handeln der Eltern, meist gegenüber dem Kind, führen. Nicht behandelte Regulationsstörungen, die über längere Zeit persistieren, können außerdem Entwicklungsdefizite beim Kind und später Verhaltensstörungen zur Folge haben. Ungefähr ein Drittel dieser Störungen persistiert. Je stärker Eltern und Familie belastet sind und je weniger sie dem Kind die notwendige Zuwendung und Aufmerksamkeit zukommen lassen können, umso weniger werden sie in der Lage sein, diese emotionalen und kognitiven Entwicklungsdefizite zu kompensieren.

Die einzelnen Kapitel des Buches versuchen zu zeigen, wie Hilfen für Eltern und Kind aussehen können. Die unseren Interventionsansätzen zugrunde liegende Idee ist, dass Eltern die verloren gegangene Passung mit ihrem Kind möglichst rasch wieder zurückgewinnen sollten. Manchmal reicht hierfür eine geringe »Dosis« an Intervention aus. In solchen Beratungen wird versucht, unterschiedliche Methoden und Techniken zu verbinden, um den Familien möglichst rasch auf mehreren Ebenen zu helfen.

Wenn die Eltern motiviert sind, sich auf die Bedürfnisse des Kindes einzulassen, kann das Entwicklungspotenzial ausgeschöpft werden, das darin liegt, dass alle Eltern gute Eltern sein wollen. Dies gelingt ihnen umso besser, wenn die Interpretation der kindlichen Verhaltensweisen nicht durch übersteigerte Wünsche und Ängste, die meist auf schwierige Erfahrungen in der eigenen Kindheit zurückgehen, überlagert wird. Wenn die Interaktionen zwischen Eltern und Kind durch die elterlichen Wahrnehmungen und Interpretationen nachhaltig dysfunktional beeinflusst werden, reichen Beratungsansätze nicht aus. Dann ist eine (manchmal auch längere) Psychotherapie indiziert. Die psychodynamischen Ansätze fokussieren vor allem auf die meist unbewussten Erwartungen und Einstellungen (Repräsentanzen) der Eltern und auf die korrespondierenden Beziehungsmuster. Im Laufe der Behandlung wird den Eltern bewusst, dass sie aufgrund ihrer eigenen Geschichte zu den dysfunktionalen Interaktionen beitragen und dadurch einen negativen Interaktionszirkel aufrechterhalten. Durch diese Erkenntnis und das wiederholte Durcharbeiten im geschützten Raum der Psychotherapie können sie die Interaktion mit ihrem Kind verändern.

Ich danke allen Autorinnen und Autoren für ihre Beiträge und ihre engagierte Mitarbeit. Dank gebührt auch meiner Mitarbeiterin Frau Ursula Braun, die immer den Überblick behalten hat. Bei der Herausgabe dieses Buches wurde ich erneut vom Springer-Verlag in Heidelberg kompetent unterstützt. Mein Dank geht an Frau Dörte Fuchs für das sorgfältige Copyediting des Textes, an Frau Sigrid Janke und Frau Monika Radecki für die vorbildliche redaktionelle Betreuung der Autorinnen und Autoren (und natürlich auch des Herausgebers) sowie des gesamten Buchs.

Ich wünsche allen Leserinnen und Lesern eine anregende und informative Lektüre!

Manfred Cierpka
Heidelberg, im Oktober 2014

Der Herausgeber

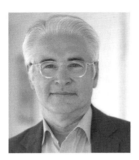

Prof. Dr. med. Manfred Cierpka

Arzt für Psychiatrie, Facharzt für Psychotherapeutische Medizin, Psycho-analytiker und Familientherapeut. Nach dem Medizinstudium und der Facharztausbildung habilitierte er an der Universität Ulm, danach wurde er Professor für Psychosomatik und Familientherapie an der Universität Göttingen.

Seit 1998 Ärztlicher Direktor des Instituts für Psychosomatische Koope-rationsforschung und Familientherapie am Universitätsklinikum Heidel-berg. Autor und Herausgeber vieler Bücher; bei Springer erschienen: *Handbuch der Familiendiagnostik* (3. Aufl.) sowie *Frühe Kindheit 0–3 Jahre*. Manfred Cierpka ist Mitherausgeber der Zeitschrift *Psychotherapeut*, Editor-in-Chief von Mental Health and Prevention und Mitorganisator der Lindauer Psychotherapiewochen.

Inhaltsverzeichnis

Serviceteil

Mitarbeiterverzeichnis

Dipl.-Psych. Marisa Benz
Apt. 250E
Apalachee Parkway 2855
FL 32301 Tallahassee
USA

Dipl.-Soz.arb. Astrid Cierpka
Keplerstr. 1
69120 Heidelberg

Prof. Dr. Manfred Cierpka
Institut für Psychosoatische Kooperationsforschung u. Familientherapie
Zentrum für Psychosoziale Medizin, Universitätsklinikum Heidelberg
Bergheimer Str. 54
69115 Heidelberg

Dipl.-Psych. Hortense Demant
Poststr. 46
69115 Heidelberg

Dipl.-Psych. Sarah Groß
Studentenwerk Heidelberg
Psychosoziale Beratungsstelle
Gartenstr. 2
69115 Heidelberg

Dr. Nikolaus von Hofacker
August-Exter-Str. 4
81245 München-Pasing

Prof. Dr. Mechthild Papousek
Am Gries 39
83026 Rosenheim

Dipl.-Psych. Kerstin Scholtes
Institut für Psychosoatische Kooperationsforschung u. Familientherapie
Zentrum für Psychosoziale Medizin, Universitätsklinikum Heidelberg
Bergheimer Str. 54
69115 Heidelberg

Dipl.-Psych. Michael Stasch
Rohrbacher Str. 22
69115 Heidelberg

Dr. Consolata Thiel-Bonney
Johannes-Diakonie Mosbach
Psychiatrische Institutsambulanz u. Tagesklinik
für Kinder u. Jugendliche
Eisenbahnstr. 30
74821 Mosbach

Dr. Eberhard Windaus
Länderweg 45
60599 Frankfurt/Main

Von der normalen Entwicklung zur Entwicklungskrise und zur Regulationsstörung

Marisa Benz und Kerstin Scholtes

M. Cierpka (Hrsg.), *Regulationsstörungen*, Psychotherapie: Praxis,
DOI 10.1007/978-3-642-40742-0_1, © Springer-Verlag Berlin Heidelberg 2015

Von seinen inneren und äußeren Entwicklungs- und Reifungsprozessen abhängig, wird der Mensch im Laufe seines Lebens mit immer neuen Aufgaben und Anforderungen konfrontiert. Die Bewältigung dieser Aufgaben führt zu Veränderungen und trägt damit zu einer Stabilisierung der Persönlichkeit bei. Sowohl der Anpassungsprozess als auch dessen Ergebnis können individuell sehr unterschiedlich ausfallen. Im Zuge der Neuanpassung und der Bewältigung von Entwicklungsaufgaben kann es vorübergehend zu einer Destabilisierung der bis dahin erreichten Position und zu verstärkter Unsicherheit kommen. Ein solcher Zustand erfüllt die Kriterien eines krisenhaften Zustandes. Diese sich im Laufe des Lebens wiederholenden Krisen sind Teil des normalen Entwicklungsprozesses. Frühkindliche Regulationsstörungen können als extreme Varianten in der Bewältigung alterstypischer Krisen betrachtet werden. Sie unterscheiden sich von normalen Entwicklungskrisen dadurch, dass sie im Zusammenhang mit bestehenden Belastungsfaktoren über längere Zeit andauern und sich möglicherweise auch auf weitere Entwicklungsbereiche ausweiten. Die gemeinsame Bewältigung der anstehenden Entwicklungsaufgaben gelingt unter diesen Umständen nicht, und es kommt fast regelmäßig zu Beeinträchtigungen der kindlichen Selbstregulation und der Eltern-Kind-Beziehungen.

1.1   Frühkindliche Entwicklung

Die Entwicklung und Reifung des Menschen erstreckt sich über seine gesamte Lebensspanne. Somit stellen sich über das gesamte Leben hinweg Entwicklungsaufgaben, wie beispielsweise die vielfältigen körperlichen und emotionalen Veränderungen in der Pubertät oder im Übergang zur Elternschaft (Erikson 1973; Havighurst 1948). In den ersten Lebensjahren jedoch entwickelt sich der Mensch so schnell wie zu keinem anderen Zeitpunkt. Kinder durchlaufen während ihrer ersten 4 Lebensjahre in etwa die Hälfte ihrer gesamten Entwicklung (Largo 2010). Entsprechend sind Menschen in ihrer frühesten Kindheit mit einer besonderen Vielzahl an Entwicklungsaufgaben konfrontiert, die es in einem relativ kurzen Zeitraum zu lösen gilt.

Auf der einen Seite verläuft Entwicklung in aller Regel sehr gleichförmig, und die einzelnen Entwicklungsphasen treten im Wesentlichen bei allen Kindern in derselben Reihenfolge auf. So entwickeln beispielsweise alle Kinder zunächst die Fähigkeit, den Kopf anzuheben, lernen dann zu sitzen und meistern schließlich den aufrechten Gang. Andererseits jedoch zeichnet sich die kindliche Entwicklung durch eine bemerkenswerte Vielfalt und ausgeprägte interindividuelle, aber auch intraindividuelle Unterschiede aus. Insbesondere der Zeitpunkt, zu dem bestimmte Entwicklungsphasen stattfinden, und die Ausprägung, in der gewisse Verhaltensweisen auftreten, sind bei jedem Kind einzigartig.

Fallbeispiel 1

Während der 11 Monate alte Max bereits vor mehreren Monaten begann, sich an Möbelstücken hochzuziehen, dann anfing, an der Hand seiner Eltern zu laufen, und nun seine ersten freien Schritte wagt, rutschte der 17 Monate alte Leo bis vor etwa einer Woche noch auf dem Hosenboden durch die Wohnung seiner Eltern. »Ich hatte mir eigentlich nie Gedanken gemacht, weil er in vielen anderen Bereichen schon so weit ist, aber meine Mutter ruft inzwischen fast täglich an, um zu fragen, ob er denn nun endlich läuft«, erzählt die Mutter. »Ich habe ihr immer gesagt, das wird noch dauern, schließlich hatte Leo bisher noch nicht einmal Anstalten gemacht zu stehen. Aber dann ging von einem auf den anderen Tag alles ganz schnell. Plötzlich stand er mitten im Wohnzimmer einfach vor mir. Ich weiß gar nicht genau, wie er das gemacht hat.«

Während einige Kinder schon mit 10 Monaten zu laufen beginnen, lassen sich andere damit bis zum Alter von 18 Monaten Zeit. Und während das eine Kind den klassischen Entwicklungsverlauf von Drehen, Robben, Krabbeln, Aufsetzen und Aufstehen nimmt, überspringt ein anderes das Krabbeln vielleicht ganz oder rutscht stattdessen auf seinem Hosenboden umher, bevor es die ersten aufrechten Schritte macht. Zum Teil handelt es sich hierbei um vererbte Bewegungsmuster, und auch der unterschiedlich ausgeprägte Bewegungsdrang von Kindern spielt in diesem Kontext eine Rolle. Es besteht kein Zusammenhang zwischen dem Tempo der motorischen Entwicklung und dem Tempo in anderen Entwicklungsbereichen. So ist es nicht ungewöhnlich, dass ein Kind etwa in seiner motorischen Entwicklung im Vergleich zu seinen Altersgenossen schon sehr weit ist, während seine ersten Worte länger auf sich warten lassen, und umgekehrt.

- ■ **Selbstregulation als zentrale Entwicklungsaufgabe**

In der frühkindlichen Entwicklung spielt die Regulationsfähigkeit eine zentrale Rolle (Papoušek 2004); im 1. Trimenon beispielsweise im Rahmen der physiologischen Regulation: Der Säugling muss grundlegende körperliche Abläufe kennenlernen und sich an diese anpassen. Dazu gehört unter anderem die Regulation von Verhaltenszuständen (aufmerksamer Wachzustand und ruhiges Schlafen sowie der Übergang zwischen beidem).

Selbstregulation

Selbstregulation beschreibt die Fähigkeit eines Kindes, das eigene Verhalten entsprechend den kognitiven, emotionalen und sozialen Anforderungen einer bestimmten Situation zu steuern (Posner u. Rothbart 2000).

Ab dem 2. Lebenshalbjahr beginnt das Kind, sich selbstgesteuert fortzubewegen (Lokomotion). Es ist nun also in der Lage, Bezugspersonen aktiv aufzusuchen, aber auch, diese bei Abwesenheit zu vermissen. Das große Thema heißt nun Autonomie. Mit dem freien Laufen erobert sich das Kind die Möglichkeit unbegrenzter eigener Fortbewegung, es möchte jetzt selbst essen und überhaupt so viel wie möglich selbst machen. Diese großen Schritte in Richtung Autonomie sind gepaart mit der Anforderung an das Kind, auch mehr Frustrationen auszuhalten und sich mit physikalischen und sozialen Grenzen auseinanderzusetzen. Folge ist oft eine verstärkte Unzufriedenheit und bei aller Selbstständigkeit auch ein erhöhtes Anlehnungsbedürfnis (► Kap. 6 und ► Kap. 7) Die Selbstregulation spielt also im Zuge der Auseinandersetzung mit dem Spannungsfeld zwischen Exploration und Nähebedürfnis und der Nähe-Distanz-Regulation wiederum eine herausragende Rolle.

1.2 Eltern-Kind-Kommunikation

Säuglinge sind lange Zeit auf die Versorgung durch ihre Eltern oder andere Bezugspersonen angewiesen. Das gilt nicht nur für die körperliche Fürsorge und Pflege, sondern auch für die Bewältigung der frühen Entwicklungsaufgaben, welche das Kind nur mit Unterstützung durch die Eltern zu meistern in der Lage ist. Nach dem Familienmodell von Cierpka ist dies die ureigene Aufgabe der Familie: die Sicherung der psychosozialen Entwicklung ihrer Mitglieder (Cierpka u. Frevert 1994).

Die vorsprachliche Eltern-Kind-Kommunikation findet dabei auf verschiedenen sensorischen Ebenen statt, d. h. mithilfe des gesamten wahrnehmbaren Verhaltens. Im Verhalten ausgedrückte Affekte und Stimmungen, Bedürfnisse und Motivationen sowie Interessen und Absichten gehören ebenso dazu wie konkrete Interaktionen.

> ❯❯ **Säuglinge sind von Anfang an fähig, ihre soziale Umwelt wahrzunehmen und auf sie zu reagieren. Mithilfe von vielfältigen Signalen wie Blickverhalten, Mimik, Körperhaltung und -spannung, Bewegung und Stimme (Schreien und Laute) sind sie aktive Interaktionspartner, die mit ihren Eltern in Kontakt treten, um ihnen über unterschiedliche Kanäle ihre Bedürfnisse mitzuteilen.**

Für diese Art der Kommunikation sind Säuglinge von Natur aus mit einem besonderen Interesse an sozialen Interaktionen ausgestattet. Sie wenden ihre Aufmerksamkeit bevorzugt dem menschlichen Gesicht sowie der Stimme und Sprache der primären Bezugsperson zu. Die Fähigkeit zur und das Interesse an Interaktion bei Säuglingen animiert Erwachsene dazu, sich aktiv um einen Säugling zu kümmern. Kindliche Signale sichern somit die grundlegende und passende Versorgung des Babys und ermöglichen so auch die gemeinsame Bewältigung anstehender Entwicklungsaufgaben.

- ■ **Anforderungen an die Eltern**

Aufgabe aller Eltern ist es, die Entwicklung ihres Kindes zu unterstützen. Dabei besteht die Hauptanforderung darin, möglichst passend auf die individuellen Bedürfnisse ihres Kindes einzugehen und festzustellen, wo seine selbstregulativen Fähigkeiten möglicherweise noch nicht ausreichen und durch Koregulation von ihrer Seite unterstützt werden müssen. Zur Bewältigung dieser Anforderung sind alle Eltern von Natur aus mit intuitiven Kompetenzen für den Umgang mit ihren Kindern ausgestattet.

Intuitive Kompetenzen

Angeborene, universell gültige Verhaltensbereitschaft von Menschen, Bedürfnislagen eines Säuglings zu erkennen und adäquat darauf zu reagieren.

Diese intuitiven Kompetenzen versetzen Eltern in die Lage, den individuellen Eigenheiten ihres Kindes gerecht zu werden. Jedoch unterscheiden sich Erwachsene im Ausmaß ihrer Feinfühligkeit. Feinfühligkeit bedeutet, die Signale eines Kindes wahrzunehmen, richtig zu interpretieren und entwicklungs- und situationsangemessen sowie prompt darauf zu reagieren (Ainsworth 1977). Dies zeigt sich in alltäglichen Interaktionen, beispielsweise wenn Eltern, durch Signale ihres Kindes geleitet, ihr Baby beruhigen, wenn es noch nicht in der Lage ist, sich selbst zu beruhigen, oder dessen Bedürfnisse nach Nähe und Rückversicherung feinfühlig erkennen und beantworten. Auf diese Weise kompensieren Eltern, was das Kind noch nicht alleine schafft. Das Kind lernt, dass es sich auf die Unterstützung seiner Eltern verlassen kann und was mögliche Antworten auf innere Zustände sein können. Ein hohes Maß an Feinfühligkeit vonseiten der Bezugsperson führt zu emotionaler Sicherheit des Kindes.

Fallbeispiel 2

Der 12 Wochen alte Jonas und seine Mutter sind nach Jonas' Stillmahlzeit in eine innige Unterhaltung vertieft. Die Mutter spricht mit weit geöffneten Augen und melodischer Stimme zu Jonas. Dieser beobachtet gespannt ihre Mimik, bewegt Arme und Beine und lautiert freudig. Die Mutter imitiert Jonas' Laute. Hin und wieder dreht Jonas seinen Kopf zur Seite, und die Mutter wartet ab, bis Jonas sich kurz erholt hat und erneut Blickkontakt zu ihr aufnimmt. Nach einiger Zeit schweift Jonas' Blick immer häufiger ab; die Mutter bemerkt, dass es ihn jetzt zunehmend anstrengt, den Blickkontakt zu ihr zu halten. Jonas beginnt sich unruhig hin und her zu bewegen und gähnt. Jonas' Mutter erkennt seine Müdigkeitssignale. Sie nimmt Jonas mit seinem Kopf an ihrer Schulter auf den Arm, summt leise ein Schlaflied und schaukelt ihn sanft, während sie den Raum abdunkelt. Als sie Jonas in sein Kinderbettchen legt, sind seine Augen schon fast geschlossen, und kurz darauf ist der Junge bereits eingeschlafen.

Das rechtzeitige Erkennen von Jonas' Müdigkeitszeichen und ein passend erfolgtes Schlafangebot der Mutter ermöglichen es Jonas, sein zunächst diffuses Unwohlsein durch die erfolgte mütterliche »Markierung« und die eigene kognitive Entwicklung im Laufe der Zeit zunehmend als Müdigkeit einzuordnen. Aufseiten der Mutter führen Jonas' positive Reaktionen auf die angebotene Unterstützung zu Kompetenzerleben und stärken das elterliche Selbstvertrauen (»Ich kenne mein Kind, ich weiß, was es braucht, und damit weiß ich auch, was zu tun ist«). So entstehen Interaktionen positiver Gegenseitigkeit zwischen Eltern und Kind (sog. »Engelskreise« nach Papoušek 2004), die beide Seiten in die Lage versetzen, auch die nächste Interaktionssequenz miteinander zu meistern. Für Eltern und Kinder, die miteinander regelmäßig stabile und gelingende Kommunikationssequenzen erleben, kann auf diese Weise eine Konstellation entstehen, in der die Eltern die sichere Basis und den geschützten Rahmen anbieten, die das Kind braucht, um seine selbstregulativen Fähigkeiten zu entdecken und zu erproben.

Die Erfahrung, passende Unterstützungsangebote für das Kind zur Verfügung zu haben, ermöglicht Eltern, im weiteren Entwicklungsverlauf des Kindes zunehmend Vertrauen in seine wachsenden Fähigkeiten zu entwickeln. Sie können differenzieren, ob, und wenn ja, wie viele Regulationshilfen ihr Kind benötigt und welche Situationen es möglicherweise schon alleine bewältigen kann.

Kinder, die wiederum feinfühlig in der Regulation von Verhaltenszuständen unterstützt wurden, können so das Erfahrene zunehmend selbstständig umsetzen und Situationen selbstwirksam meistern. Die Eltern erhalten dadurch das Signal, dass ihre

Hilfen mehr und mehr zurückgenommen werden können.

Ebenso können Missverständnisse in der Kommunikation, die zwischen allen Eltern und Kindern hin und wieder auftreten, in Konstellationen, in denen beide Seiten regelmäßig gelingende Interaktionen erleben, von beiden Seiten gut verkraftet werden.

1.3 Modell der Passung

Stimmen die kindlichen Bedürfnisse mit den Anforderungen und Unterstützungsangeboten der Umwelt (wie im vorherigen Abschnitt beschrieben) überein, kann auch von einer Passung oder einem »Fit« zwischen beidem gesprochen werden. Geprägt wurde der Begriff »goodness of fit« durch die Forschungsarbeiten von Chess u. Thomas (1984).

> **Chess u. Thomas (1984)** zufolge entwickeln sich Kinder dann am besten, wenn eine möglichst große Übereinstimmung zwischen den kindlichen Motivations- und Temperamentseigenschaften einerseits und den Erwartungen, Anforderungen und Möglichkeiten der Umwelt andererseits besteht. Eine gute Passung zwischen beidem führt zu Zufriedenheit aufseiten von Eltern und Kind. Eine weniger gute Passung hingegen kann zu beiderseitigen Irritationen führen.

So wird es zwischen einem Säugling mit einem besonderen Bedürfnis nach Ruhe und Eltern, die selbst von Natur aus eher ruhig sind, in dieser Hinsicht vermutlich wenig Passungsschwierigkeiten geben, während dasselbe Kind sein Ruhebedürfnis bei sehr unternehmungslustigen, lebhaften Eltern evtl. stärker einfordern muss. In letzterem Fall sind die Eltern in besonderem Maße gefordert, das Ruhebedürfnis ihres Babys wahrzunehmen und ihm im turbulenten Familienalltag ausreichend Pausen zu ermöglichen.

Eine optimale Passung ist dabei niemals langfristig gegeben. Die kindliche Entwicklung schreitet stets voran, sodass Eltern laufend gefordert sind, sich neu auf ihr Kind einzustellen. Vorübergehende Phasen eines weniger guten Fits im Zuge von Neu-anpassungsprozessen liegen daher in der Natur der Sache. Sie können sogar positiv verstanden werden: als Zeichen, dass ein neuer Entwicklungsschritt ansteht oder gelungen ist und nun im Sinne einer Krise vermehrt Anforderungen stellt.

Die Prozesse von Bedürfniserkenntnis und Anpassung können in einer Entwicklungsphase sehr erfolgreich funktionieren, in einer anderen möglicherweise mit Schwierigkeiten verbunden sein, was sich in vermehrten Unzufriedenheitsäußerungen des Kindes, erhöhter Belastung der Eltern oder Schwierigkeiten in der Interaktion äußern kann. Solche phasenweisen Schwierigkeiten beruhen nicht selten auf Missverständnissen in der Kommunikation.

Fallbeispiel 3

Die Eltern der 11 Wochen alten Lilly suchen erschöpft Rat in einer Eltern-Säuglings-Sprechstunde. »Lilly schreit fast den ganzen Tag, ich glaube, ganz besonders dann, wenn ihr langweilig ist. Ich bin inzwischen fast ausschließlich damit beschäftigt, Lilly zu unterhalten und ihr neue Reize anzubieten«, erzählt die Mutter. »Ich genieße es einerseits wirklich sehr, mit Lilly zu spielen, aber inzwischen bin ich oft so erschöpft, dass ich einfach nicht mehr kann. Lilly braucht ständig Unterhaltung, ich habe nicht einmal Zeit, mir ein Brot zu schmieren, weil sie sofort anfängt zu schreien. Nachts schläft Lilly insgesamt etwa 8 Stunden am Stück. Das ist natürlich toll, da kann ich mich dann auch wieder etwas erholen.« Der Vater erzählt weiter: »Meine Mutter hat uns geraten, Lilly von Anfang an tagsüber nicht so viel schlafen zu lassen, damit sie abends ausreichend müde ist und nachts möglichst bald durchschläft. Meine Mutter hat selber vier Kinder großgezogen und weiß, wie anstrengend die Nächte sonst sein können.« »Die Nächte sind deshalb wirklich gut. Problematisch sind vor allem die Tage«, erzählt Lillys Mutter, »tagsüber macht Lilly meist drei, manchmal auch nur zwei kurze Schläfchen von jeweils etwa 30 Minuten. Die übrige Zeit ist sie wach und eigentlich nie zufrieden. Vor etwa zwei Wochen war ihr Schreien so heftig, dass ich mit ihr in die Notaufnahme der Kinderklinik gefahren bin. Die Ärztin dort hat uns geraten, Lilly häufiger zu füttern, da das Schreien ein Zeichen von Hunger sein könnte und Lilly für ihr Alter eher leicht ist. Wir hatten bis dahin geglaubt, Lilly bekomme genug Nahrung, aber tatsächlich beruhigt sie sich an der Brust meist ganz schnell. Wir fühlen uns wie Rabeneltern, dass wir nicht erkannt haben, dass Lilly Hunger hat. Wir haben wohl beide einfach zu wenig Erfahrung mit Babys und wissen oft nicht, was Lilly uns sagen will. Das häufige Stillen ist aber auch ziemlich anstrengend. Oft nuckelt Lilly nur und trinkt gar nicht richtig, und oft schläft sie auch an der Brust ein. Dann muss ich sie wecken, damit sie weitertrinkt. Dabei blutet mir das Herz, weil sie auch einfach so erschöpft wirkt.«

Während des Gesprächs ist Lilly zunächst sehr interessiert und schaut sich aufmerksam im Zimmer um. Schon nach wenigen Minuten wird sie jedoch unruhig, reibt sich die Augen, gähnt, überstreckt sich und lutscht an ihren Fingern. Die Eltern versuchen abwechselnd, Lilly zu beruhigen und abzulenken, was immer wieder kurzfristig gelingt. »Das ist jetzt genau so eine Situation«, sagt die Mutter verzweifelt. »Was hat sie nur? – Sie gähnt, also denke ich, sie ist müde, aber dann sieht sie irgendwas und ist plötzlich wieder total interessiert, und scheinbar ist alles gut – also war ihr langweilig? Und im nächsten Moment schreit sie wieder und versucht fast, ihre eigene Hand aufzuessen. Also hat sie vielleicht doch einfach Hunger?«

Die Eltern erkennen kindliche Signale, sind aber unsicher in Bezug auf deren Interpretation. In der Folge reagieren sie unangemessen, indem sie z. B. auf Müdigkeitszeichen ein stimulierendes Angebot folgen lassen. Zum einen verunsichern kurzfristige Verhaltensänderungen des Kindes die Eltern und lassen ihr Zutrauen in ihre Fähigkeiten der intuitiven Einschätzung von Lillys Bedürfnissen schwinden. Zum anderen fehlt Lilly die Erfahrung eines Zusammenhangs: »Wenn sich dieses Gefühl (Hunger, Müdigkeit oder Langeweile) einstellt, helfen mir bestimmte Verhaltensweisen (essen, schlafen oder Stimulation), es wieder aufzulösen.«

Ebenso wie die Entwicklung von Kindern sehr unterschiedlich vonstattengeht, sind sie auch in ihren Temperamentsmerkmalen und – damit zusammenhängend – in ihren Bedürfnissen sehr verschieden. Eltern wiederum bringen in die Interaktionen mit ihrem Kind neben eigenen Temperaments- und Persönlichkeitseigenschaften auch

Vorstellungen darüber mit ein, was sie in der kindlichen Entwicklung als »normal« erwarten. Diese Erwartungen können auf ihren eigenen (biografischen) Erfahrungen, aber auch auf Ratschlägen und Berichten ihres Umfeldes beruhen.

Wie im obigen Fallbeispiel haben Eltern z. B. in der Regel eine bestimmte Vorstellung vom Schlafbedürfnis eines Säuglings. Diese Vorstellung wird unter anderem abhängig sein vom eigenen Schlafbedarf, von Erfahrungen mit älteren Geschwistern ihres Kindes, aber auch von Erzählungen ihrer Verwandten und Freunde oder den Inhalten von Ratgebern. Tatsächlich variiert das individuelle Schlafbedürfnis von Säuglingen beträchtlich (im 1. Lebenshalbjahr zwischen 12,5 und 17,5 Stunden; Basler et al. 1980). Es ist also durchaus möglich, dass die Vorstellungen und Erwartungen der Eltern nicht mit dem tatsächlichen Schlafbedarf ihres Kindes übereinstimmen, sondern dieses entweder über- oder unterschätzen. Insbesondere bei einer Unterschätzung des Schlafbedarfs kann es zu vermehrtem Quengeln und Schreien des infolge von Schlafmangel überreizten Kindes kommen (▶ Kap. 3). Länger anhaltende Missverständnisse dieser Art entstehen dann, wenn Eltern die Signale ihres Kindes gar nicht oder verzerrt wahrnehmen. Insbesondere eigene Belastungen und ein Mangel an Feinfühligkeit können dazu führen, dass Eltern die Signale ihres Kindes nicht erkennen können oder zu unsicher sind, um ihrer Intuition zu vertrauen. Möglicherweise erkennen die Eltern Signale ihres Kindes zwar, missverstehen sie jedoch: So werden beispielsweise Müdigkeitszeichen, wie auch im Falle von Lilly, von Eltern nicht selten als Langeweile interpretiert und entsprechend beantwortet. Vor allem sehr reizoffene Kinder lassen sich bis zu einem gewissen Grad immer wieder kurzzeitig durch neue Reize von ihrer Müdigkeit ablenken. Diese kurzfristig erzielte Pseudostabilität verstärkt den Eindruck der Eltern, ihrem Kind sei langweilig, und sie tendieren in der Folge dazu, immer schneller ein neues Angebot zu machen, was letztlich die Überreizung des Kindes noch verstärkt. Ein weiteres häufiges Missverständnis beruht auf der Tatsache, dass das Stillen nicht allein der Nahrungsaufnahme dient, sondern dass sich Kinder durch die Körpernähe und die beruhigende Wirkung des Saugens und Nuckelns an der Brust auch sehr gut trösten lassen. Dadurch entsteht in der Wahrnehmung nicht selten eine Vermischung zwischen Signalen des Bedürfnisses nach Nähe und Beruhigung und Hungersignalen.

Praxis

In der Arbeit mit Eltern und ihren Babys gilt es einerseits die Bedürfnisse und die Signale des Kindes sowie andererseits die Erwartungen und Eindrücke der Eltern diesbezüglich in Erfahrung zu bringen: Woran erkennen die Eltern Müdigkeit? Wie signalisiert ihr Kind Hunger? Erkennen sie Unterschiede zwischen Äußerungen verschiedener Bedürfnisse bei ihrem Kind? Neben der Befragung der Eltern sind auch die Beobachtungen kindlicher Signale in der Beratungssituation von zentraler Bedeutung. Objektivierte Aufzeichnungen der Eltern (z. B. in Form eines Schlaftagebuchs, ▶ Kap. 3) und Videoaufnahmen können ebenfalls äußerst wertvolle Hinweise auf mögliche Missverständnisse in der Eltern-Kind-Kommunikation liefern.

Eine mangelnde Passung zwischen der Wahrnehmung, den Erwartungen, Einstellungen und Lebensumständen der Eltern auf der einen und den individuellen Bedürfnissen des Kindes auf der anderen Seite kann zu vorübergehenden Schwierigkeiten in der Eltern-Kind-Kommunikation führen, die es im weiteren Verlauf gemeinsam zu meistern gilt.

1.4 Normale Entwicklungskrisen

Fallbeispiel 4
Die Eltern der 17 Monate alten Emma erkennen ihre Tochter kaum wieder. Bislang sei Emma ein fröhliches und ausgeglichenes Mädchen gewesen, seit einigen Wochen jedoch sei sie ständig unzufrieden, quengele viel und habe zum Teil »regelrechte Tobsuchtsanfälle«. Sie gerate wegen Kleinigkeiten völlig außer sich, werfe sich dann auf den Boden, schreie und strample und sei durch nichts zu beruhigen. Die Eltern berichten, dass es in Emmas Leben

in den vergangenen Wochen einige Veränderungen gegeben habe: Emma sei nun in der Woche vormittags bei einer Tagesmutter. Die Eingewöhnung sei zur Überraschung der Eltern völlig problemlos verlaufen. »Emma hat nur die ersten paar Tage einige Minuten lang geweint, wenn ich mich verabschiedet habe. Schon nach einer Woche hat sie sich fröhlich winkend von mir verabschiedet. Ich glaube, Emma fühlt sich richtig wohl bei der Tagesmutter, und die erzählt, dass sie überhaupt keine Probleme mit ihr hat. Das Theater geht erst dann los, wenn ich sie mittags abhole.« Die Mutter berichtet, dass sie sich eigentlich immer sehr darauf freue, Emma um 12 Uhr bei der Tagesmutter abzuholen und den Nachmittag mit ihrer Tochter zu verbringen. Oftmals sei Emma dann jedoch so quengelig, dass an gemeinsames Spielen gar nicht zu denken sei. Die Mutter schildert ihren Eindruck, dass es Emma nach dem aufregenden Morgen mit den anderen drei Kindern bei der Tagesmutter zuhause langweilig ist. Sie versuche Emma zu unterhalten und ihr unterschiedliche Spielangebote zu machen, aber nichts sei ihr dann recht. Aufgrund der Betreuung durch die Tagesmutter habe sich auch Emmas Tagesstruktur verändert. Bisher habe Emma gegen 13 Uhr einen 1,5-stündigen Mittagsschlaf gehalten. Obwohl sie diesen nach Einschätzung der Eltern weiterhin dringend benötige, verweigere sie ihn zum Teil vehement. »Wenn sie mittags nicht schläft, ist sie am Spätnachmittag so k.o., dass man ihr gar nichts mehr recht machen kann. Sie stolpert dann vor Müdigkeit über ihre eigenen Füße, nichts gelingt ihr mehr, und sie ist noch frustrierter.« Auch das Essen sei derzeit Anlass für Auseinandersetzungen. Emma habe entdeckt, dass ihr Kekse und Käsestückchen besonders gut schmecken, und verlange nun immer wieder zwischen den Mahlzeiten danach. Die Mutter möchte Emma diese Snacks eigentlich nicht gewähren, weil sie deutliche Auswirkungen auf die Mahlzeiten bemerkt. Beide Eltern seien darauf eingestellt gewesen, dass es für Emmas Entwicklung notwendig sein würde, klare und eindeutige Grenzen zu setzen, allerdings seien sie nicht darauf vorbereitet gewesen, wie schwierig es werden würde, konsequent zu bleiben. Emma habe in dieser Hinsicht eindeutig das größere Durchhaltevermögen, und gerade aufgrund der häufigen Auseinandersetzungen fällt es insbesondere der Mutter zurzeit oft schwer, hart zu bleiben. »Manchmal ist es das kleinere Übel, nachzugeben. Jetzt, wo Emma morgens bei der Tagesmutter ist, haben wir viel weniger voneinander. Ich habe keine Lust, den ganzen Nachmittag im Kampf mit ihr zu verbringen.«

In den Schilderungen wird deutlich, dass Eltern von Säuglingen und Kleinkindern in ihrer Anpassungsfähigkeit und Flexibilität in besonderer Weise gefordert sind, um mit dem hohen Entwicklungstempo in diesem Alter Schritt zu halten. Gleichzeitig stehen sie vor der Aufgabe, den Kindern Halt und Orientierung zu bieten, vor allem in Phasen der Veränderung.

> **Bei den sich stellenden Herausforderungen in der normalen kindlichen Entwicklung gehören krisenhafte Zuspitzungen selbstverständlich dazu. Ihre gemeinsame Bewältigung ist Alltag aller Eltern und Kinder (Largo u. Benz-Castellano 2004).**

Entwicklungsverläufe wurden in der Vergangenheit verschiedentlich im Rahmen von Entwicklungskrisen (Erikson 1973) oder Entwicklungsaufgaben (Havighurst 1948) beschrieben. Stadienmodelle der Entwicklung wie die von Havighurst und Erikson gehen davon aus, dass der jeweilige Übergang von einer in die nächste Phase durch Probleme und Konflikte gekennzeichnet ist. Das erfolgreiche Meistern einer Krise führt zu neuen Kompetenzen und einem Zugewinn an Selbstvertrauen.

Analog zu den Modellen normativer Entwicklungskrisen äußern sich Schwierigkeiten im frühen Kindesalter typischerweise in Abhängigkeit von den anstehenden Entwicklungsphasen und -aufgaben. Sie treten damit für gewöhnlich vermehrt in bestimmten Altersperioden und in denjenigen Verhaltensbereichen auf, die in der jeweiligen Entwicklungsphase im Vordergrund stehen (Touchpoints-Konzept; Brazelton 1999). Beispielsweise kommt es besonders in den ersten Lebensmonaten im Zusammenhang mit physiologischen Anpassungsprozessen häufig zu vermehrtem Schreien (▶ Kap. 3), was auch die Altersverteilung bei den aufgrund von vermehrtem Schreien in der Eltern-Säuglings-/Kleinkind-Ambulanz des Uniklinikums

Heidelberg angemeldeten Kindern eindrücklich zeigt (◻ Abb. 1.1). Im zweiten Lebensjahr sind Kinder, gekoppelt an die Autonomieentwicklung, zunehmend gefordert, Frustrationen auszuhalten, zum einen im Zusammenhang mit Grenzsetzungen der Eltern und sozialen Regeln, zum anderen aber auch aufgrund der noch begrenzten eigenen – z. B. motorischen – Möglichkeiten. In diesem Kontext kommt es oftmals zu vermehrten Trotzreaktionen und Unzufriedenheitsäußerungen (▶ Kap. 7).

Fallbeispiel 5
Die Mutter des knapp 10 Monate alten Anton berichtet ihrer Freundin, dass dieser seit zwei Wochen krabbeln könne. In den Stolz über die neuerlangten Fähigkeiten ihres Sohnes mischt sich zudem eine gute Portion Erleichterung. »Die letzten Wochen mit Anton waren wirklich anstrengend«, erzählt sie. »Ständig war er schlecht gelaunt und quengelig. Am liebsten wollte er permanent getragen werden. Wenn man ihn hochnahm, hat er von einem Ort zum anderen gedeutet, und wehe, man hat ihn nicht sofort dahin getragen, wo er hinwollte. Zuvor hatte er sich so gerne auf seiner Spieldecke beschäftigt, aber da wollte er zuletzt gar nicht mehr sein. Am zufriedensten war er noch in seinem Hochstuhl, aber da sind ihm ständig seine Spielsachen runtergefallen, und ich war permanent damit beschäftigt, sie ihm wiederzugeben. Oft war er nicht mal dann zufrieden. Ich glaube, er war frustriert, dass er sich die Sachen nicht selber wiederholen und die Orte erreichen konnte, für die er sich interessierte. Seit er krabbelt, ist zwar keine Ecke der Wohnung mehr vor ihm sicher, und wir müssen anfangen, alles in den Regalen nach oben zu räumen, aber Anton ist wieder viel ausgeglichener.«

Neben den normativen Krisen können häufig auch kritische Lebensereignisse, wie Filipp u. Aymanns (2010) sie beschreiben, Auslöser für normale Entwicklungskrisen sein. Die Geburt eines Geschwisterkindes beispielsweise oder auch Veränderungen in der Betreuungssituation, wie im Beispiel der kleinen Emma, können vorübergehend zu Schwierigkeiten führen. In der Beratungspraxis ist es daher ratsam, auch nach kürzlich eingetretenen Veränderungen zu fragen – sowohl im kindlichen Verhalten als auch im Umfeld und Lebensalltag der Familie.

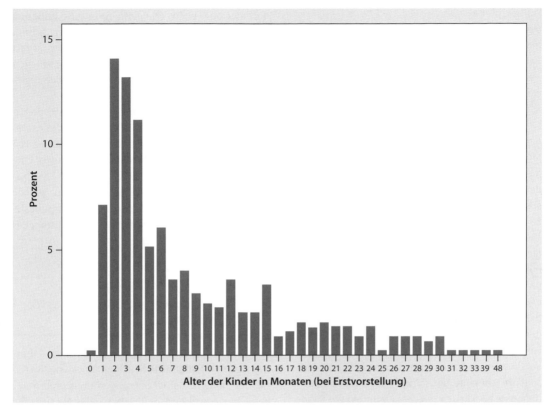

☑ Abb. 1.1 Altersverteilung der aufgrund vermehrten Schreiens in der Eltern-Säuglings-/Kleinkind-Ambulanz des Universitätsklinikums Heidelberg vorgestellten Kinder (adaptiert nach Thiel-Bonney u. Erb 2011)

Die individuelle Ausformung der jeweiligen Krise wird außer durch die zu bewältigende Anforderung entscheidend mitgeprägt durch das kindliche und elterliche Temperament, die jeweiligen Ressourcen und Belastungen sowie die bisherigen Interaktionserfahrungen und die Beziehungsqualität.

Die voranschreitende kindliche Entwicklung erfordert von den Eltern, wie bereits weiter oben beschrieben (▶ Abschn. 1.3), eine permanente Neuanpassung an den Entwicklungsstand des Kindes. Elterliche Strategien zur Regulationsunterstützung, die evtl. bis zu einem bestimmten Zeitpunkt sehr erfolgreich waren, sind möglicherweise nicht mehr altersangemessen. So können beispielsweise Pucken oder Tragen im Tragetuch in den ersten Lebenswochen sinnvolle Einschlafhilfen sein. Dem Entwicklungsstand eines 6 Monate alten Säuglings sind diese Strategien jedoch nicht mehr angemessen, sodass neue, passendere Einschlafhilfen gefunden und eingeführt werden müssen (▶ Kap. 4).

Dieser Prozess von Bedürfniserkenntnis und Anpassung kann in einer Entwicklungsphase sehr erfolgreich funktionieren, in einer anderen aber mit Schwierigkeiten verbunden sein, was sich in vermehrten Unzufriedenheitsäußerungen des Kindes, erhöhter Belastung der Eltern oder zeitweisen Schwierigkeiten in der Interaktion äußern kann.

In aller Regel sind Eltern und Kinder dazu in der Lage, vorübergehende Entwicklungskrisen zu meistern, also einen bestehenden Misfit zu erkennen und zu beheben. Eine Krise gemeinsam zu bewältigen stärkt die intuitiven Kompetenzen der Eltern. Sie haben die Erfahrung gemacht, dass sie, durch die Signale ihres Kindes geleitet, passend auf seine Bedürfnisse reagieren können und so auch schwierige Situationen zu meistern in der Lage sind. Diese Erfahrung kann auch in zukünftigen Krisensituationen das Vertrauen der Eltern in ihre intuitiven elterlichen Kompetenzen stärken.

Fallbeispiel 4

(Fortsetzung) Emmas Eltern beobachten ihre Tochter in den folgenden Wochen aufmerksam. Nach der Rückkehr von der Tagesmutter ist sie weiterhin weinerlich, läuft ziellos durch die Wohnung und wirft frustriert Spielzeug durchs Zimmer. »Wenn wir recht darüber nachdenken, verhält Emma sich so auch, wenn sie müde ist. Ist wahrscheinlich auch ganz schön anstrengend, so ein aufregender Morgen mit den anderen Kindern. Bisher war sie ja meist mit uns allein zu Hause.« In der darauffolgenden Zeit verzichtet die Mutter nach dem Nachhausekommen darauf, Emma zum gemeinsamen Spiel zu animieren. Stattdessen führt sie eine ausgiebige »Kuschelstunde« in Emmas Zimmer ein. »Ich ziehe die Vorhänge zu, und dann kuscheln wir uns zusammen auf Emmas großes Bodenkissen und schauen uns in aller Ruhe ein Buch an. So kann sie sich ein wenig erholen, und an manchen Tagen schläft sie dabei sogar ein. Ideal wäre, sie würde weiterhin jeden Tag einen Mittagsschlaf halten, aber das haben wir versucht, das will sie einfach nicht mehr. Und auf diese Weise haben wir zusammen ein paar entspannte Momente, das stärkt für die Situationen, in denen sie bockig ist.« Seit der Einführung des Ruherituals erleben die Eltern ihre Tochter an den Nachmittagen als ausgeglichener, und die Mutter schildert ihre Erleichterung darüber, erkannt zu haben, wie sie ihre Tochter passend unterstützen können. Dadurch falle es ihr auch leichter, in Grenzsetzungssituationen konsequent zu bleiben. »Ich weiß, was ihr guttut, und das kann ich auch vertreten. Ich habe fast den Eindruck, Emma spürt das und kann mein ‚Nein' jetzt besser akzeptieren«, schildert die Mutter.

1.5   Das Konzept der frühkindlichen Regulationsstörungen

Frühkindliche Regulationsstörungen können als extreme Varianten in der Bewältigung alterstypischer Krisen betrachtet werden. Sie unterscheiden sich dadurch von normalen Entwicklungskrisen, dass sie im Zusammenhang mit einer Vielzahl an Belastungsfaktoren über längere Zeit bestehen bleiben und sich möglicherweise auch auf andere Bereiche ausweiten. Die gemeinsame Bewältigung der anstehenden Entwicklungsaufgaben gelingt unter diesen Umständen nicht, und es kommt fast regelmäßig zu Beeinträchtigungen der kindlichen Selbstregulation und der Eltern-Kind-Beziehungen (Cierpka et al. 2002).

Zu den frühkindlichen Regulationsstörungen werden folgende Störungsbilder gezählt: das exzessive Schreien im 1. Trimenon (vgl. das Fallbeispiel 3 weiter oben), Ein- und Durchschlafstörungen, Fütterstörungen, persistierende Unruhe und Dysphorie mit Spielunlust, exzessives Klammern, soziale Ängstlichkeit und persistierende Trennungsängste, exzessives Trotzen und provokativ-oppositionelles und aggressives Verhalten.

1.5.1   Symptomtrias im Rahmen frühkindlicher Regulationsstörungen

In die diagnostischen und therapeutischen Überlegungen zu frühkindlichen Regulationsstörungen werden, anders als bei Störungen im späteren Lebensalter, sowohl die Seite des Kindes als auch die der primären Bezugspersonen sowie die Interaktions- und Beziehungsgestaltung zwischen beiden mit einbezogen (Papoušek 2004).

> **Symptomtrias der frühkindlichen Regulationsstörungen**
> - **Schwierigkeit(en) des Kindes** in einem oder mehreren Bereichen der frühkindlichen Anpassungs- und Entwicklungsaufgaben
> - **Überforderungssyndrom der Mutter/ des Vaters/beider Eltern** im Sinne einer Anpassungsstörung im Übergang zur Elternschaft oder im Umgang mit einem »schwierigen« Säugling
> - **Dysfunktionale Interaktionsmuster** im direkten Umgang mit den Verhaltensauffälligkeiten des Kindes, die zu deren Aufrechterhaltung oder Verstärkung beitragen und zu einer Eskalation führen können

Ist die Selbstregulationsfähigkeit des Kindes in extremem Ausmaß eingeschränkt, kann dies zu einer Überforderung der Eltern in Bezug auf ihre intuitive Kommunikationsfähigkeit und die ihnen zur Verfügung stehenden Regulationshilfen führen. Hier sind unter anderem Kinder mit sog. schwierigem Temperament zu nennen, die in ihrem Schlaf- und Essverhalten oftmals unrhythmisch und in ihrem Gefühlsausdruck intensiver sind und stärker zu Unruhe und Schreien tendieren als andere. Insbesondere Babys, die sehr reizoffen oder irritabel sind und sich kaum von äußeren und inneren Sensationen abgrenzen können bzw. besonders sensibel auf diese reagieren, sind infolge der erlebten Flut ankommender Informationen oftmals überfordert, überstimuliert und dann schwer zu beruhigen. Aber auch Erschöpfung, z. B. infolge von Krankheit oder Müdigkeit, kann selbstregulatorische Kompetenzen außer Kraft setzen.

Neben den von der Seite des Kindes ausgehenden Erschwernissen auf dem Weg zur Entwicklung selbstregulatorischer Kompetenzen kann auch die erforderliche elterliche Koregulation versagen. Intuitive elterliche kommunikative Kompetenzen können prä-, peri- und postpartal durch physische, psychische und soziale Einflüsse in ihrem Auftreten behindert werden. Hier sind unter anderem biografische Belastungen der Eltern, z. B. Verlust- oder Gewalterfahrungen, mütterliche Depression, Substanzmissbrauch, soziale Isolation, Paarkonflikte, vorangegangene Fehlgeburten, ein problematischer Schwangerschaftsverlauf sowie pränataler Stress und Ängste zu nennen. Anhaltende Regulationsprobleme des Kindes und das wiederholte Erleben von Versagen und Hilflosigkeit im Umgang mit dem Kind erhöhen die evtl. schon vor der Geburt des Kindes bestehenden elterlichen Belastungen. Es entstehen dysfunktionale Kommunikationsmuster, die zur Eskalation und Aufrechterhaltung der Regulationsproblematik beitragen und auch die Ausweitung auf andere Entwicklungsbereiche begünstigen können.

> **Praxis**
>
> Das Zusammenwirken mehrerer psychosozialer und organischer Risikofaktoren aufseiten des Kindes und/oder der Eltern ist typisch für die Genese frühkindlicher Regulationsstörungen. Eventuelle Belastungsfaktoren, die die gemeinsame Bewältigung der aktuell anstehenden Entwicklungsaufgabe stören, sollten im Gespräch mit Eltern unbedingt thematisiert werden. Dabei ist es wichtig, keinesfalls die Frage danach, ob die Regulationsstörung nun Ursache oder Folge einer belasteten Familiensituation ist, in den Mittelpunkt der Beratung zu stellen. Zentrale Aussage der Symptomtrias ist, dass sich die Belastungen aufseiten des Kindes und die Belastungen aufseiten der Eltern wechselseitig bedingen. Eine Ursachen- oder Schuldzuweisung in die eine oder andere Richtung ist daher müßig und für den weiteren Verlauf kontraindiziert. Stattdessen sollte das systemische Geschehen in der Familie im Fokus der Beratung stehen.

Eine permanente Überlastung der Eltern, verbunden mit vergeblichen Hilfsbemühungen, erhöht die Wahrscheinlichkeit von Impulsdurchbrüchen und stellt somit ein Risiko für eine emotionale und/oder physische Misshandlung im Säuglingsalter dar. Im Gespräch mit den Eltern sollte daher immer auch ein Notfallplan für mögliche Situationen extremer Überforderung angesprochen und bei Bedarf erarbeitet werden (z. B. Time-out für die Eltern, während das Kind an einen sicheren Ort gebracht wird, beispielsweise das Kinderbett).

> **Praxis**
>
> Eine Verfestigung von Interaktionsmustern im Kontakt kann sich langfristig negativ auf die Gesamtentwicklung des Kindes auswirken, weil die damit einhergehende Unflexibilität das adäquate Begleiten kindlicher Entwicklungsschritte behindert. Das Erarbeiten von Entlastungsmöglichkeiten gemeinsam mit der Familie sollte vor diesem Hintergrund stets ein

1

Hauptanliegen der Begleitung von Regulationsstörungen sein. Die Betonung liegt dabei auf der Entwicklung von für die jeweilige Familie passenden und realistischen Ideen. Kleine, im Alltag umsetzbare Pausen versprechen dabei oftmals größeren Erfolg als umfassende Veränderungen, die nur mit großem Aufwand eingeführt werden können – was nicht bedeutet, dass grundlegende Veränderungen, soweit diese möglich erscheinen, nicht angestrebt werden sollten. Bei jeglicher Intervention bleibt die letztendliche Entscheidung und Verantwortung bei den Eltern. Ziel einer Beratung ist es stets, die Familienmitglieder in ihren individuellen und die Familie in ihren gemeinsamen Kompetenzen zu stärken, gemeinsam Ressourcen der Familie zu lokalisieren, die Eltern-Kind-Kommunikation zu unterstützen sowie die elterliche Feinfühligkeit zu fördern.

1.5.2 Gemischte Regulationsstörungen

Die unter dem Begriff »Regulationsstörung« zusammengefassten Störungen weisen im Hinblick auf Entstehungsbedingungen, Risikobelastung, Verlauf und Prognose erhebliche Gemeinsamkeiten auf. Sie treten in Abhängigkeit von den Entwicklungsphasen oft nacheinander, häufig aber auch zeitgleich und manchmal mit einer hohen Persistenz bis ins Kleinkind- oder Vorschulalter auf (Papoušek 2004). Auch hinsichtlich des Schweregrads reichen alle frühkindlichen Regulationsstörungen von Krisen in einem isolierten Bereich (z. B. Einschlafschwierigkeiten am Abend) bis hin zu persistierenden Störungen, die mehrere oder gar alle Bereiche der Regulationsentwicklung betreffen.

Die Verlagerung bzw. Ausbreitung von Regulationsstörungen von einem in den anderen Entwicklungsbereich ist mit Blick auf die Gemeinsamkeiten und die mangelnde Abgrenzbarkeit der einzelnen Störungsbilder wenig überraschend. So berichteten beispielsweise 78,8 Prozent der Eltern von Säuglingen, die zwischen 1999 und 2009 im Alter von 0 und 6 Monaten wegen exzessiven Schreiens in

der Eltern-Säuglings-/Kleinkind-Ambulanz des Uniklinikums Heidelberg vorgestellt wurden, auch von Problemen der Schlaf-Wach-Regulation bzw. über Schlafstörungen. Bei 28,6 Prozent der exzessiv schreienden Säuglinge berichteten die Eltern zudem von Schwierigkeiten im Zusammenhang mit der Nahrungsaufnahme (Thiel-Bonney 2009). Bei 66,9 Prozent der Kinder mit Fütterproblemen gaben die Eltern auch Schwierigkeiten beim Schlafen an, und nur bei 2,2 Prozent der wegen vermehrten Trotzens vorgestellten Kinder und bei 1 Prozent der Kinder mit anklammerndem Verhalten traten diese Schwierigkeiten jeweils isoliert auf (Thiel-Bonney 2009). Untersuchungen in der Stichprobe der Heidelberger Spezialambulanz (Erb et al. 2014) zeigten, dass bei Frühgeburtlichkeit nur die Wahrscheinlichkeit von Fütterstörungen erhöht ist, dies auch in Abhängigkeit vom Geburtsgewicht: Je niedriger das Geburtsgewicht, desto höher das Risiko für eine Fütterstörung.

Schwierigkeiten in mehreren Regulationsbereichen tragen zweifelsohne zu steigender Erschöpfung und Verfestigung der interaktionellen Schwierigkeiten bei, aber auch eine über lange Zeit anhaltende Belastung bei Eltern und Kind hat dies zur Folge und fördert damit zusätzlich das Übergreifen der Auffälligkeiten auf andere Entwicklungsbereiche. Bei der Stichprobe der Eltern-Säuglings-/Kleinkind-Ambulanz des Uniklinikums Heidelberg lag die Dauer vom Beginn der Verhaltensauffälligkeiten bis zur Vorstellung in der Sprechstunde im Mittel bei 8 Monaten (Thiel-Bonney 2009).

Diese Erkenntnisse unterstreichen den Bedarf an frühzeitig ansetzenden Präventions- und Interventionsangeboten. Die wachsende Inanspruchnahme von Angeboten der Eltern-Säuglings-/Kleinkind-Beratungsstellen deutet auf eine steigende Akzeptanz solcher Angebote bei ratlosen und erschöpften Eltern hin (Cierpka et al. 2007). Aber auch besondere, niedrigschwellige Angebote für Familien mit multiplen psychosozialen Belastungen sind in diesem Zusammenhang von großer Bedeutung, da Regulationsstörungen besonders dann zur Ausbreitung tendieren, wenn die intuitiven Fähigkeiten der Eltern durch unterschiedliche Belastungsfaktoren eingeschränkt oder gehemmt werden. Diese Belastungen verstärken die Wirkung wiederkehrender negativer Feedbackschleifen in der Eltern-Kind-Kommunikation und können zur Eskalation dysfunktionaler Kommunikationsmuster und zum Übergreifen der Verhaltensauffälligkeiten auf andere Entwicklungsbereiche beitragen. In solchen Fällen ist eine Hilfe zur Verbesserung der allgemeinen Lebenssituation entscheidend, da ansonsten Belastungsfaktoren des Familienalltags die Verbesserung der Eltern-Kind-Interaktion auch bei optimaler diesbezüglicher Beratung verhindern können.

Im Hinblick auf das Auftreten externalisierender (hyperkinetische, aggressive und oppositionelle Symptome) und internalisierender Störungen (ängstliche und depressive Symptome) im späteren Kindes- und Jugendalter profitieren vor allem diejenigen Kinder von Prävention und frühzeitiger Intervention im Bereich der Regulationsstörungen, bei denen mehrere Regulationsbereiche betroffen sind, die Eltern-Kind-Interaktion beeinträchtigt ist, organische Faktoren die Entwicklung belasten und/oder das familiäre Umfeld psychosozial belastet ist (Laucht et al. 2004).

Fazit

Im Kontext der kindlichen Entwicklung sind Eltern und Kinder fortlaufend gefordert, die jeweils anstehenden Entwicklungsaufgaben gemeinsam zu meistern. Krisenhafte Zuspitzungen sind in diesem Zusammenhang für gewöhnlich als normale Entwicklungskrisen zu verstehen, die Eltern und Kind gemeinsam zu meistern in der Lage sind. Gelingt die gemeinsame Bewältigung der anstehenden Entwicklungsaufgaben aufgrund von bestehenden Belastungsfaktoren nicht, kommt es fast regelmäßig zu Beeinträchtigungen der kindlichen Selbstregulation und der Eltern-Kind-Beziehungen. Diese extremen Variationen normaler Entwicklungskrisen, bekannt als »frühkindliche Regulationsstörungen«, können unter Umständen über längere Zeit bestehen bleiben und sich auch auf andere Entwicklungsbereiche ausweiten. In diesen Fällen ist eine gezielte Begleitung und Beratung der Familie angezeigt.

Literatur

Ainsworth MDS (1977) Skalen zur Erfassung mütterlichen Verhaltens von Mary D. S. Ainsworth: Feinfühligkeit versus Unempfindlichkeit gegenüber den Signalen des Babys. In: Grossmann KE (Hrsg) Entwicklung der Lernfähigkeit in der sozialen Umwelt. Kindler, München, S 98–107

Basler K, Largo RH, Molinari L (1980) Die Entwicklung des Schlafverhaltens in den ersten fünf Lebensjahren. Helv Paediatr Acta 35: 211–223

Brazelton TB (1999) How to help parents of young children: the touchpoints model. J Perinatol 19: 6–7

Caplan G (1961) Prevention of mental disorders in children. Basic Books, New York

Chess S, Thomas A (1984) Origins and evolution of behavior disorders. Bruner & Mazel, New York

Cierpka M, Frevert G (1994) Die Familienbögen. Ein Inventar zur Einschätzung von Familienfunktionen, Handanweisungen. Hogrefe, Göttingen

Cierpka M, Loetz S, Cierpka A (2002) Beratung für Familien mit Säuglingen und Kleinkindern. In: Wirsching M, Scheib P (Hrsg) Paar- und Familientherapie. Springer, Heidelberg, S 553–564

Cierpka M, Stasch M, Groß S (2007) Expertise zum Stand der Prävention/Frühintervention in der frühen Kindheit in Deutschland, Bd 34. Bundeszentrale für gesundheitliche Aufklärung (BzgA), Köln

Erikson EH (1973) Identität und Lebenszyklus. Suhrkamp, Frankfurt/Main

Erb L, Thiel-Bonney C, Cierpka M (2014) Zum Zusammenhang von Frühgeburtlichkeit und frühkindlichen Fütterstörungen. Ärztliche Psychotherapie 9: 19–25

Filipp SH, Aymanns P (2010) Kritische Lebensereignisse und Lebenskrisen: vom Umgang mit den Schattenseiten des Lebens. Kohlhammer, Stuttgart

Havighurst RJ (1948) Developmental tasks and education. David McKay, New York

Largo RH (2010) Babyjahre. Piper, München

Largo RH, Benz-Castellano C (2004) Die ganz normalen Krisen – Fit und Misfit im Kleinkindesalter. In: Papoušek M, Schieche M, Wurmser H (Hrsg) Regulationsstörungen der frühen Kindheit. Huber, Bern

Laucht M, Schmidt MH, Esser G (2004) Frühkindliche Verhaltensprobleme: Vorläufer von Verhaltensauffälligkeiten des späteren Kindesalters? In: Papoušek M, Schieche M, Wurmser H (Hrsg) Regulationsstörungen der frühen Kindheit. Huber, Bern

Papoušek M (2004) Regulationsstörungen der frühen Kindheit: Klinische Evidenz für ein neues diagnostisches Konzept. In: Papoušek M, Schieche M, Wurmser H (Hrsg) Regulationsstörungen der frühen Kindheit. Huber, Bern

Posner MI, Rothbart MK (2000) Developing mechanisms of self-regulation. Dev Psychopathol 12: 427–441

Thiel-Bonney C (2009) Deskriptive Daten aus dem Eltern-
    fragebogen der interdisziplinären Spezialambulanz
    für Eltern mit Säuglingen und Kleinkindern. Institut
    für Psychosomatische Kooperationsforschung und
    Familientherapie, Universitätsklinikum Heidelberg
    (unveröffentlicht)
Thiel-Bonney C, Erb L (2011) Deskriptive Daten aus den
    Elternfragebogen der Interdisziplinären Sprechstunde
    für Eltern, Säuglinge und Kleinkinder. Heidelberg, Insti-
    tut für Psychosomatische Kooperationsforschung und
    Familientherapie (unveröffentlicht)
Wolke D, Meyer R, Ohrt B, Riegel K (1995) The incidence
    of sleeping problems in preterm and fullterm infants
    discharged from neonatal special care units: an epi-
    demiological longitudinal study. J Child Psychol Psyc
    36: 203–223

Diagnostische Herangehensweisen

Sarah Groß

M. Cierpka (Hrsg.), *Regulationsstörungen*, Psychotherapie: Praxis,
DOI 10.1007/978-3-642-40742-0_2, © Springer-Verlag Berlin Heidelberg 2015

2

Die Diagnostik von Regulationsstörungen dient dazu, erstens die Problematik des Kindes, der Eltern und der Beziehung zu erfassen und Ansatzpunkte für gezielte Interventionen zu erkennen und zweitens Ausgangswerte für eine spätere Therapie- und Verlaufsevaluation zu schaffen. Diagnostische Bausteine sind immer das ausführliche anamnestische Erstgespräch, oft eine Videoaufzeichnung von Interaktionssequenzen zwischen Eltern und Kind, manchmal Verhaltensprotokolle wie Schrei-, Schlaf-, Füttertagebücher und Fremd- und Selbsteinschätzungen mittels Fragebögen und Interviews. Dieses Kapitel beschäftigt sich mit der Diagnostik von Regulationsstörungen im Allgemeinen, während die spezifische Diagnostik in den folgenden Kapiteln über einzelne Regulationsstörungen erläutert wird.

Ein Grundsatzproblem der Diagnostik der Psychopathologie des Kleinkindalters lässt sich mit einem Zitat Sterns aufgreifen: »Der neue, bislang unbekannte Patient ist keine Person, sondern eine – allerdings asymmetrische – Beziehung« (Stern 1998, S. 11). Auch Gergely u. Watson (1996) hinterfragen, ob eine intrinsische Störung des Säuglings oder Kleinkindes unabhängig von einer gestörten Eltern-Kind-Beziehung angesichts der starken Abhängigkeit der emotionalen Entwicklung des Kindes von seinem physischen und psychischen Umfeld überhaupt bestehen kann. Den Fokus auf ein Syndrom des Kindes zu legen steht im Widerspruch zu den entwicklungspsychologischen Tatsachen und der klinischen Erfahrung (Emde 2003), da das psychosomatisch organisierte affektive Regulationssystem des Kleinkindes untrennbar mit der koregulativen Funktion der Bezugsperson verbunden ist. Ausschließliche Verhaltenskodierung birgt die Gefahr, den Leidensdruck der Eltern und die mittels Empathie des Untersuchers erfassten Informationen zu sehr abzudrängen.

Diagnostik des Subjektiven Der subjektive Leidensdruck der Eltern ist insofern von praktischer Bedeutung, als ein moderates Schreien von einer Familie mit guten psychosozialen Ressourcen problemlos verkraftet werden kann, bei einer vulnerablen Familie aber dringend behandlungsbedürftig ist und im schlimmsten Fall zu Misshandlung führen kann.

Praxis

Bei der Hauptbezugsperson, meist der Mutter, entstehen sehr schnell Schuldgefühle: Die oder der Betreffende glaubt, etwas falsch gemacht zu haben, wenn die Störung nicht alleine im Kind verortet wird.

Kommunikation mit den Eltern Die Eltern können hinsichtlich ihrer Verantwortung für das Entstehen einer Regulationsstörung entlastet werden, da das Kind auch Temperamentseigenschaften mitbringt und das elterliche Verhalten bei einem anderen Kind vielleicht völlig unproblematisch wäre. Häufig wird die Interaktion durch fehlende oder negative Rückmeldung des Kindes immer dysfunktionaler, da die Eltern immer unsicherer werden (»Teufelskreis« nach Papoušek et al. 2010). Hier ist bereits in der diagnostischen Phase die Wertschätzung der Kompetenzen wichtig, damit die Diagnostik trotz notwendiger Suche nach Symptomen und möglichen Ursachen auch ressourcenorientiert bleibt und den Eltern wieder mehr Vertrauen in ihre intuitiven Kompetenzen vermittelt.

2.1   Diagnostische Gespräche

Dem Erstgespräch kommt auch in der Eltern-Säuglings-Beratung bzw. -Psychotherapie eine zentrale Bedeutung zu. Es wird, wenn möglich, mit beiden Eltern und in Anwesenheit des Kindes geführt. Es sollte ausreichend Zeit in einem kindgerechten Raum eingeplant werden, um das aktuelle Problemverhalten und seine Vorgeschichte aus der Perspektive beider Elternteile erfragen zu können und die Interaktionen zwischen den Familienmitgliedern mitzuerleben. Eine wertschätzende, unterstützende Grundhaltung berücksichtigt neben den Belastungen auch die Ressourcen des Kindes und seiner Eltern und dient dem Beziehungsaufbau für die weitere Behandlung. Je nach Vorstellungsgrund ist eine differenzielle störungsspezifische Diagnostik indiziert, auf die bei den einzelnen Störungsbildern näher eingegangen wird.

Fallbeispiel 1

Ein Elternpaar kommt mit seiner 25 Monate alten Tochter Katharina in eine Eltern-Säuglings-/Kleinkind-Beratung. Die Eltern schildern als Symptom lautes Schreien ihrer Tochter. Schon als Säugling habe sie sehr viel geschrien, und jetzt gehe es los, sobald Katharina ihren Willen nicht bekomme. Sie hätten das Kind deswegen beim Kinderarzt untersuchen lassen und seien jetzt verunsichert, dass dieser sie »zur Beratung« geschickt habe. Als ihre Tochter noch im Säuglingsalter gewesen sei, hätten sie immer körperliche Ursachen vermutet. Aber da es das allein ja wohl nicht sein könne, befürchteten sie, dass ihr Kind jetzt schon eine »Psychodiagnose« bekomme oder sie als Eltern etwas falsch gemacht hätten.

2.1.1 Allgemeine Diagnostik

Da die somatischen (motorischen, vegetativen) Funktionen und das Reaktionsmuster des Säuglings eng mit seinem Erleben und Verhalten verknüpft sind, ist ein gut abgestimmtes interdisziplinäres Vorgehen notwendig. Durch die enge Zusammenarbeit mit Pädiatern kann ein frühzeitiges Erkennen somatischer Störungen gewährleistet werden. Die aktuelle Symptomatik sollte auf dem Hintergrund einer ausführlichen Entwicklungsanamnese erfragt und verstanden werden. Es ist eine gute Orientierung an den normalen Entwicklungsschritten und häufig sprunghaft verlaufenden Entwicklungsschüben und deren Variationsbreite notwendig, um auffälliges Verhalten zuverlässig einschätzen zu können. Zur Einschätzung des Entwicklungsstandes kann die Einbeziehung verschiedener anderer Berufsgruppen wie beispielsweise Logopäden notwendig sein.

Es werden Spontanmitteilungen und anamnestische Angaben auf Nachfrage zu folgenden Aspekten erfasst:
- Störungsgenese (Beginn und Dauer der aktuellen Symptomatik),
- Schwangerschafts- und Geburtsverlauf,
- emotionale Situation in der Schwangerschaft,
- Entwicklungsschritte des Kindes,
- elterliche Einstellung zum Kind,
- aktuelle Belastungen und
- Herkunfts- und Kindheitsgeschichte der Eltern.

Dabei sollte besonders auf prä-, peri- und postnatale belastende Erfahrungen wie eine physisch und psychisch schwierige Schwangerschaft, gravierende Geburtskomplikationen, postpartale Störungen der Mutter und Erkrankungen des Kindes geachtet werden. Ebenso sollten vorangegangene Fehlgeburten, Totgeburten und lange Unfruchtbarkeit in die Anamnese einbezogen werden.

> **Praxis**
>
> Auch wenn sich ein offensichtlicher Grund für die Störung aufdrängt, sollten nicht vorschnell eindimensionale Ursache-Wirkungs-Zusammenhänge angenommen werden. Häufig ist es die Kumulation mehrerer belastender Faktoren, die zur Entwicklung einer Regulationsstörung beiträgt.

Kommunikation mit den Eltern Das Sprechen über Belastungen kann die Eltern bereits in der diagnostischen Phase entlasten und erste Prozesse der Verarbeitung belastender Erfahrungen (beispielsweise bei der Geburt) in Gang setzen, die im Alltag mit einem Säugling bzw. Kleinkind sonst kaum Raum finden.

Fallbeispiel 1

(Fortsetzung) Katharinas Mutter weint sehr, als sie von der belastenden ersten Zeit erzählt, in der sie sich von ihrer Tochter abgelehnt gefühlt habe, weil diese als Säugling an der Brust nur geschrien habe, bis sie ihre Stillversuche schließlich aufgegeben habe. In dieser Zeit des Gesprächs spielen der Vater und Katharina miteinander, und es wird eine Entspannung spürbar, da sich die Familie mit ihren Schwierigkeiten angenommen fühlt.

2.1.2 Psychodynamische Diagnostik

Auch die Übertragungsbereitschaften der Familienmitglieder, die die Beziehungen in der Familie und zwischen dem Familien- und dem Therapeutensystem im Hier und Jetzt beeinflussen, können diagnostisch genutzt werden. In den Therapeuten werden durch die interaktionelle Intensität des

2

Familiensettings auch leicht Gegenübertragungen hervorgerufen. Der Übertragungs-Gegenübertragungs-Prozess im Erstgespräch hilft, vor allem die unbewusste Szene der Eltern mit ihrem Kind zu verstehen und einen psychodynamischen Fokus zu formulieren.

Bei der diagnostischen Nutzung der Übertragungs-Gegenübertragungs-Dynamik kann zwischen dem Vergangenheitsunbewussten und dem Gegenwartsunbewussten unterschieden werden (Reich u. Cierpka 2008). Die Vergangenheit bleibt wirksam und beeinflusst die aktuellen Beziehungswünsche und -konflikte, ohne dass der Zusammenhang den Betroffenen bewusst ist. Aus dem Vergangenheitsunbewussten stammende Impulse (Wünsche, Ängste, Erinnerungen) sind beunruhigend und führen daher zu zwei Gruppen von Anpassungsprozessen: Die Vergangenheit muss mit der Gegenwart in Einklang gebracht werden und wird dahingehend verändert. Wenn dies nicht oder nicht vollständig gelingt, erfolgt eine zweite Anpassung, sodass auch der aktualisierte Impuls durch die Abwehr, beispielsweise eine Verkehrung ins Gegenteil, entstellt oder vollkommen verdrängt wird. Diese zweite Zensur schafft das Gegenwartsunbewusste, da die aus der Vergangenheit stammenden gegenwärtigen Wünsche dann auch nicht mehr bewusst zugänglich sind. Das Gegenwartsunbewusste dient der Aufrechterhaltung des aktuellen inneren Gleichgewichts. Hierzu werden psychosoziale Kompromisse eingegangen, die sich in den interpersonellen Abwehrprozessen, den kollusiven Mustern des Paares und der Eltern-Kind-Interaktion zeigen.

Fallbeispiel 1

(Fortsetzung) Die behandelnden Therapeuten haben zu Beginn des Erstgesprächs den Eindruck, von der Hilfe suchenden Mutter als Retterfiguren herbeigesehnt zu werden, während der Vater sich eher rechtfertigend äußert und scheinbar eine Schuldzuweisung fürchtet (Übertragungserleben). Während des Verlaufs fällt den Therapeuten an der Eltern-Kind-Interaktion auf, dass die Mutter schnell mit verbalen Grenzsetzungen reagiert, bevor richtig verständlich geworden ist, was Katharina eigentlich möchte. Die Therapeuten nehmen bei sich in dieser Phase eine ablehnende Haltung gegenüber der Mutter wahr (Gegenübertragung).

Die psychodynamische Diagnostik richtet ihren Blick besonders auf die Verschränkung von elterlicher Interaktion und elterlichen Fantasien über das Kind. Bei den unbewussten Bedeutungszuschreibungen durch elterliche Projektionen spielen oft primäre Beziehungserfahrungen der Eltern eine Rolle, die dann mit dem Kind reinszeniert werden.

In angemessener Weise reagieren zu können setzt voraus, dass Eltern den Signalen des Kindes Sinn und Bedeutung geben können. Dieser Vorgang der Mentalisierung hängt eng mit der Fähigkeit zusammen, eigene innere Zustände und die anderer zu reflektieren und zu differenzieren. Eine verzerrte Sinnzuschreibung gibt einen Hinweis auf (verdrängte) innere Vorstellungen und Konflikte und öffnet den Weg zu lebensgeschichtlich noch unverarbeiteten Szenen (»ghosts in the nursery«; Fraiberg et al. 1975). Es wird diagnostiziert, in welchen Situationen und in welchem Umfang die Eltern belastende Gefühle, beispielsweise beim Schreien ihres Säuglings, aushalten können, ohne sofort handeln zu müssen. Diese Fähigkeit der Eltern ist unter anderem von Bion als »Containment« beschrieben worden (Cierpka u. Windaus 2007).

Fallbeispiel 1

(Fortsetzung) Als sich Katharina im Laufe des Gesprächs wieder einmal fordernd an ihre Mutter wendet, bittet der Therapeut diese, innezuhalten und nicht gleich zu reagieren. Katharina soll vom Vater so lange abgelenkt werden, damit sie für ihre Mentalisierungsvorgänge die Zeit bekommt, die in der realen Interaktion durch die prompte Grenzsetzung der Mutter so nicht gegeben ist. Nach ihren Gefühlen gefragt, kann die Mutter die große Bedrängnis ausdrücken, die sie in solchen Situationen empfindet. Bei der Suche nach Ursachen für ihre große Angst, von den Forderungen ihrer 2-jährigen Tochter völlig beherrscht zu werden, werden biografische Bezüge zur Beziehung mit ihren eigenen Eltern deutlich. Diese seien untereinander so verstritten gewesen, dass, seit sie denken könne, eine feindselige Stimmung geherrscht habe. Ihre Eltern haben schon immer viel emotionale Zuwendung von ihr als Tochter gefordert, die nun aber selbst Mutter geworden ist und das Gefühl hat, sich in beide Generationsrichtungen »kümmern« zu müssen.

Kommunikation mit den Eltern Eltern müssen Signale ihres Kindes interpretieren, die, je jünger das Kind ist, desto uneindeutiger sind. Daher ist es selbstverständlich, dass diese Interpretationen von eigenen Beziehungserfahrungen und deren psychodynamischer Verarbeitung beeinflusst sind. Wenn Eltern sich dies ohne Schuldgefühle zugestehen, kann bewusstes Wahrnehmen von durch eigene Themen verzerrten Interpretationen viel eher möglich werden.

Praxis

Psychodynamische Hypothesen ergeben sich häufig aus der Gesprächssituation, manchmal berichten Eltern auch direkt von eigenen Erfahrungen. Bei Fragen nach den Beziehungserfahrungen der Eltern sollte behutsam vorgegangen werden. Eltern wollen ihre Sache immer so gut wie oder besser als ihre Eltern machen und befürchten, negative Erfahrungen wie einen »Familienfluch« weiterzugeben.

2.1.3 Diagnostik der Interaktion und Beziehung

- **Das Konzept der intuitiven elterlichen Kompetenzen**

Eltern scheinen ihr Baby in besonderer Weise zu verstehen (intuitive Elternschaft, primäre Mütterlichkeit; Cierpka 2012b). Sie denken über ihr Kind nach und fühlen sich ein und sind besonders aufmerksam gegenüber den kindlichen Signalen (z. B. Hunger, Müdigkeit). Wie sind die Eltern auf die Verständigung mit ihrem Baby vorbereitet?

Verhaltensbeobachtungen und videogestützte Mikroanalysen der vorsprachlichen Kommunikation zwischen Eltern und Säugling haben aufseiten der Eltern Verhaltensbereitschaften aufgedeckt, mit denen sie unwillkürlich ihrem Kind in seinen frühen Reifungs-, Anpassungs- und Lernprozessen eine spezifisch abgestimmte Unterstützung geben. Diese adaptiven Verhaltensanpassungen, die Eltern und andere Betreuer typischerweise ohne bewusste Kontrolle oder Absicht vornehmen, wenn sie sich mit einem Baby im vorsprachlichen Alter verstän-

digen, werden als intuitive elterliche Kompetenzen bezeichnet. Diese

- basieren auf angeborenen, biologisch angelegten Prädispositionen,
- finden sich universell und weitgehend unabhängig von Alter, Geschlecht, biologischer Elternschaft und Kultur,
- stehen im Dienst des phylogenetisch älteren Bindungssystems, indem sie dem Säugling in Belastungssituationen Schutz und Geborgenheit vermitteln und die Entwicklung einer sicheren Bindung unterstützen,
- sind darüber hinaus komplementär und kompensatorisch in Bezug auf die Fähigkeiten und Einschränkungen der frühkindlichen Wahrnehmung, Erfahrungsintegration und Verhaltensregulation angelegt und werden jeweils situations- und altersspezifisch abgestimmt,
- stehen damit im Dienst der artspezifischen Formen der biologischen Adaptation des Menschen, d. h. seiner spezifischen Fähigkeiten, Erfahrungen zu integrieren, symbolisch zu repräsentieren und mithilfe von Kommunikation und Sprache auszutauschen und von Generation zu Generation weiterzugeben, und
- unterstützen in der vorsprachlichen Kommunikation mit dem Baby die Frühentwicklung dieser artspezifischen Fähigkeiten.

- **Woran erkennt man gute elterliche Kompetenzen?**

Bei lebhafter Ausprägung der intuitiven Kompetenz bringen die Eltern, wenn sie mit ihrem noch jungen Baby Kontakt aufnehmen wollen, ihr Gesicht im Abstand von gut 20 Zentimeter zentral in sein Blickfeld und beantworten Blickzuwendung und Fixieren ihres Babys mit einem lebhaften Augengruß. Sie reagieren unwillkürlich, prompt (mit Latenzen im Millisekundenbereich) und kontingent auf Blickzuwendung, mimischen Ausdruck und Töne ihres Babys. Sie sprechen mit ihm in der »Ammensprache« (erhöhte Stimmlage, verlangsamtes Tempo, ausgeprägte/übertriebene Melodik). Sie bekräftigen seine Mimik und Töne, ahmen sie nach und geben Modelle zum Nachahmen (als »biologischer Spiegel« oder »biologisches Feedback«). Sie verlangsamen ihr Tempo, wiederholen und pausieren und geben dem Baby Gelegenheit zu reagieren.

2

Durch die Signale des Babys geleitet, geben die Eltern dem Baby eine auf seine individuellen Fähigkeiten abgestimmte regulatorische Unterstützung, indem sie

- es anregen, beruhigen und trösten,
- Art und Intensität ihrer Anregungen in Bezug auf seine Aufnahmefähigkeit und Toleranzgrenzen dosieren,
- in Belastungssituationen emotionale Rückversicherung, Geborgenheit und eine sichere Basis vermitteln,
- kompensieren, was das Baby noch nicht allein bewältigen kann, und ihm in den Interaktionen und Zwiegesprächen des Alltags einen Rahmen bieten, in dem es seine heranreifenden Fähigkeiten zur Selbstwirksamkeit und Selbstregulation erproben und einüben kann.

Fallbeispiel 2
Ein vor Übermüdung schreiendes 6 Wochen altes Baby wird zunächst von der sehr belastet wirkenden Mutter auf dem Schoß geschaukelt. Es kommt nicht zur Ruhe. Nachdem die Mutter auf das Schaukeln angesprochen wird, wird sie nachdenklich und ruhiger, sie verändert dann ihr Verhalten. Der Klang ihrer Stimme wird sanfter, ihre Bewegungen werden langsamer. Das Baby entspannt sich, schmiegt sich an und findet in den Schlaf. Auch die Mutter erholt sich sichtbar vom Schreien ihres Säuglings. Sie freut sich und erlebt ganz offensichtlich, dass ihr Baby sich bei ihr geborgen fühlt. Dieses Feedback stärkt ihr Vertrauen in ihre intuitiven Kompetenzen.

Bei der Interaktions- und Kommunikationsdynamik ist zwischen manifestem Verhalten und latenten unbewussten Hintergrundeinstellungen zu unterscheiden. Ist der latente Hintergrund spannungs- und konfliktvoll, werden die Eltern nicht über angemessene Möglichkeiten verfügen, ihr Kind zu beruhigen oder entwicklungsförderlich zu stimulieren. Ausführlich werden die dyadische Interaktionsdiagnostik von Sidor (2012) und die interaktionelle Diagnostik der Triade von Schwinn u. Borchardt (2012) beschrieben.

Kommunikation mit den Eltern   Auf der Elternseite wird auf die intuitive kommunikative Kompetenz, die emotionale Bezogenheit und auf eventuell

verzerrte Wahrnehmungen im Umgang mit dem Kind geachtet. Wird hier eine deutliche Beeinträchtigung beobachtet, sollte in der Befragung der Eltern besonders eingehend auf Trennungs- und Verlusterfahrungen in der Vorgeschichte (z. B. Totgeburt), Themen der Mutterschaftskonstellation (z. B. Versagensängste; Stern 1998) und psychische Symptome (z. B. einer postpartalen Depression) eingegangen werden.

Diagnostik   Auf der Kindseite sind Erregbarkeit, Selbstberuhigungs- und Kommunikationsverhalten, Reaktion auf Neues, das Zeigen von Initiative und Explorationsverhalten, Ablenkbarkeit und die emotionale Befindlichkeit zu beachten. Im diagnostischen Gespräch sollte genug Zeit sein, um nicht nur Informationen zu erfragen, sondern immer wieder in kleinen Pausen, die sich durch die Bedürfnisse des Kindes automatisch ergeben, auch die Interaktion zwischen Eltern und Kind zu beobachten.

> **Praxis**
>
> Der Therapeut sollte schon in der diagnostischen Phase Raum für das Aushalten negativer Zustände des Säuglings (z. B. Schreien) sowie kindlicher Aufmerksamkeitsbedürfnisse einplanen und zur Beobachtung nutzen. Bei eigener Interaktion mit dem Kind ist darauf zu achten, dass sich die Eltern nicht minderwertig fühlen, wenn das Kind auf den Untersucher positiv reagiert, während sie selbst in einer im Sinne eines Teufelskreises verfahrenen Interaktionssituation wenig positive Rückmeldungen ihres Kindes erhalten.

2.1.4   Diagnostik der Paar- und Familiendynamik

Im Erstgespräch hat man es zumindest mit einem Elternteil und dem betroffenen Kind, häufig aber mit einem ganzen Familiensystem zu tun. Dabei sind zahlreiche Interaktionen zwischen den Eltern, evtl. anwesenden Großeltern und Geschwistern zu beobachten, die im Sinne eines szenischen Verstehens wichtige Hinweise auf die familiäre Dynamik geben. Die Entwicklung der Qualität von Elternschaft, die Bewältigung des Übergangs vom Paar zur Familie, ist diagnostisch unter Berücksichtigung der Herkunftsgeschichte der Eltern und der damit verbundenen unbewussten Konflikte einzubeziehen. Zu beachten ist dabei auch der kulturelle und gesellschaftliche Hintergrund der Familie (Cierpka 2012a).

Fallbeispiel 1

(Fortsetzung) Der Vater versucht auf die Grenzsetzungen seiner Frau hin Katharinas Protestschreien zu verhindern, indem er ihr in langen Sätzen das Verbot erklärt. Katharina fängt schon nach dem ersten Satz zu schreien an, was den Vater dazu veranlasst, seine Erklärungen immer länger und eindringlicher werden zu lassen.

2.2 Diagnosesysteme

Im diagnostischen Prozess erhält man sehr reichhaltige Informationen, die das therapeutische Vorgehen beeinflussen. Um diese Informationen zu strukturieren, wurden ähnlich wie für die Diagnostik in anderen Altersstufen Diagnosesysteme entwickelt.

Die Diagnosesysteme für den Entwicklungsstand des Kindes, die Interaktion zwischen Eltern und Kind und die Familiendiagnostik werden bei Cierpka (2012a) beschrieben. Im Folgenden werden ausschließlich Klassifikationssysteme zur einheitlichen Beschreibung und Zusammenfassung für die verschiedenen Symptombilder der Regulationsstörungen vorgestellt.

Das in der ICD-10 (WHO 2010) und im DSM-5 (APA 2013) vertretene Grundprinzip der Unabhängigkeit von ätiologischen Annahmen ist umso problematischer, je jünger die diagnostizierten Patienten sind (Wiefel et al. 2007). Der Ausschluss elterlichen Verhaltens ist der Hauptkritikpunkt in Bezug auf die Anwendung der klassischen Systeme und ihre Adaption für die frühe Kindheit. Dimensionale, beziehungsbasierte Modelle spiegeln den dynamischen Prozess vieler verschiedener Einflussfaktoren in der frühen Kindheit besser wider als kategoriale Systeme. In diesem jungen Alter sollte hinsichtlich

psychischer Störungen noch intensiver als im späteren Kindes- und Jugendalter eine Präventions- und Frühinterventionsperspektive eingenommen werden. Es ist daher von größerer Bedeutung, Faktoren zu identifizieren, die das Kind einem erhöhten Entwicklungsrisiko aussetzen – einschließlich eines erhöhten Risikos für die Entwicklung von Psychopathologie –, als die Präsenz intrapsychischer Störungen festzustellen, zumal die Klassifikation kategorialer Diagnosen insbesondere bei Kindern unter 2 Jahren nicht genügend empirisch gesichert ist (von Gonthard 2010; Schmidt u. Poustka 2007).

> **Kriterien für Klassifikationssysteme**
> Laut Egger u. Emde (2011) sollten Klassifikationssysteme für die ersten Lebensjahre im besten Fall folgende Kriterien erfüllen:
> - Die ganze Bandbreite von frühen verhaltensbezogenen, emotionalen, entwicklungsbedingten und beziehungsrelevanten Symptomen, Störungen und Beeinträchtigungen wird erfasst.
> - Das Klassifikationssystem spiegelt eine multidisziplinäre, beziehungsbasierte, auf frühe Intervention und Prävention ausgerichtete Orientierung wider.
> - Es lassen sich Verbindungen dazu herstellen, wie Psychopathologie und psychiatrische Beeinträchtigung im späteren Alter charakterisiert sind.

Objektive Klassifikationsinstrumente sind jedoch trotz aller Unzulänglichkeit unverzichtbar für die Früherkennung, für eine wissenschaftlich fundierte Therapieplanung und für die Evaluation sowie als Grundlage zur Formulierung von Rechtsansprüchen gegenüber Kostenträgern.

2.2.1 ICD-10 und DSM-5

In der ICD-10 (International Classification of Diseases, WHO 2010) sind Regulationsstörungen der frühen Kindheit bis auf die Fütterstörung (F98.2, ▶ Kap. 5) bisher nicht als eigenständige Störungen aufgenommen. Die Entwicklungsdynamik

2

während der ersten 3 Lebensjahre wird auch im Multiaxialen Klassifikationsschema für psychische Störungen des Kindes- und Jugendalters nach ICD-10 (MAS; Remschmidt et al. 2006) nicht ausreichend berücksichtigt (von Gontard 2010). Im DSM-5 (Diagnostic and Statistical Manual of Mental Disorders, APA 2013) wurden die »restriktiven Ess- und Fütterstörungen« ebenfalls als einzige Regulationsstörungen aufgenommen (▶ Kap. 5).

> **Praxis**
>
> Frühkindliche Regulationsstörungen werden in der Praxis aufgrund mangelnder Alternativen in der ICD-10 meist als Anpassungsstörung (F43.2) verschlüsselt (von Hofacker et al. 2007), obwohl die hierfür notwendigen Kriterien für das Alter nicht angemessen sind.

2.2.2 Zero To Three

Das Zero To Three (DC:0–3R) (2005) wurde in den USA zur Klassifikation von Störungen bei Säuglingen und Kleinkindern in den ersten 3 Lebensjahren entwickelt und liegt bisher nur in englischer Sprache vor. Es ermöglicht die Erstellung eines diagnostischen Profils des Kindes. Auf fünf Achsen werden Einflüsse, die zur Entstehung oder Aufrechterhaltung von Problemen des Kindes beitragen, und Bereiche, innerhalb deren Interventionen erforderlich sind, Kategorien zugeordnet. Je nach Achse wird auch der Schweregrad dimensional eingeschätzt.

> **Klassifikationsdimensionen und -kategorien des Zero To Three (2005)**
> **Achse I: Klinische Störung**
> Kategoriale Zuordnung zu folgenden Diagnosen:
> - 100 Posttraumatische Belastungsstörung
> - 150 Bindungsstörung bei Deprivation
> - 200 Affektstörungen/Emotionale Störungen (verlängerte Trauerreaktion, vier spezifische Angststörungen, depressive Störungen, gemischte emotionale Störungen)
> - 300 Anpassungsstörung
>
> - 400 Regulationsstörungen/Störungen der sensitiven Integration; Untergruppen: hypersensitiver Typus (ängstlicher/übervorsichtiger Typus und negativer/trotziger Typus), hyposensitiver/unterresponsiver Typus und stimulationssuchender/impulsiver Typus
> - 500 Schlafstörungen
> - 600 Fütterstörungen
> - 700 Entwicklungsstörungen
> - 800 Sonstige Störung nach DSM-IV oder ICD-10
> - *Informationssammlung:* anamnestisches Gespräch; ergänzend können Fragebögen, Verhaltenstagebücher eingesetzt werden
>
> **Achse II: Beziehungsklassifikation**
> - PIR-GAS (Parent-Infant Relationship Global Assessment Scale): Wert zwischen 0 (misshandelnd) und 100 (gut adaptiert) zur globalen Einschätzung der Funktionalität der Eltern-Kind-Beziehung anhand folgender Kriterien:
>   - allgemeines Funktionslevel von Eltern/Kind
>   - Distresslevel von Eltern/Kind
>   - Adaptationsflexibilität von Eltern/Kind
>   - Konflikt- und Konfliktlösungslevel von Eltern/Kind
>   - Effekt der Beziehungsqualität auf den Entwicklungsfortschritt des Kindes
> - Relationship Problems Checklist (RPCL) zur Zuordnung der Art der Beziehungsprobleme zu den Kategorien:
>   - überengagiert oder unterengagiert
>   - ängstlich/gespannt, ärgerlich/feindselig
>   - verbal missbrauchend
>   - körperlich missbrauchend
>   - sexuell missbrauchend
> - *Informationssammlung:* Beides sind Fremdeinschätzungsinstrumente, die vom Diagnostiker anhand des beobachtbaren Verhaltens zwischen Kind und Eltern (Spielinteraktion und sonstige Interaktion in der Situation) sowie anhand der berichteten subjektiven Erfahrungen der Eltern beantwortet werden können.

Achse III: Medizinische Konditionen, Erkrankungen und Entwicklungsstörungen

- *Informationssammlung:* Die Diagnostik erfolgt durch Kinderärzte und erkrankungsspezifische Fachärzte. Im anamnestischen Gespräch erfragt werden sollten: Art/Häufigkeit/Dauer der Erkrankung, Alter bei Ersterkrankung, Klinikaufenthalte und weitere Behandlung der aktuellen Problematik.

Achse IV: Psychosoziale Belastungsfaktoren

- psychosozialer Belastungsscore, 3-stufige Skala (keine, leichte, schwere Risikobelastung), Beurteilung der Auswirkung des Risikos auf das Kind, 3-stufige Skala (leichte, mittelschwere, schwere Auswirkungen)
- *Informationssammlung:* Beide Werte werden vom Diagnostiker anhand der im anamnestischen Interview erfragten Belastungen eingeschätzt.

Achse V: Emotionales und soziales Entwicklungsniveau

- 6-stufige Skala zur Ausprägung des emotional-sozialen Funktionsniveaus für folgende Entwicklungsbereiche:
  - Aufmerksamkeit/Regulation (Beginn: 0–3 Monate)
  - Beziehungen bilden und aufeinander bezogen sein (Beginn: 3–6 Monate)
  - Interaktive Intentionalität und Reziprozität (Beginn: 4–10 Monate)
  - Komplexe Gesten und Problemlösung (Beginn: 10–18 Monate)
- *Informationssammlung:* Grundlage für die Einschätzung bilden das beobachtbare Verhalten zwischen Eltern und Kind (Spielinteraktion und sonstige Interaktion), sowie die subjektiven Berichte der Eltern über Fähigkeiten ihres Kindes in Verbindung zum erwarteten Entwicklungsstand.

Im Zero To Three ist der Begriff der Regulationsstörung enger gefasst als im deutschen Sprachgebrauch und meint anlagebedingte Schwierigkeiten der adäquaten Regulation von Emotionen und Verhalten als Antwort auf sensorische Reize. Das exzessive Schreien im 1. Trimenon wurde nicht als Störung klassifiziert, sondern als Belastungssyndrom aufgeführt. Man kann dieses Verhalten unter den Regulationsstörungen der sensorischen Reizverarbeitung diagnostizieren, da es mit kindlichen Schwierigkeiten bei der Regulation von physiologischen, sensorischen, motorischen und affektiven Prozessen einhergeht. Das exzessive Schreien kann jedoch nicht wie die isolierte Schlafstörung und die isolierte Fütterstörung ohne Störung der Wahrnehmungsverarbeitung als eigenständige Diagnose vergeben werden. Auch die Schlafstörung kann erst ab dem Alter von 12 Monaten als eigenständige Störung diagnostiziert werden.

Fallbeispiel 1

(Fortsetzung) Auf Achse I kann bei Katharina eine Regulationsstörung (negativer/trotziger Typus) diagnostiziert werden. Damit wird implizit angenommen, dass ihr Schreien mit einer Schwierigkeit zusammenhängt, bei vielen oder starken Reizen aus ihrer Umwelt, aber auch bei inneren Reizen wie Körperregungen oder Gefühlen, ruhig zu bleiben, d. h., sie kann ihr Erregungsniveau nicht gut alleine regulieren. Der Aspekt der Koregulation bzw. Beruhigung durch die Eltern kann auf Achse II zur Beziehung erfasst werden. In Bezug auf Achse III sollte bei Katharina die verbale Entwicklung genauer angeschaut werden. Vielleicht fällt es ihr noch schwer, sich verbal auszudrücken, und sie reagiert frustriert, wenn ihre Mutter sich nicht genügend Zeit nimmt, ihre Wünsche zu verstehen, bevor sie Verbote ausspricht, und wenn sie die langen Erklärungen ihres Vaters nicht versteht.

2.2.3 Leitlinien der Deutschen Gesellschaft für Kinder- und Jugendpsychiatrie und Psychotherapie

In Deutschland gibt es im Rahmen der Arbeitsgemeinschaft der Wissenschaftlichen Medizinischen Fachgesellschaft (AWMF) und der Deutschen Gesellschaft für Kinder- und Jugendpsychiatrie und Psychotherapie ebenfalls eine Arbeitsgruppe zur Erstellung von Leitlinien zur Diagnostik von

2

Regulationsstörungen im Säuglings- und Klein-kindalter (Schmidt u. Poustka 2007; von Hofacker et al. 2007). Diese Leitlinien sind nach den Grund-lagen der evidenzbasierten Medizin erarbeitet und geben Anleitung in den Bereichen Klassifikation, störungsspezifische Diagnostik, multiaxiale Bewer-tung und daraus folgende Interventionen. Somati-sche, Verhaltens- und Beziehungsaspekte sollen auf allen Ebenen der diagnostischen Prozesse berück-sichtigt werden.

> ❯ Einzelne Regulationsstörungen werden nicht als spezifische Störungen, sondern als unterschiedliche Manifestationsformen einer zugrunde liegenden generellen Problematik der kindlichen Verhaltensregulation im Kon-text der Eltern-Kind-Beziehung verstanden.

Obwohl ein dimensionales und kein kategoriales Krankheitsverständnis zugrunde gelegt wird, er-möglichen die Leitlinien eine Klassifikation nach den im Kasten aufgeführten Leitsymptomen.

Klassifikationsdimensionen und -kate-gorien der Leitlinien der Dt. Gesellschaft für Kinder- und Jugendpsychiatrie und Psychotherapie (nach von Hofacker et al. 2007)

I Regulationsstörungen

1. Exzessives Schreien im 1. Lebenshalbjahr: Definition der Schrei- und Unruhephasen als exzessiv erfolgt in erster Linie anhand der elterlichen Belastungsempfindung und des fehlenden Ansprechens auf Be-ruhigungshilfen. Die Schweregradein-teilung erfolgt anhand des Erfüllens oder Nichterfüllens der »Dreierregel« (Wessel et al. 1954): durchschnittliche Schrei-/Unruhe-dauer von mehr als 3 Stunden pro Tag an durchschnittlich mindestens 3 Tagen der Woche über mindestens 3 Wochen.

2. Schlafstörungen: Neben der subjektiven elterlichen Wahrnehmung der Schlafstö-rung als Problem gibt es folgende objekti-ve Kriterien: Einschlafstörung: Einschlafen nur mit Einschlafhilfe der Eltern über den 6. Lebensmonat hinaus, Einschlafdauer im

Durchschnitt mehr als 30 Minuten. Durch-schlafstörung: Durchschnittlich mehr als 3-maliges nächtliches Aufwachen mindes-tens 4-mal pro Woche, verbunden mit der Unfähigkeit, ohne elterliche Hilfen allein wieder einzuschlafen, und/oder nächtliche Aufwachperioden von durchschnittlich mehr als 20 Minuten Länge.

3. Fütterstörung mit/ohne Gedeihstörung: Die Fütterinteraktion wird von den Eltern über einen längeren Zeitraum (> 1 Monat) als problematisch empfunden. Jenseits der ersten 3 Lebensmonate sind die Kriterien: durchschnittliche Dauer einzelner Fütte-rungen > 45 Minuten und/oder Intervall zwischen den Mahlzeiten < 2 Stunden.

4. Spielunlust, chronische Unruhe

5. Persistenz und übermäßige Ausprägung von Fremdeln, anklammerndes Verhalten; ausgeprägte Ängste, im Entwicklungsver-lauf evtl. auch soziale Rückzugstendenz, elektiver Mutismus

6. Exzessives Trotzverhalten

7. Aggressiv-oppositionelles Verhalten

8. Freud- und Interesselosigkeit, Kummer, depressive Stimmungslage, Passivität, Apathie

II Beeinträchtigung der Eltern-Kind-Bezie-hung

Es wird unterschieden zwischen einer un-komplizierten Regulationsstörung ohne Beziehungsstörung, einer isolierten Regulati-onsstörung mit Beziehungsstörung und einer generalisierten Regulationsstörung mit Bezie-hungsstörung.

III Komorbide Störungen neben der Regula-tionsstörung

Komorbide Störungen können z. B. organische Erkrankungen, aber auch eine Bindungsstö-rung oder eine posttraumatische Belastungs-störung im Säuglings-/Kleinkindalter sein.

Für die Vergabe einer Diagnose ist Bedingung, dass die kindliche Verhaltensregulation in einem oder mehreren Bereichen mindestens einen Monat lang in einer Weise beeinträchtigt ist, die im Hinblick auf die jeweilige Entwicklungsphase grob unangemessen ist. Es können mehrere Diagnosen vergeben werden. Die Leitlinien wurden überarbeitet und werden in Kürze in wesentlich ausführlicherer Form herausgegeben werden.

Fallbeispiel 1

(Fortsetzung) Katharina zeigt ein exzessives Trotzverhalten als Fortführung ihres exzessiven Säuglingsschreiens. Durch die Persistenz der Schwierigkeiten haben sich dysfunktionale Interaktionsmuster (vorschnelles Grenzensetzen der Mutter, zu lange verbale Erklärungen des Vaters) eingeschlichen, die auf Dauer die Beziehungen zwischen Vater, Mutter und Kind belasten. Schon die Diagnostik kann hier entlastend auf die Eltern wirken, da sie das, was sie ohnehin spüren, in Worte fassen können und sich erlauben, mehr Verständnis für eigene ungute Gefühle und Reaktionen und diejenigen von Katharina aufzubringen, weil sie sich besser »verstehen«.

> ❯ Der Schweregrad einer Regulationsstörung bemisst sich nach ihrer Dauer (Persistenz), der Anzahl dysregulierter Interaktionsbereiche (Pervasivität), der Beeinträchtigung von Kind und Eltern in der Bewältigung der kindlichen Entwicklungsaufgaben und nach dem Ausmaß der Belastung der Eltern-Kind-Beziehung.

2.3 Verhaltenstagebücher

Es gibt viele verschiedene Arten von Verhaltenstagebüchern zur Erfassung der verschiedenen Zustände des Säuglings und Kleinkindes. In ▶ Kap. 4 ist das Beispiel eines Schrei-/Schlaf-/Füttertagebuches zur Veranschaulichung der Diagnostik von Schlafstörungen abgebildet. Ein solches Tagebuch zum Ausdrucken und Ausfüllen ist auch Bestandteil der CD-basierten Fortbildung »Regulationsstörungen der frühen Kindheit« (Papoušek et al. 2004), die bei der Stiftung Kindergesundheit (▶ http://www.kindergesundheit.de; Stand: Sept. 2014) bestellt werden kann. Das Tagebuch ist in Tabellenform angelegt: Die Zeilen geben das kind-

liche Verhalten an, die Spalten teilen den Tag in 24 Stunden und diese in 15-Minuten-Intervalle ein. Still- bzw. Fütterdauer, Unruhe- bzw. Quengeldauer, Schrei- sowie Schlafdauer werden von den Eltern über mehrere Tage hinweg durch Markieren der entsprechenden 15-Minuten-Intervalle festgehalten. Im Anschluss an die Tabelle sind noch einige Fragen zu beantworten, beispielsweise, wie lange das Kind abends zum Einschlafen benötigte und wie oft es in der Nacht aufwachte.

Fallbeispiel 1

(Fortsetzung) Vor dem Erstgespräch haben die Eltern vier Tage lang Katharinas Verhalten in einem ihnen dafür zugeschickten Tagebuch festgehalten. Beim Ausfüllen ist ihnen selbst schon aufgefallen, dass sich die Schreiphasen jeweils direkt nach dem Abholen aus der Kinderkrippe am frühen Nachmittag und um das Abendessen herum häufen. Die Krippenerzieherinnen haben vor allem dann viele Schreiphasen angekreuzt, wenn Katharina nur einen kurzen Mittagsschlaf gemacht hat, da sie sich leicht durch die Geräusche anderer Kinder im Schlafraum wecken lässt. Aus diesen diagnostischen Erkenntnissen lassen sich Anpassungen der Tagesstruktur an Katharinas Bedürfnisse ableiten, wie etwa ruhige Phasen ungeteilter Aufmerksamkeit während Katharinas kritischen Phasen am Tag durch ein Elternteil oder eine etwas frühere Zubettgehzeit.

2.4 Fragebögen und Interviews zur Erhebung von Verhaltensauffälligkeiten und Regulationsstörungen

Im Rahmen des multimodalen Vorgehens sind Elternfragebögen ein weiterer Weg zur Erfassung der frühkindlichen Regulationsfähigkeit bzw. Screeninginstrumente zur Diagnostik einer Störung dieser Fähigkeit.

Bei der **Child Behavior Checklist** CBCL 1,5–5 (Achenbach u. Rescorla 2000b) handelt es sich um einen Fragebogen für 1,5 bis 5 Jahre alte Kinder, der mithilfe von 99 Items (Achenbach u. Rescorla 2000a) emotionale Schwierigkeiten sowie internalisierende und externalisierende Verhaltensprobleme misst. Anhand eines Cut-off-Wertes für den Gesamtproblemscore kann ein Screening für die klinische Auffälligkeit eines Kindes durchgeführt werden. Für die deutschsprachige Version des Vorgängerfragebogens CBCL 2–3 (Achenbach et al. 1987) für 2- bis 3-jährige Kinder wurde die Faktorenstruktur der faktorenanalytisch entwickelten Syndromskalen für Verhaltensdimensionen überprüft (Fegert 1996). Zur Messung des Temperamentsaspektes im Bedingungsgefüge frühkindlicher Regulationsstörungen wird häufig der **Fragebogen zur Messung frühkindlicher Temperamentsmerkmale im Elternurteil** (Pauli-Pott et al. 2003), die Übersetzung des englischen Infant Behavior Questionnaire IBQ (Rothbart 1981), eingesetzt. Der Elternteil, der mehr Zeit mit dem Kind verbringt (meist die Mutter), beantwortet Fragen zu den Temperamentsbereichen

- positive Emotionalität,
- Furcht- und Rückzugstendenz,
- Ärgertendenz,
- Irritierbarkeit,
- motorische Aktivität und
- Beruhigbarkeit.

Der **Fragebogen zum Schreien, Füttern und Schlafen** (SFS; Groß et al. 2013) umfasst insgesamt 53 Items: 3 zur Erfassung der »Dreierregel« (Wessel et al. 1954), 24 zum Schreien, Quengeln und Schlafen; 13 zum Füttern; 12 Items erfragen die Koregulation, d. h. Beruhigungsstrategien der Eltern, wenn ihr Kind schreit, wenn es einschlafen soll und beim nächtlichen Erwachen des Kindes, sowie die Frage, ob das Kind schon einmal klinisch vorgestellt wurde. Es werden Fragen zur Trias (von Hofacker et al. 2007; Papoušek et al. 2010) aus (1) Problemen der frühkindlichen Verhaltensregulation (z. B. Schreidauer, Einschlafdauer), (2) dysfunktionalen Kommunikationsmustern in den für das Verhaltensproblem relevanten Kontexten (Beruhigungsstrategien, Zubettbringrituale) und (3) einem Überlastungssyndrom der primären Bezugspersonen (Interpretationen und Erklärungsansätze für das Problem der Eltern, eigene Belastung) gestellt. Die Entwicklung der drei Skalen erfolgte faktorenanalytisch und ergab hohe interne Konsistenzen. Es kann ein Gesamtscore zur generellen Einschät-

zung der Regulationsfähigkeit gebildet werden. Die Ergebnisse der Evaluation bei 704 Kindern im 1. Lebensjahr sprechen für eine gute Validität dieses diagnostischen Zugangs (Groß et al. 2013).

Fazit

Es wurden mehrere Perspektiven vorgestellt, die sich der klinischen Diagnostik der Regulationsstörung aus unterschiedlichen Richtungen nähern: über die Diagnostik des Kindes, der intuitiven Kompetenzen der Eltern, der Interaktion, der Übertragung und Gegenübertragung, der biografischen Bezüge aufseiten der Eltern und über die Familiendiagnostik. In Deutschland hat sich der Einsatz standardisierter diagnostischer Instrumente für den Bereich der Regulationsstörungen bisher wenig etabliert. Auch die Leitlinien und Klassifikationssysteme befinden sich in ständiger Weiterentwicklung in Auseinandersetzung mit den englischsprachigen Pendants. Zukünftige Entwicklungen sollten nicht nur individuumzentriert (Kind bzw. Bezugsperson), sondern auch interaktionszentriert (Eltern-Kind-Beziehung) sein.

Literatur

Achenbach TM, Edelbrock CS, Howell DT (1987) Empirically based assessment of the behavioral/emotional problems of 2- and 3-year-old children. J Abnorm Child Psychol 15: 629–650

Achenbach TM, Rescorla LA (2000a) CBCL/1,5–5 & C-TRF/1,5–5 profiles. University of Vermont, Research Center for Children, Youth & Families, Burlington, VT

Achenbach TM, Rescorla LA (2000b) Manual for the ASEBA preschool forms and profiles: an integrated system of multi-informant assessment. University of Vermont Department of Psychiatry, Burlington, VT

American Psychiatric Association (APA) (2013) Diagnostic and statistical manual of mental disorders (DSM-V). Arlington, VA

Cierpka M (Hrsg) (2012a) Frühe Kindheit 0–3 Jahre. Beratung und Psychotherapie für Eltern mit Säuglingen und Kleinkindern. Springer, Heidelberg

Cierpka M (2012b) Familiendiagnostik. In: Cierpka M (Hrsg) Frühe Kindheit 0–3 Jahre. Beratung und Psychotherapie für Eltern mit Säuglingen und Kleinkindern. Springer, Heidelberg, S 489–500

Cierpka M, Windaus E (Hrsg) (2007) Psychoanalytische Säuglings-Kleinkind-Eltern-Psychotherapie. Konzepte - Leitlinie – Manual. Brandes & Apsel, Frankfurt/Main

Egger HL, Emde RN (2011) Developmentally-sensitive diagnostic criteria for mental health disorders in early childhood: the Diagnostic and Statistical Manual of Mental Disorders IV, the research diagnostic criteria – preschool age, and the diagnostic classification of mental health and developmental disorders of infancy and early childhood – revised. Am Psychol 66(2): 95–106

Emde RN (2003) RDC-PA: a major step forward and some issues. J Am Acad Child Adolesc Psychiatry 42(12): 1513–1516

Fegert JM (1996) Verhaltensdimensionen und Verhaltensprobleme bei zweieinhalbjährigen Kindern. Prax Kinderpsychol Kinderpsychiatr 45: 83–94

Fraiberg S, Adelson E, Shapiro V (1975) Ghosts in the nursery. A psychoanalytic approach to the problems of impaired infant-mother relationships. J Am Acad Child Psychiatry 14(3): 387–421

Gergely G, Watson J (1996) The social biofeedback theory of parental affect-mirroring: the development of emotional self-awareness and self-control in infancy. Int J Psychoanal 77: 1181–1212

Gontard A von (2010) Säuglings- und Kleinkindpsychiatrie. Ein Lehrbuch. Kohlhammer, Stuttgart

Groß S, Reck C, Thiel-Bonney C, Cierpka M (2013) Empirische Grundlagen des Fragebogens zum Schreien, Füttern und Schlafen (SFS). Prax Kinderpsychol Kinderpsychiatr 62: 327–347

Hofacker N von, Lehmkuhl U, Resch F, Papoušek M, Barth R, Jacubeit T (2007) Regulationsstörungen im Säuglings- und Kleinkindalter (0–3 Jahre). In: Deutsche Gesellschaft für Kinder- und Jugendpsychiatrie, Psychosomatik und Psychotherapie (Hrsg) Leitlinien zur Diagnostik und Therapie von psychischen Störungen im Säuglings-Kindes- und Jugendalter. Deutscher Ärzte-Verlag, Köln. ▶ http://www.awmf.org/leitlinien/detail/ll/028-028.html. Zugegriffen: 16. September 2014

Papoušek M, Rothenburg S, Cierpka M, von Hofacker N (2004) Regulationsstörungen in der frühen Kindheit. CD-basierte Fortbildung. Stiftung Kindergesundheit, München. ▶ http://www.kindergesundheit.de. Zugegriffen: 16. September 2014

Papoušek M, Schieche M, Wurmser H (2010) Regulationsstörungen der frühen Kindheit. Frühe Risiken und Hilfen im Entwicklungskontext der Eltern-Kind-Beziehungen. Huber, Bern

Pauli-Pott U, Mertesacker B, Beckmann D (2003) Ein Fragebogen zur Erfassung des »frühkindlichen Temperaments« im Elternurteil. Zeitschrift für Kinder- und Jugendpsychiatrie und Psychotherapie 31(2): 99–110

Reich G, Cierpka M (2008) Psychodynamischer Befund. In: Cierpka M (Hrsg) Handbuch der Familiendiagnostik. Springer, Heidelberg, S 355–379

Remschmidt H, Schmidt MH, Poustka F (2006) Multiaxiales Klassifikationsschema für psychische Störungen des Kindes- und Jugendalters nach ICD-10 der WHO. Mit einem synoptischen Vergleich von ICD-10 und DSM-IV. Huber, Bern

Rothbart MK (1981) Measurement of temperament in infancy. Child Dev 52(2): 569–578

Schmidt MH, Poustka F (2007) Leitlinien zur Diagnostik und Therapie von psychischen Störungen im Säuglings-, Kindes- und Jugendalter, Deutscher Ärzte Verlag, Köln

Schwinn L, Borchardt S (2012) Interaktionelle Diagnostik der Triade. In: Cierpka M (Hrsg) Frühe Kindheit 0–3 Jahre. Beratung und Psychotherapie für Eltern mit Säuglingen und Kleinkindern. Springer, Heidelberg, S 479–488

Sidor A (2012) Dyadische Interaktionsdiagnostik. In: Cierpka M (Hrsg) Frühe Kindheit 0–3 Jahre. Beratung und Psychotherapie für Eltern mit Säuglingen und Kleinkindern. Springer, Heidelberg, S 467–477

Stern DN (1998) Die Mutterschaftskonstellation: Eine vergleichende Darstellung verschiedener Formen der Mutter-Kind-Psychotherapie, Klett-Cotta, Stuttgart

Wessel MA, Cobb JC, Jackson EB, Harris GS, Detwiler AC (1954) Paroxysmal fussing in infancy, sometimes called »colic«. Pediatrics 14: 421–435

Wiefel A, Titze K, Kuntze L, Winter M, Seither C, Witte B et al (2007) Diagnostik und Klassifikation von Verhaltensauffälligkeiten bei Säuglingen und Kleinkindern von 0–5 Jahren. Prax Kinderpsychol Kinderpsychiatr 56: 59–81

World Health Organization (WHO) (2010) International Classification of Diseases ICD-10-GM. ▶ http://www.dimdi.de/static/de/klassi/icd-10-gm/index.htm. Zugegriffen: 16. September 2014

Zero To Three (2005) Diagnostic classification: 0–3. Zero To Three: National Center for Infants, Toddlers, and Families, Washington, DC

Exzessives Schreien des Säuglings

Consolata Thiel-Bonney und Manfred Cierpka

M. Cierpka (Hrsg.), *Regulationsstörungen*, Psychotherapie: Praxis,
DOI 10.1007/978-3-642-40742-0_3, © Springer-Verlag Berlin Heidelberg 2015

Das exzessive Schreien des Säuglings in den ersten Lebensmonaten bedeutet für Eltern und Kind meist eine hohe Belastung. In vielen Fällen ist die Symptomatik selbstlimitierend und zeigt keine nachhaltigen Folgen für die weitere Entwicklung des Kindes und die Beziehung der Eltern zu ihrem Baby. In klinischen Stichproben zeigte sich jedoch, dass das Schreien in bis zu 60 Prozent der Fälle während der ersten Lebensmonate eskaliert, über den ersten Entwicklungsschub hinaus bestehen bleibt, auf weitere Bereiche der Verhaltensregulation übergreift und schließlich, insbesondere in Familien mit geringen psychosozialen Ressourcen, zu einem erhöhten Risiko für die weitere kognitive und sozial-emotionale Entwicklung des Kindes beiträgt. Der folgende Beitrag zeigt Möglichkeiten der Diagnostik und frühzeitigen Hilfestellung für Eltern und Kind auf.

Fallbeispiel 1

Frau A. kommt gemeinsam mit ihrer Tochter zum Erstgespräch und schildert dem Therapeuten **(T)** die folgenden Probleme:

- Mutter **(M)**: Sie ist jetzt 6 Wochen alt. Am Anfang ging es eigentlich gut, und so nach ein paar Tagen fing sie halt an, ziemlich zu schreien. Also, wenn wir sie hinlegen, dann liegt sie mal ein paar Minuten vielleicht ruhig da, kann alleine sein und fängt dann an zu schreien, und dann nehme ich sie wieder hoch, und mittlerweile ist es eigentlich so, dass ich sie den ganzen Tag rumtrage, entweder auf dem Arm und oft im Tragetuch. Und im Tragetuch ist sie ruhig und schläft. Und sonst schläft sie tagsüber eigentlich gar nicht. Sie kommt von sich aus nicht zum Schlafen, außer im Tragetuch, nachts geht's, Gott sei Dank. Ich habe oft das Gefühl, sie ist total müde und schreit aus Müdigkeit und schafft's einfach nicht, von sich aus einzuschlafen. Und abends sieht's dann so aus, dass sie inzwischen mal eine Stunde schreit und oft dann pünktlich um Viertel vor neun aufhört zu schreien, und dann kann man sie auch alleine im Bett liegen lassen. Dann kann's sein, dass sie nach ein paar Minuten noch ein bisschen jammert, und dann schläft sie aber ein und schläft dann auch, bis sie wieder aufwacht und Hunger hat, sie ist dann alleine in ihrem Bett oder auch in unserem Bett. Wenn sie in ihrem Bett ist, nehme ich sie inzwischen zu mir, weil es mir leichter fällt, sie im Bett zu stillen, und dann schläft sie auch wieder einfacher ein, als wenn ich sie wieder in ihr Bett lege. Und was mir auch noch auffällt, ist, dass sie so laut schreit. Also wenn sie anfängt zu schreien, dann brüllt sie so richtig, also jammert nicht erst, sondern brüllt total los. Ich und mein Mann, wir versuchen das so zu akzeptieren, wie es ist, das ist uns ganz wichtig, dass keine Aggressionen oder so was entstehen, obwohl die auch schon entstanden sind. Und ich versuch mir zu sagen, mein Kind ist so, und wenn ich andere sehe, die viel, viel ruhiger sind, dann wünsch ich mir manchmal, es wäre auch so, aber ich sag mir halt, so ist mein Kind.

- **T**: Merken Sie, dass Sie Ihr Kind im Moment schaukeln?

- **M**: Ja.

- **T**: Warum schaukeln Sie Ihr Kind?

- **M**: Weil ich das Gefühl habe, dass sie das beruhigt.

- **T**: Weil Sie das Gefühl haben, das beruhigt sie … Die Erfahrung haben Sie gemacht?

- **M**: Ja, also ich hab die Erfahrung gemacht, wenn ich aufstehe und rumlaufe, dass sie dann wieder ruhiger ist, als wenn man mit ihr sitzen bleibt.

- **T**: Und haben Sie die Idee, dass sie jetzt unruhig ist? Auch im Moment?

- **M**: Ja.

- **T**: Ist das für Sie jetzt schon Unruhe, sodass Sie sie schaukeln, um sie zur Ruhe zu bringen?

- **M**: Also zumindest bin ich in der Erwartung, dass sie bald wieder schreit, und das sind für mich so erste Anzeichen.

- **T**: Das sind die ersten Anzeichen für Sie, wenn sie so quengelt – oder was ist Ihr Wort dafür, wie sie jetzt ist im Moment?

- **M**: Mein Wort ist eigentlich »unruhig« und »zappelig«, also »am Zappeln«. Ich finde das ziemlich zappelig.

- **T**: Im Moment auch?

- **M**: Nee, eigentlich kenne ich es schlimmer. Im Moment geht das Zappeln. Ich würde sagen, sie hat auch so ein Jammern dabei, vor einer Minute oder so.

T: Dann wäre das Schaukeln vorher prophylaktisch gewesen.

M: Ja.

T: Kann es sein, dass Sie das öfters machen?

M: Prophylaktisch?

T: Jetzt schon, weil Sie denken, es könnte wieder losgehen?

M: Ja. Mir ist das auch vorletzte Nacht aufgefallen, da war sie ziemlich unruhig, und da bin ich schon total unruhig, und ich hab selber gemerkt, also, ich hab mich selber gefragt, sie schreit eigentlich noch gar nicht, aber ich agier schon, obwohl sie eigentlich nur rumzappelt. Ich kann halt ganz schlecht selber aushalten, wenn ich denke, ihr geht's schlecht.

T: Es hängt damit zusammen, dass Sie dann eben auch versuchen vorzubeugen, damit es ihr erst gar nicht schlecht gehen kann.

M: Ja.

T: Aber das muss Sie ziemlich belasten?

M: Ja.

T: Das ist anstrengend?

M: Ja, das ist total anstrengend. Also, ich hab irgendwie so die Vorstellung von einem ruhigen, gelassenen, zufriedenen, ausgeglichenen Kind. Das wünsche ich mir. Und so ist es im Moment zumindest nicht. Also so, wie ich es mir wünsche. Ich denke auch, dass ich ziemlich von mir auf sie schließe. Ich bin oft angespannt, also gestern habe ich auch gesagt zu meinem Mann: »Ich bin nie gelassen.« Er sagt mir immer, ich soll vieles gelassener nehmen oder einfach machen, und ich bin halt immer am Überlegen auch, was ist richtig, und was ist falsch? Und wenn ich etwas tue, ist es zu viel oder zu wenig?

T: Sodass Sie auch immer unruhig sind. Immer am Überlegen, immer am Machen.

M: Ja.

T: Warum eigentlich? Was treibt Sie?

M: Mich treibt, dass ich es anderen immer recht machen will, dass ich es meinem Mann immer recht machen will. Und jetzt grad sind wir bei meinen Eltern, weil's bei uns in der Wohnung so heiß ist, dass ich dann immer das Gefühl habe, ich muss auch meiner Mutter helfen. Wenn ich mich nur auf mein Kind konzentriere, dann kommt meine Mutter zu kurz.

3.1 Definition und Symptomtrias des exzessiven Schreiens

3.1.1 Störung der kindlichen Verhaltensregulation

Das Schreien eines Säuglings bedeutet ein elementares Signal an seine Umwelt und hat einen starken Aufforderungscharakter: Es drückt, zunächst noch ungerichtet, einen physiologischen Erregungszustand aus (Papoušek 2009) und weist auf die Befindlichkeit und die Bedürfnisse des Kindes hin. Die Eltern antworten meist prompt und intuitiv-feinfühlig mit der passenden Unterstützung auf das kindliche Alarmsignal. Baby und Eltern erfahren sich so in einer positiven gegenseitigen Wirksamkeit: Das Kind erlebt Beruhigung und Befriedigung seiner Bedürfnisse, die Eltern fühlen sich kompetent in der Fürsorge für ihr Kind.

Die häufig anzutreffende kindliche Unruheneigung in den ersten 3 Lebensmonaten lässt auf altersspezifische Anpassungs- und Reifungsprozesse schließen. In einem zyklischen Wechsel lernt der Säugling, Schlaf- und Wachzustände, Hunger und Sättigung etc. zu organisieren. Besonders wache, hyperreaktive und stimulationssuchende Säuglinge benötigen für diese Aufgabe ein hohes Maß an regulierender Unterstützung durch die Eltern.

Jeder fünfte Säugling (Wurmser et al. 2001; Wurmser 2009) schreit oder quengelt jedoch unspezifisch und über das normale Maß hinaus, mit Beginn ca. in der 2. Lebenswoche, einem Höhepunkt in der 6. Lebenswoche und in der Regel mit einem Abfall zum Ende des 3. Lebensmonats hin, »exzessiv«, d. h. mehr als 3 Stunden am Tag an mindestens 3 Tagen in der Woche über 3 Wochen hinweg (»Dreierregel« nach Wessel et al. 1954). Hinsichtlich der Ausprägung und Dauer von Schrei- und Quengelphasen in den ersten 3 Lebensmonaten besteht eine hohe Variabilität. Problematischer als die Dauer des Schreiens und Quengelns sind Episoden unstillbaren Schreiens. Aufgrund des »anfallsartigen« Charakters des kindlichen Schreiens, das mit hochrotem Hautkolorit, zeitweise geblähtem Bauch, Anziehen der Beinchen und hypertoner Muskulatur einhergeht, wurden zunächst ursächlich gastrointestinale Beschwerden (Bauchschmerzen, Krämpfe, sog. Dreimonatskoliken) des Säuglings vermutet

3

(s. auch ▶ Abschn. 3.4.1) Das Schreien tritt ohne erkennbaren Grund und meist gehäuft am späten Nachmittag und in den frühen Abendstunden auf. Auffallend ist eine abendliche kumulative Überreizung/Übermüdung des Säuglings mit nur kurzen Tagesschlafphasen (meist jeweils zwischen 10 und 30 Minuten), ausgeprägten Einschlafproblemen und verminderter Gesamtschlafzeit im Schlafprotokoll (von Hofacker et al. 2007; White et al. 2000; Ziegler et al. 2004). Bei mangelnder Tröstbarkeit und Selbstberuhigung (Barr 1998) sind »normale« Beruhigungshilfen der Eltern nicht wirksam; das Kind lässt sich insbesondere am späten Nachmittag und am Abend kaum noch beruhigen und fällt schließlich erschöpft in einen verspäteten Nachtschlaf.

Definition des exzessiven Schreiens (von Hofacker et al. 2007)
- Episoden von Unruhe/Quengeln und scheinbar grundlosem, anfallsartigem Schreien
- Fehlendes Ansprechen auf Beruhigungshilfen
- Beginn meist in der 2. Lebenswoche, Höhepunkt der Intensität und Häufigkeit in der 6. Lebenswoche, abfallend bis zum Ende des 3. Lebensmonats; zeitweise Persistenz bis in den 6. Lebensmonat
- Gehäuftes Auftreten in den frühen Abendstunden
- Beeinträchtigte Schlaf-Wach-Regulation, kumulative Überreizung/Übermüdung bei bestehender Unfähigkeit »abzuschalten«; ausgeprägte Einschlafprobleme, kurze Tagesschlafphasen und verminderter Gesamtschlaf

---

In den Wachphasen erscheinen die Kinder häufig hyperexzitabel, verstärkt irritierbar, reizempfindlich und motorisch unruhig und befinden sich nur selten in einem ruhig-aufmerksamen Verhaltenszustand. Die Eltern beschreiben ihr Baby schon in den ersten Lebenswochen als sehr wach und aufmerksam. Die Säuglinge drängen in die vertikale Position und scheinen nach visuellen und akustischen Umgebungsreizen geradezu zu suchen.

Mit einer erhöhten Reaktivität auf Umgebungsreize gelingt es dem Säugling jedoch kaum, »abzuschalten«, sich selbst zu beruhigen und mit nur geringer Unterstützung der Eltern einzuschlafen.

3.1.2 Dysfunktionale Interaktion

Das einleitende Fallbeispiel verdeutlicht, wie Eltern versuchen, ihr Baby in einem sich aufschaukelnden Teufelskreis dysfunktionaler Interaktion zu beruhigen oder in den Schlaf zu begleiten. Unter einer vermehrt eingesetzten Stimulation (stundenlanges Umhertragen, heftige vestibuläre Stimulation, häufiger Wechsel der Beruhigungs- und Ablenkungsversuche, Einsatz von »weißem Rauschen« bei Autofahrten und laufendem Staubsauger etc.) stabilisiert sich der Säugling jedoch nur kurzfristig und findet nicht in eine ausreichend lange und erholsame Ruhephase. Anspannung und Erregung bei Eltern und Kind steigen wechselseitig an. Mit pervasiv aufkommenden weiteren Störungen der kindlichen Verhaltensregulation (z. B. beim Stillen/Füttern) und persistierender kindlicher Symptomatik nehmen dysregulierte kindliche Verhaltenszustände überhand; Interaktion und Beziehung dekompensieren in eine überwiegend negative Gegenseitigkeit, was in eine Gefährdung des Kindeswohls münden kann.

Das Misshandlungsrisiko bei exzessivem Schreien ist hoch: In einer breit angelegten niederländischen Studie (N = 3259) gaben 5,6 Prozent der in einem anonymisierten Fragebogen befragten Eltern von Kindern unter 6 Monaten an, ihr Kind schon mindestens einmal aufgrund seines Schreiens geschlagen oder geschüttelt zu haben oder versucht zu haben, das Schreien zu ersticken (Rejineveld et al. 2004). Das Risiko war am höchsten bei denjenigen Eltern, die das Schreien ihres Babys als exzessiv einschätzten. Von 26 Fällen eines Schütteltrauma-Syndroms (mit und ohne Todesfolge, bei Säuglingen im 1. Lebensjahr) hatten sich 88,5 Prozent der Eltern im Vorfeld aufgrund des exzessiven Schreiens oder der Irritabilität ihres Babys an den Kinderarzt oder einen anderen Spezialisten gewandt (Talvik et al. 2008). Das unstillbare Schreien gilt als der wichtigste Trigger für eine frühe Misshandlung (Lee et al. 2007; Barr et al. 2006).

3.1.3 Elterliches Überlastungssyndrom

Unstillbares Schreien führt über die ausgelöste akute Stressreaktion unweigerlich zu einem mütterlichen/elterlichen Überlastungssyndrom. Es ist geprägt durch eine tief greifende Erschöpfung bei andauerndem Schlafdefizit und eine hohe Verunsicherung bezüglich der eigenen Kompetenz mit Selbstzweifeln, Versagensgefühlen, Überforderung bis hin zu Isolation mit einer depressiven Stimmungslage oder wütenden Ambivalenzkonflikten (vgl. auch Levitzky u. Cooper 2000). Die Eltern fühlen sich mit ihren Bemühungen von ihrem Baby zurückgewiesen und werden trotz all ihrer Anstrengung, ihr Kind zu beruhigen, von ihm nicht belohnt. Sie vernachlässigen ihre eigenen Bedürfnisse und genießen kaum noch entspannte Momente und freudige spielerische Interaktionen mit ihrem Baby. Manche Eltern antworten auf das kindliche Schreien zunehmend inadäquat oder ineffektiv oder mit verzögerter Latenz und ignorieren schließlich seine Signale. Die Beziehung ist hoch belastet.

Gelingt es den Eltern, eigene oder familiäre Ressourcen zu aktivieren, so können diese Belastungen kompensiert werden. Bei biografischer Vorbelastung der Eltern (z. B. bei psychischer Erkrankung, eigener Trennungs-/Verlust-/Gewalterfahrung), kumulativen psychosozialen Belastungen und nicht ausreichender Unterstützung in der Familie (z. B. bei Konflikten in der elterlichen Herkunftsfamilie, massiven Paarkonflikten) oder in einem nicht tragfähigen sozialen Netz kann das System jedoch entgleisen: Selbst hoch belastet, finden die Eltern keinen Zugang zu ihren intuitiven und koregulatorischen Kompetenzen im Umgang mit ihrem Kind.

3.2 Prävalenz und Prognose

In Studien zur Prävalenz variiert die Häufigkeit des exzessiven Schreiens beträchtlich: in Abhängigkeit von Kriterien der Falldefinition, der Erhebungsinstrumente und der Methodik zwischen ca. 5 und 19 Prozent (Lucassen et al. 2001). In der bisher einzigen epidemiologischen Studie zur Häufigkeit des exzessiven Schreiens in Deutschland ermittelten Wurmser et al. (2001) in einer telefonischen retrospektiven Befragung eine Prävalenz von 21 Prozent. Das Schreien persistierte in fast 40 Prozent der Fälle (d. h. in ca. 8 Prozent der Gesamtpopulation) noch nach dem 3. Lebensmonat. Wake et al. (2006) fanden ein Persistieren von Schrei-/Unruhe- und Schlafproblemen bei Kindern im Alter zwischen 2 und 24 Monaten von ca. 6 Prozent.

Um die Entwicklungsprognose der exzessiv schreienden Säuglinge einzuschätzen, scheint nicht das Ausmaß des kindlichen Schreiens oder Quengelns von entscheidender Bedeutung zu sein, sondern seine *Persistenz über den 3./4. Lebensmonat hinaus*. Bei 77 Prozent bzw. 55 Prozent der Kinder, die nach dem 6. Lebensmonat mit Schlafstörungen bzw. Fütterstörungen in der Münchner Sprechstunde für Schreibabys vorgestellt wurden, war der jeweils bestehenden aktuellen Symptomatik ein exzessives Säuglingsschreien vorausgegangen (Wurmser u. Papoušek 2004; Schieche et al. 2004). Von Kries et al. (2006) untersuchten persistierende erhebliche Schlaf- und Fütter-/Essprobleme bei Kindern im Alter von 6 Monaten bis 4 Jahren. Diese Symptome waren bei den Kindern, die ausschließlich in den ersten 3 Lebensmonaten exzessiv geschrien hatten, nicht häufiger zu finden. Die Symptomatik zeigte sich jedoch bei Kindern, die mit 6 Monaten persistierend schrien, um den Faktor 6 bis 9x erhöht (vgl. auch von Kries 2006).

Die Persistenz und die »Ausbreitung« des kindlichen Problems der Verhaltensregulation in andere Verhaltensbereiche tragen zu einem erhöhten Risiko für spätere emotionale Probleme oder Verhaltensauffälligkeiten bei. Dabei hatten die psychosozialen Belastungen der Familien den größten prognostischen Stellenwert: Die höchste Zahl psychischer Auffälligkeiten bei Kindern aus der Mannheimer Risikokinderstudie fand sich bei ehemals regulationsgestörten Säuglingen, die zugleich mit psychosozialen Risikofaktoren hoch belastet waren (vgl. dazu ausführlich Cierpka 2012, ▶ Kap. 13, S. 176ff.).

Zusammenfassend scheint das vorübergehende Schreien in den ersten 3 Lebensmonaten ohne weitere Störungen der Verhaltensregulation und bei guten psychosozialen Ressourcen der Familien eine für Kind und Eltern zwar belastende, insgesamt aber eher benigne Symptomatik darzustellen (von Gontard 2010).

> ❯ **Persistierende und pervasiv auf andere Regulationsbereiche und Interaktionskontexte übergreifende Schrei- und Quengelprobleme bei bestehenden psychosozialen Belastungen in der Familie bedeuten jedoch ein besonderes Risiko für die weitere Bewältigung kindlicher Entwicklungsaufgaben.**

Kinder am äußeren Ende des Schreispektrums mit belasteten Eltern-Kind-Beziehungen tragen ein erhöhtes Risiko für eine beeinträchtigte sozial-emotionale Entwicklung und psychische Gesundheit im Schulalter (vgl. auch Brown et al. 2009; Desantis et al. 2004; Wolke et al. 2002, 2009; Rao et al. 2004; Esser et al. 2007; Laucht et al. 2004).

3.3 Die Entwicklung der Verhaltensregulation in den ersten Lebensmonaten

Der Säugling ist in den ersten 3 Lebensmonaten in allen Bereichen der Anpassung an die Umwelt und seiner Reifung und Entwicklung auf die intuitive und feinfühlige Unterstützung seiner Bezugspersonen angewiesen. Nur so kann das Kind die anstehenden Entwicklungsaufgaben in den ersten Lebenswochen bewältigen: die Regulation von Hunger, Nahrungsaufnahme und Sättigung, die Regulation seiner physiologischen Anpassung (z. B. Wärmeregulation, Energiehaushalt, Stoffwechsel, Verdauung, Reaktion auf visuelle, akustische und sensorische Reize) und des Wechsels von ruhig-aufmerksamen Wachphasen, aufkommender Müdigkeit und Schlaf. Die Anpassung an die Umwelt geschieht im Zusammenspiel und in der Balance aktivierend-erregender und hemmend-beruhigender Prozesse (Papoušek 2009). In den alltäglichen Eltern-Kind-Interaktionen wirken die Initiativen und Kompetenzen von Kind und Eltern im Sinne einer Koregulation und einer »affektiven Abstimmung« zusammen (Papoušek 1999; Stern 1985) und sind durch einen »interpersonellen interpretativen Mechanismus« (Fonagy u. Target 2002) bestimmt: Die Eltern verstehen den inneren Zustand ihres Säuglings und passen ihr eigenes Verhalten derart an die Bedürfnisse ihres Kindes an, dass es sich darin im weiteren Entwicklungsverlauf zunehmend wiedererkennt und »versteht« (Entwicklung einer »reflective function«; Fonagy u. Target 1997). Die Bezugspersonen tragen so auch dazu bei, einen möglichen Spannungszustand ihres Kindes »herunterzuregulieren«, und unterstützen die kindlichen selbstregulatorischen Kompetenzen. Dem Baby gelingt es immer besser, einen entwicklungsgerechten ruhig-aufmerksamen Wachzustand aufrechtzuerhalten, bei Ermüdung »abzuschalten« und ruhig einzuschlafen. Das Kind selbst zeigt schon früh die Fähigkeit, den eigenen inneren Zustand abzubilden und in einer primären Intersubjektivität Erfahrungen in Interaktionen mit seinem Gegenüber zu teilen; soziale Referenzbildung, Teilen und Signalisieren von Affekten sind auch in triangulären Interaktionen zu beobachten (Stern 1985; Fivaz-Depeursinge u. Corboz-Warnery 2001; Fivaz-Depeursinge 2009). Eine gelingende gemeinsame Verhaltensregulation zwischen Mutter/Vater und Kind bildet vermutlich die Grundlage für ein auf prozeduraler Ebene gespeichertes implizites Beziehungswissen.

Säuglinge, die in den ersten Lebenswochen exzessiv schreien, zeigen häufig eine erhöhte Reaktivität, Irritabilität und sensorische Übererregbarkeit, die es ihnen kaum ermöglicht, sich bei Ermüdung von einem Reiz zurückzuziehen. Sie verhalten sich ablenkbar und bleiben nur kurz in einem ruhig-aufmerksamen Wachzustand; sie erscheinen hyperexzitabel und schnell überreizt, lassen sich nur schwer trösten, schmiegen sich wenig an, zeigen kaum selbstberuhigendes Verhalten (z. B. durch Saugen an den Händchen, Blickabwendung bei Belastung) und finden nicht in erholsame und ausreichend lange Tagesschläfchen. Andere Kinder zeigen ein überschießend erregungshemmendes Verhalten mit Blickvermeidung, sozialer Unzugänglichkeit und abwehrenden Verhaltensweisen (Papoušek 2009), was die Gestaltung der Interaktion zwischen Eltern und Kind z. B. bei Beruhigungsversuchen beeinträchtigen kann. An die Eltern all dieser Säuglinge sind somit in der Interaktion und Koregulation erhöhte Anforderungen gestellt.

Mit dem zweiten biopsychosozialen Entwicklungsschub, dem »sozialen Erwachen« im

3. Lebensmonat, entsteht eine neue und reifere Ebene der Verhaltensregulation und der Kommunikation zwischen Eltern und Kind. Das zuvor eher unspezifische Schreien wird zum Signal, das bei Frustration, bei der Suche nach Nähe oder beim Verlassen von Gewohnheiten auch intentional gerichtet werden kann (Papoušek 2009). Vielen Babys gelingt es jetzt, mit größerer sozialer, motorischer und sensorischer Kompetenz längere ruhig-aufmerksame Wachphasen mit positiver Bezogenheit und Freude an der Exploration zu organisieren, Umgebungsreize leichter zu integrieren und die verbesserten kommunikativen Fähigkeiten in der Interaktion mit den und der positiven Bezogenheit auf die Eltern zu »nutzen«; das zuvor exzessive Schreien sistiert. Bei über den 3. Lebensmonat hinaus persistierenden Schreiproblemen und anhaltenden elterlichen psychosozialen Belastungen mit eingeschränkten Ressourcen und intuitiven Kompetenzen kann sich die kindliche Symptomatik auf weitere Bereiche der Eltern-Kind-Interaktion ausdehnen. Es entwickeln sich nun z. B. Schlafprobleme, die sich in geringem Tagesschlaf, aber auch in (Wieder-)Einschlafproblemen am Abend und in der Nacht zeigen. Am Tag beklagen die Eltern bei ihrem Säugling lange Phasen von Dysregulation, dysphorischer Unruhe, Spielunlust und Überreiztheit mit Schreien und Quengeln. Eltern und Kind finden nicht in einen gemeinsamen Rhythmus und in einen freudigen Dialog; sie gelangen in einen eskalierenden Kreislauf negativer Gegenseitigkeit und belasteter Beziehung (Papoušek 2009).

3.4 Einflussfaktoren bei der Entwicklung des exzessiven Schreiens

3.4.1 Organische Belastungs- und Einflussfaktoren

Immer muss eine pädiatrische Untersuchung und ggf. Behandlung des exzessiv schreienden Kindes erfolgen. In einer Untersuchung von Freedman et al. (2009) fanden sich jedoch in nur 5 Prozent der Fälle das Schreien bedingende medizinische Ursachen. Nach einer gründlichen Anamnese und körperlichen Untersuchung sollte mit weiterfüh-

renden Untersuchungen zurückhaltend umgegangen werden, da diese in nur ca. 1 Prozent der Fälle einen zusätzlichen Beitrag zur Diagnosefindung leisten konnten.

Organische Faktoren (▶ Abschn. 3.6.1) wie Infektionen, gastrointestinale Störungen, Atopie, Verletzungen oder neuropädiatrische Erkrankungen (Savino 2007; Roberts et al. 2004) können das kindliche Schreien verursachen; meist sind sie jedoch in multiple prä-, peri- und postnatale organische und psychosoziale Belastungsfaktoren eingebettet (Ziegler et al. 2004).

▪ **Prä- und postnatale organische Belastungs- und Einflussfaktoren**

Säuglinge, deren Mütter/Eltern während der Schwangerschaft rauchten, hatten ein ca. 2-fach erhöhtes Risiko, ein exzessives Schreien zu entwickeln (Sondergaard et al. 2001; Reijneveld et al. 2005); die Säuglinge zeigten eine signifikant erhöhte Irritabilität und einen muskulären Hypertonus (Stroud et al. 2009). Nach Shenassa u. Brown (2004) gibt es eine Evidenz für einen nach Nikotinexposition erhöhten Motilingehalt im kindlichen Blutplasma und im Darm, der das Schreirisiko verstärken könnte. Auch ein niedriges Geburtsgewicht von unter 2500 Gramm erhöhte das Risiko kindlichen Schreiens um mehr als das 2-Fache (Sondergaard et al. 2000). In der klinischen Stichprobe der Münchner Schreibaby-Sprechstunde (Ziegler et al. 2004) lagen bei 73 Prozent der Säuglinge pränatale organische Risikofaktoren vor. So unterschied sich diese Stichprobe gegenüber einer Kontrollgruppe z. B. signifikant durch das Auftreten vorzeitiger Wehen mit Tokolyse. St. James-Roberts u. Conroy (2005) fanden in zwei Geburtskohorten unterschiedliche Ergebnisse zu prä- und perinatalen Faktoren mit Einfluss auf das kindliche Schreien und betonen die noch nicht ausreichende Evidenz.

In einer Stichprobe der Heidelberger Säuglings-/Kleinkind-Ambulanz (▶ Kap. 1) waren mehr als 30 Prozent der vorgestellten Kinder zuvor schon stationär behandelt worden (Thiel-Bonney 2006). Dies könnte außer auf mögliche medizinische Risikofaktoren auch auf einen belasteten Beginn des Zusammenlebens in der Familie und auf eine frühe Verunsicherung der jungen Eltern im Umgang mit ihrem Baby hinweisen.

3.4.2 Schlaf-Wach-Organisation

Ziegler et al. (2004) konnten in einer Studie zur Schlaf-Wach-Organisation zeigen, dass das Ausmaß kindlicher Schrei- und Unruhephasen mit dem Ausmaß des relativen Schlafdefizits zusammenhängt. Säuglinge mit exzessivem Schreien gemäß der Wessel-Regel schliefen im Vergleich zu einer Kontrollgruppe 90 Minuten weniger (vgl. auch White et al. 2000). Sie benötigten ca. 20 Minuten länger zum Einschlafen; die Einschlafphasen konnten sich am Abend auch über mehrere Stunden hinziehen. Die exzessiv schreienden Säuglinge wachten nachts häufiger auf und waren im Durchschnitt eine Stunde wach. Sie wurden von den Eltern zudem deutlich länger herumgetragen. Die Schlafphasen insgesamt und die längste Schlafphase am Tag waren verkürzt. Bei über den 3. bis 4. Lebensmonat hinaus persistierend schreienden Babys verlagerte sich das Schlafproblem zunehmend in die zweite Nachthälfte, mit Schreien und häufigem Erwachen. In eigenen klinischen Beobachtungen sind häufig lange Tageswachphasen von bis zu 8 Stunden im Schlafprotokoll zu sehen, unterbrochen von ein bis zwei Schläfchen von 15 bis 20 Minuten Dauer. Bei einem physiologisch erhöhten Anteil des REM-Schlafs von ca. 50 Prozent in den ersten Lebensmonaten wachen die Kinder im Übergang zwischen aktivem und ruhigem Schlaf aus dem unbestimmten Übergangsschlafstadium der ersten Lebenswochen (»indeterminate sleep«, T-Schlaf) ca. 20 Minuten nach dem Einschlafen auf und finden nicht wieder in einen ausreichend langen und erholsamen Schlaf zurück.

Im Gegensatz zu den oben genannten Ergebnissen (Ziegler et al. 2004; White et al. 2000) erbrachte eine finnische Studie (Kirjavainen et al. 2004) keine Hinweise auf eine geminderte Gesamtschlafzeit und eine frühe Störung der Schlafstruktur.

Jenni (2009; Jenni et al. 2008) liefert ein physiologisches Erklärungsmodell der zirkadianen und homöostatischen Schlaf-Wach-Regulation und des Schreiens in den ersten 12 Lebenswochen. Der zunehmenden zirkadianen Wachheit im Tagesverlauf mit einem Gipfel um ca. 18 Uhr wird noch kein kompensatorisch wirkender homöostatischer Schlafdruck entgegengesetzt. Erst mit dem langsam wachsenden Einsetzen der Schlafhomöo-

stase im 2. Lebensmonat nehmen die Wachheit am frühen Abend und das Schreien ab. Jenni postuliert bei Kindern mit persistierendem Schreien eine verzögerte Entwicklung der Schlafhomöostase, die zudem nicht mit dem zirkadianen Prozess abgestimmt ist. Die schon genannten funktionellen Unreifezeichen exzessiv schreiender Säuglinge (von Hofacker et al. 1999) und die gestörte Schlafhomöostase könnten auf eine Reifungsverzögerung der Neurotransmitter- und Synapsenfunktion hinweisen. White et al. (2000) vermuten eine Reifungsverzögerung im zirkadianen Rhythmus der Hypothalamus-Hypophysen-Nebennierenrinden-Achse mit einem noch erhöhten abendlichen Cortisolspiegel und einer Auswirkung auf die Schlaf-Wach-Aktivität und das Schreiverhalten. Bensel u. Haug-Schnabel (2003) diskutieren bei unruhigen Babys, die lange Wachphasen aufrechterhalten, eine schon vorangeschrittene Reifung des Neokortex. Diese Gruppe von Säuglingen wäre in Teilbereichen ihres Verhaltens somit »frühreif«, jedoch mit den ausgedehnten Phasen des Wachseins und der Aktivierung überfordert. Es steht ihnen noch keine ausreichende Kompetenz zur Verfügung, diese langen Phasen der Erregung zu nutzen und zu regulieren.

3.4.3 Verminderte Fähigkeit zur Selbstregulation

Die Gabe einiger Tropfen Zucker-(Sucrose-)Lösung auf die Zunge führte zwar bei allen 6 Wochen alten unruhigen Säuglingen zu einem Beruhigungseffekt; dieser dauerte jedoch nur bei »normal« schreienden Babys nach dem ersten Geschmacksreiz noch an. Bei exzessiv schreienden Babys war die Beruhigung nur kurz und überdauerte nicht die erste Reaktion auf die Zuckerlösung (Barr et al. 1991). Barr et al. (1999) verstehen dies als Hinweis auf eine reduzierte Effektivität von Regulations- und Beruhigungsprozessen und eine verzögerte bzw. geminderte Antwort des zentralen endorphinabhängigen Beruhigungs- und Belohnungssystems bei exzessiv schreienden Babys. Diese Studienergebnisse stehen im Einklang mit Beobachtungen der Eltern, dass sich ihre vermehrt schreienden Babys durch Stillen oder vestibuläre und visuelle Stimulation nur kurzfristig beruhigen lassen und erneut Zeichen von Unruhe zeigen, sobald der Reiz sistiert.

Barr (1998) weist auf eine »transient erhöhte Responsivität« des exzessiv schreienden Säuglings hin: Seine Antwortbereitschaft (Responsivität) und Erregbarkeit (Reaktivität) durch Umweltreize sind erhöht, die Selbstregulationsfähigkeit ist jedoch vermindert, und der vermehrt unruhige Säugling benötigt mehr Zeit, um sich zu beruhigen und zu erholen.

Aus unseren Beobachtungen könnte das scheinbar reizsuchende Verhalten der exzessiv schreienden Babys auch als »Stabilisierungsversuch« der Säuglinge verstanden werden. Eltern und Kind »nutzen« die hohe Reaktivität und Responsivität, um einen zumindest kurzfristigen Beruhigungseffekt zu erlangen.

3.4.4 Temperamentsfaktoren

Der Einfluss von Temperamentsfaktoren wird kontrovers diskutiert. In der Münchner Katamnesestudie (Wurmser et al. 2004; vgl. auch ▶ Abschn. 3.2) erhielten die Eltern der inzwischen 30 Monate alten Kinder eine adaptierte Version des Fragebogens ICQ (Bates et al. 1979), die die Temperamentsdimensionen Unruhe/Schwierigkeit, Hartnäckigkeit, Anpassungsfähigkeit, irregulärer Rhythmus und Abhängigkeit erfasst. Signifikant unterschieden sich die ehemals exzessiv schreienden Kinder von denen der Kontrollgruppe nur in den Dimensionen Unruhe/Schwierigkeit und Hartnäckigkeit. Die Korrelation zwischen den Werten der Erstuntersuchung im Alter von 0 bis 6 Monaten und der Nacherhebung zeigte eine geringe bis mäßige Stabilität der mangelnden Anpassungsfähigkeit und der Unruhe/Schwierigkeit. Bensel u. Haug-Schnabel (2003) weisen auf ein nicht stabiles Temperamentskonstrukt über die Zeit und den Kontext hin. In einigen Untersuchungen erbrachten physiologische Messungen an unruhigen und unauffälligen Säuglingen (Herzfrequenz, Herzfrequenzvariabilität, Vagotonus) keine nennenswerten Unterschiede in der körperlichen Antwort auf Stress (z. B. White et al. 2000; Kirjavainen et al. 2001) und keine Temperamentsunterschiede in der Zeit nach den Schrei-

problemen. Temperamentsfaktoren kommen möglicherweise erst dann verstärkt zum Tragen, wenn zusätzliche Faktoren, z. B. eine verminderte »Passung« zwischen Eltern und Kind, ein »Misfit« zwischen Kind und Umwelt (Largo u. Benz-Castellano 2004) mit Störungen in der Eltern-Kind-Interaktion und -beziehung oder psychosoziale Belastungsfaktoren die Entwicklung der kindlichen Fähigkeit zur Selbstregulation beeinträchtigen.

3.4.5 Familiäre und psychosoziale Belastungsfaktoren

Die klinische Gruppe exzessiv schreiender Säuglinge zeigt sich prä- und postnatal durch psychosoziale Risikofaktoren hochgradig belastet. Mütterlicher lang anhaltender Stress und abnorme Ängste in der Schwangerschaft, Depression bei Müttern und Vätern, unbewältigte Paarkonflikte und Konflikte mit den Herkunftsfamilien, Hoffnungslosigkeit, das Gefühl von nicht zu bewältigenden äußeren Anforderungen, Belastungen am Arbeitsplatz und unerwünschte/kritische Lebensereignisse waren als pränatale Belastungsfaktoren mit vermehrtem Säuglingsschreien assoziiert (Papoušek u. von Hofacker 1998; Ziegler et al. 2004; Sondergaard et al. 2003; Canivet et al. 2005; Wurmser 2007; van der Wal et al. 2007; van den Berg et al. 2009). Pränataler Stress kann die körperliche und konstitutionelle Entwicklung des Feten über die stressinduzierte Aktivierung des autonomen Nervensystems und der Hypothalamus-Hypophysen-Nebennierenrinden-(HPA-)Achse beeinträchtigen (Kinsella u. Monk 2009) und die emotionalen Ressourcen der Eltern und den Zugang zu ihren intuitiven Kompetenzen in der Interaktion mit ihrem neugeborenen Kind mindern. In einer klinischen Population (Ziegler et al. 2004) waren 64 Prozent der Probanden von pränatalen psychosozialen Risiken betroffen. Ein Review von Studien zur Vorhersage des kindlichen Schreiens aus Schwangerschaft und Geburtsverlauf (St. James-Roberts u. Conroy 2005) konnte jedoch keine einheitlichen Ergebnisse darlegen.

Auch postnatale Belastungsfaktoren wie Paarkonflikte, Konflikte mit den Herkunftsfamilien, sozialökonomische Probleme, geringe Unterstützung und soziale Isolation, Alleinerziehendenstatus

(Ziegler et al. 2004), eine erhöhte Zustandsangst – insbesondere bei jungen Müttern und Müttern mit geringem Bildungsstand (Canivet et al. 2005) – und vorausgegangene subjektiv belastende Geburtserfahrungen der Eltern (Übersicht in Thiel-Bonney u. Cierpka 2004) waren mit einem vermehrten Säuglingsschreien assoziiert und/oder erhöhten das Risiko für exzessives Schreien. Akman et al. (2006) sahen in einer türkischen Stichprobe postpartaldepressive Symptome und einen unsicheren mütterlichen Bindungsstil assoziiert mit exzessivem Schreien.

Die Eltern eines exzessiv schreienden Babys fühlen sich meist in ihrem Selbstwert beeinträchtigt (Stifter u. Bono 1998), leiden vermehrt unter einer depressiven Symptomatik (Vik et al. 2009; vgl. auch Wake et al. 2006), empfinden Ängste, Ärger und Gefühle von Zurückgewiesenwerden, Schuld, Hoffnungslosigkeit, Ohnmacht und Wut (s. auch Ellett u. Swenson 2005). Papoušek u. von Hofacker (1998) fanden vermehrt beeinträchtigte oder gestörte Mutter-Kind-Beziehungen und in 40 Prozent der klinischen Dyaden (gegenüber 19 Prozent in der Kontrollgruppe) dysregulierte Muster im Zwiegespräch zwischen Mutter und Kind. Auch die Interaktion der Väter mit ihren Säuglingen kann vermehrt dysfunktional gestaltet sein (Räihä et al. 2002). Mehr als 90 Prozent der Mütter schilderten in einer Studie aus den USA (Levitzki u. Cooper 2000) erhebliche Spannungen in der Paarbeziehung und Einschnitte in ihren sozialen Kontakten. Alle Mütter der untersuchten 23 Mutter-Kind-Paare zeigten als Antwort auf das exzessive Schreien des Kindes physische und psychologische Symptome, 70 Prozent berichteten über aggressive Gedanken und Fantasien in Bezug auf ihr Kind, 26 Prozent dachten sogar an einen Infantizid.

Räihä et al. (1995) untersuchten den familiären Kontext bei exzessivem Schreien. Es zeigten sich signifikante Unterschiede in den Familienstrukturen zwischen Familien mit und ohne »Kolikschreien«. Familien mit Säuglingsschreien erschienen weniger organisiert und erlebten weniger Nähe und eine weniger starke Familienkoalition. Die hierarchische Organisation der Familie war »chaotischer«, mit unklaren individuellen und generationellen Grenzen. In den Familien bestanden Schwierigkeiten, die täglichen Aktivitäten zu meistern; sie zeigten weniger Energie, Vitalität und Flexibilität. Die Familienatmosphäre erschien weniger optimistisch mit einem erhöhten familiären Konfliktniveau. Ein Jahr später (Räihä et al. 1996) bestanden noch immer vermehrt ungelöste Konflikte in den belasteten Familien, größere Unzufriedenheit, geringere gegenseitige Empathie und mehr Schwierigkeiten in der familiären Kommunikation. Insgesamt hatte sich die Stimmung in den untersuchten Familien jedoch in allen Gruppen verbessert. Drei Jahre später (Räihä et al. 1997) wurden keine signifikanten Unterschiede mehr zwischen den Familien gefunden. Rautava et al. (1995) fanden auch 3 Jahre nach dem exzessiven Schreien noch eine größere familiäre Unzufriedenheit mit der Verteilung der Verantwortung im Familienalltag und mit der Menge an Freizeit und gemeinsamen Aktivitäten. Die ehemals exzessiv schreienden Kinder der »Kolikfamilien« zeigten im Alter von 3 Jahren vermehrt Schlafprobleme und Trotzanfälle. Ellett et al. (2005) explorierten in einer qualitativen Studie die Perspektive der Eltern bezüglich des überdauernden Einflusses des Säuglingsschreiens auf die kindliche Entwicklung und auf die Beziehungen in der Familie. Die meisten Eltern konstatierten nach der Zeit des »Kolikschreiens« keine anhaltenden Probleme ihres Kindes. Einige der Befragten schilderten jedoch ihren Eindruck, dass die Beziehungen, die Kommunikation und die gegenseitige Unterstützung in der Familie aufgrund des früheren exzessiven Schreiens noch immer beeinträchtigt seien.

Immerhin gelingt es vielen Eltern trotz dieser Belastungen, ein gut aufeinander abgestimmtes und intuitiv getragenes Miteinander in der Familie zu entwickeln. Stifter u. Bono (1998) fanden in einer longitudinalen Stichprobe zur Temperamentsentwicklung keine Unterschiede in der Bindungsklassifikation von vermehrt schreienden und nicht schreienden Säuglingen im Alter von 18 Monaten. Eine Studie von St. James-Roberts et al. (1998) konnte in einer prospektiven Studie mit einer unselektierten Stichprobe aus einer Geburtsklinik zeigen, dass die meisten Mütter von persistierend schreienden Babys trotz der Belastung zugeneigt und feinfühlig mit ihren Kindern umgingen. Die Autoren betonen die Notwendigkeit, Fälle aus unselektierten Stichproben der Normalbevölkerung von solchen mit hohen psychosozia-

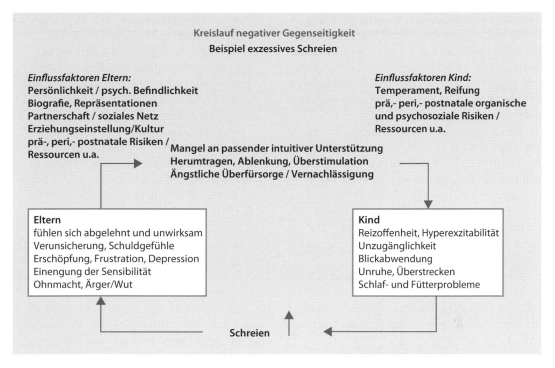

Kreislauf negativer Gegenseitigkeit
Beispiel exzessives Schreien

Einflussfaktoren Eltern:
Persönlichkeit / psych. Befindlichkeit
Biografie, Repräsentationen
Partnerschaft / soziales Netz
Erziehungseinstellung/Kultur
prä-, peri,- postnatale Risiken /
Ressourcen u.a.

Einflussfaktoren Kind:
Temperament, Reifung
prä,- peri,- postnatale organische
und psychosoziale Risiken /
Ressourcen u.a.

Mangel an passender intuitiver Unterstützung
Herumtragen, Ablenkung, Überstimulation
Ängstliche Überfürsorge / Vernachlässigung

Eltern
fühlen sich abgelehnt und unwirksam
Verunsicherung, Schuldgefühle
Erschöpfung, Frustration, Depression
Einengung der Sensibilität
Ohnmacht, Ärger/Wut

Kind
Reizoffenheit, Hyperexzitabilität
Unzugänglichkeit
Blickabwendung
Unruhe, Überstrecken
Schlaf- und Fütterprobleme

Schreien

◘ Abb. 3.1   Kreislauf negativer Gegenseitigkeit bei exzessivem Schreien (adaptiert nach Papoušek 2004)

len und medizinischen Risiken zu unterscheiden (vgl. auch ▶ Abschn. 3.2).

Zwischen den psychosozialen Belastungsfaktoren und der Unruheneigung eines Säuglings bestehen also enge und komplexe Wechselwirkungen, die es in der Diagnostik und Beratung der belasteten Familien zu berücksichtigen gilt. Nicht das anhaltende Schreien des Babys oder die Belastung der Eltern allein, sondern ein sich aufschaukelnder Kreislauf von kindlichen und elterlichen Faktoren (◘ Abb. 3.1) lässt die Interaktion insbesondere im Beruhigungskontext eskalieren.

3.5   Diagnostik

Die Diagnostik des exzessiven Schreiens orientiert sich an den Leitlinien der Regulationsstörungen im Säuglings- und Kleinkindalter (von Hofacker et al. 2007) und bezieht medizinische, interaktionelle und psychodynamische Aspekte gleichermaßen mit ein. Kontrovers diskutiert wird das amerika-nische multiaxiale diagnostische Klassifikationsmanual der Arbeitsgruppe Zero To Three DC:0–3R (Zero To Three 2005; vgl. auch Wiefel et al. 2007). Die Diagnose »Regulationsstörung« wird dort in der Achse I als eine primär im Kind zu lokalisierende Störung der Regulation seiner sensorischen Reizverarbeitung verschlüsselt, die mit motorischen und sozial-emotionalen Problemen einhergeht (»regulation disorders of sensory processing«). Als Untergruppen werden Regulationsstörungen vom hypersensitiven Typus (Typ I), vom hyposensitiven/unterresponsiven Typus (Typ II) und vom reizsuchenden/impulsiven Typus (Typ III) beschrieben. Die Befundlage ist jedoch uneinheitlich; die untersuchten Stichproben sind klein, und es mangelt an reliablen und validen diagnostischen Instrumenten für das Säuglingsalter, die eine ausreichende Trennschärfe der einzelnen Untergruppen gewährleisten könnten. Damit werden der DC:0–3R und die Forderung von Gontards (2010), elterliches Verhalten nicht weiter in die Diagnosekriterien der kindlichen Störung einzuschließen und kategoriale gegenüber dimensionalen Diagnosen zu bevorzugen, dem primär mehrdimensionalen Störungsbild und den engen Wechselwirkungen zwischen kindlichen und elterlichen Faktoren (vgl. auch von Hofacker et al. 2007; Papoušek u. Wollwerth de Chuquisengo 2006 sowie ▶ Kap. 2) nicht ausreichend gerecht.

Eine diagnostische Zuordnung des exzessiven Schreiens und der frühkindlichen Regulationsstörung nach der ICD-10 (Dilling et al. 1993) ist bisher nicht möglich. Aufgrund der ätiologischen Nähe des Störungsbildes zu frühkindlichen Anpassungs- und Reifungsprozessen sollte am ehesten eine Klassifikation als »Anpassungsstörung (F 43.2) im Sinne einer frühkindlichen Regulationsstörung mit exzessivem Schreien« erfolgen.

Zur **diagnostischen Einschätzung** werden die Eltern in einem ausführlichen Anamnesegespräch nach vorausgegangenen und aktuellen Aspekten der bestehenden Symptomatik befragt (nach von Hofacker et al. 2007):

- **Kindbezogen:** Schilderung von Schwangerschaft, Geburt, medizinischen Belastungen/ Erkrankungen, bisheriger Entwicklung, kindlichen biologischen und psychosozialen Risikofaktoren und Ressourcen, kindlichen Regulationsproblemen (Beginn, Dauer, Kontexte).
- **Interaktions- und beziehungsbezogen:** Interaktive Kontexte von Störung und Gelingen: Was haben die Eltern schon versucht? Welche Versuche waren erfolgreich, welche nicht? Welche Ursachen/Erklärungsmodelle schreiben sie dem Schreien zu, und wie interpretieren sie es? Welche bisherigen Erfahrungen mit ihrem Kind bedingen diese Zuschreibung? Wie verlief die Beziehungsgeschichte seit der Geburt des Kindes; wie erleben die Eltern ihr Kind/die Beziehung zu ihm aktuell? Welche Erwartungen haben die Eltern an ihr Kind und an seine Entwicklung? Welche Interaktionskontexte sind unbelastet, und welche Alltagsmomente genießen die Eltern mit ihrem Kind? Wie ist der alltägliche Betreuungsmodus gestaltet? Wie werden die Geschwister einbezogen?
- **Elternbezogen:** elterliches Befinden und subjektives Belastungserleben, biologische und psychosoziale Belastungen und Ressourcen.

- **Paar- und familienbezogen:** Geschichte der Paarbeziehung und Familiensituation (z. B. Qualität der Paarbeziehung, Übergang zur Elternschaft, berufliche Tätigkeit der Eltern; gegenseitige Unterstützung und soziales Netz, eigene Freiräume); beziehungsrelevante Kindheitserinnerungen (z. B. Erfahrung von sozial-emotionaler Unterstützung, Trennungs-/ Verlusterlebnisse, Traumatisierungen); Herkunftsfamilie (Ressourcen, Belastungen und Erkrankungen, transgenerationale Beziehungskonflikte). Wie wurden Stresssituationen bisher in der Familie gemeistert?

Um das Ausmaß und eine mögliche Pervasivität der Regulationssymptomatik, aber auch die Stärken des Kindes und die Ressourcen in der Eltern-Kind-Kommunikation beurteilen zu können, sollten Beobachtungen von Szenen des dyadischen oder triadischen Austauschs im Zwiegespräch oder im Spiel, beim Wickeln und Füttern, also auch außerhalb des störungsrelevanten Kontexts von kindlicher Überlastung und elterlichen Beruhigungsversuchen, erfolgen. Dazu können Ressourcen und Belastungen für Beratende und Eltern in einer Videoaufzeichnung (z. B. Zwiegespräch, Still-Face-Aufnahme, triadisches Spiel (LTP) – ▶ Kap. 10, vgl. auch Cierpka 2012, ▶ Kap. 30, 34 und 35) »sichtbar« gemacht werden und den therapeutischen Weg unterstützen. Der Einsatz von Protokollen und Tagebüchern zum Schreien/Quengeln, Schlafen und Füttern (z. B. in Papoušek et al. 2004a) sind zum Verständnis der Situation von Kind und Familie überaus hilfreich. (Eltern-)Fragebögen und Skalen (z. B. der Fragebogen zum Schreien, Füttern und Schlafen, Groß et al. 2007) können zur weiteren Annäherung an diagnostische Fragestellungen beitragen. ◘ Abb. 3.2 fasst die diagnostischen Schritte in einem diagnostischen Entscheidungsbaum zusammen.

3.6   Beratung/Therapie

Beratungs- und Therapiekonzepte für frühkindliche Regulationsstörungen orientieren sich an der Symptomtrias (▶ Kap. 1) und müssen dabei einem breiten Spektrum kindlicher Störungsbilder mit

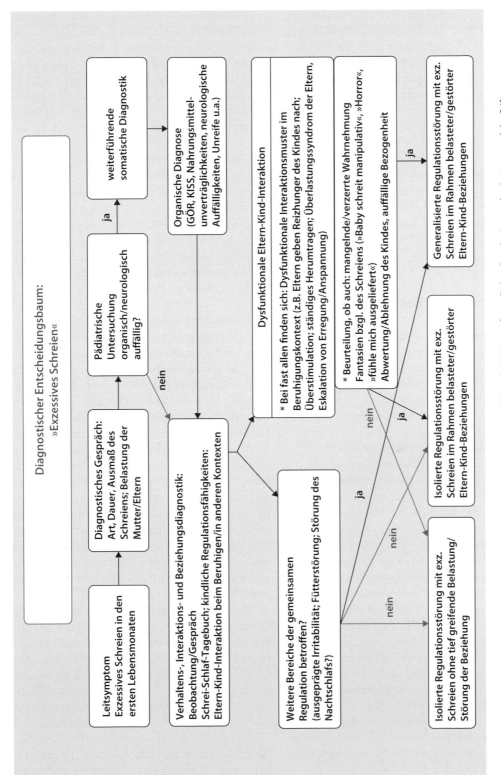

Diagnostischer Entscheidungsbaum:
»Exzessives Schreien«

Leitsymptom
Exzessives Schreien in den ersten Lebensmonaten

Diagnostisches Gespräch:
Art, Dauer, Ausmaß des Schreiens; Belastung der Mutter/Eltern

Pädiatrische Untersuchung organisch/neurologisch auffällig?

ja → **weiterführende somatische Diagnostik**

nein → **Organische Diagnose**
(GÖR, KISS, Nahrungsmittel-unverträglichkeiten, neurologische Auffälligkeiten, Unreife u.a.)

Verhaltens-, Interaktions- und Beziehungsdiagnostik:
Beobachtung/Gespräch
Schrei-Schlaf-Tagebuch; kindliche Regulationsfähigkeiten; Eltern-Kind-Interaktion beim Beruhigen/in anderen Kontexten

Dysfunktionale Eltern-Kind-Interaktion

* Bei fast allen finden sich: Dysfunktionale Interaktionsmuster im Beruhigungskontext (z.B. Eltern geben Reizhunger des Kindes nach; Überstimulation; ständiges Herumtragen; Überlastungssyndrom der Eltern, Eskalation von Erregung/Anspannung)

* Beurteilung, ob auch: mangelnde/verzerrte Wahrnehmung Fantasien bzgl. des Schreiens (»Baby schreit manipulativ«, »Horror«, »fühle mich ausgeliefert«) Abwertung/Ablehnung des Kindes, auffällige Bezogenheit

ja → **Generalisierte Regulationsstörung mit exz. Schreien im Rahmen belasteter/gestörter Eltern-Kind-Beziehungen**

Weitere Bereiche der gemeinsamen Regulation betroffen?
(ausgeprägte Irritabilität; Fütterstörung; Störung des Nachtschlafs?)

ja

nein

nein

ja

Isolierte Regulationsstörung mit exz. Schreien im Rahmen belasteter/gestörter Eltern-Kind-Beziehungen

nein → **Isolierte Regulationsstörung mit exz. Schreien ohne tief greifende Belastung/Störung der Beziehung**

Abb. 3.2 Diagnostischer Entscheidungsbaum bei exzessivem Schreien (aus Papoušek et al. 2004a; mit freundlicher Genehmigung der Autoren und der Stiftung Kindergesundheit)

3

individueller Ausprägung und unterschiedlichen organischen und psychosozialen Einflussfaktoren gerecht werden (Thiel-Bonney 2009; Thiel-Bonney et al. 2005; Wollwerth de Chuquisengo u. Papoušek 2004). Ziel ist, die kindliche Regulationsstörung möglichst rasch zu mindern oder aufzulösen, positive und entwicklungsgerechte Interaktions- und Beziehungserfahrungen zu ermöglichen und für eine Entlastung der Eltern und der Familie Sorge zu tragen. Von einer Entwicklungskrise bei ausreichenden elterlichen und kindlichen Ressourcen bis zu schweren Beeinträchtigungen von Beziehung und Bindung zwischen Eltern und Kind und psychischer Belastung der Eltern umfasst das therapeutische Spektrum vier Ebenen, die im Folgenden näher beleuchtet werden.

3.6.1 Somatische Ebene

Akute Erkrankungen wie Infekte (z. B. Mittelohrentzündungen, Harnwegsinfekte, Bronchitis), gastrointestinale Störungen, Atopie/Allergien, Verletzungen oder neuropädiatrische Erkrankungen (Savino 2007; Roberts et al. 2004) müssen ausgeschlossen bzw. mitbehandelt werden.

▪ **»Blähungen«, »Dreimonatskoliken«**
Noch immer werden Eltern exzessiv schreiender Säuglinge mit dem Hinweis auf »Blähungen« und gastrointestinale Ursachen in den ersten 3 Lebensmonaten vertröstet. Sichtbare Blähungen sind jedoch meist die Folge des vermehrten Schreiens und des Schluckens von Luft, nicht ihre Ursache (Sferra u. Heitlinger 1996). Interventionen, die den Darmgasgehalt verringern, haben keinen Einfluss auf das kindliche Schreiverhalten: Simethicon (Sab Simplex®; Lefax®) zur Reduktion von Blähungen zeigte gegenüber Placebo keinen signifikanten Effekt auf das kindliche Schreien und gilt daher in Metaanalysen und Reviews als unwirksam (Garrison u. Christakis 2000). Auch die Zugabe von Ballaststoffen zur Nahrung zeigte keinen Effekt auf das kindliche Schreiverhalten. Das exzessive Säuglingsschreien sollte demnach nicht länger auf eine primäre Störung des Darmtraktes zurückgeführt und die Bezeichnung als »Dreimonatskolik« sollte aufgegeben werden.

Kräutertee (eine Mischung aus Kamille, Eisenkraut, Fenchel und Zitronenmelisse) konnte das exzessive Schreien signifikant mindern, muss allerdings dann in einer Menge von 3-mal täglich 150 Milliliter verabreicht werden. Dies wird aufgrund der potenziellen Interferenz mit der notwendigen Menge an Milchnahrung nicht empfohlen (Garrison u. Christakis 2000; Roberts et al. 2004).

▪ **Gastroösophagealer Reflux (GÖR)**
Ein GÖR mit/ohne Refluxösophagitis kann ein exzessives Schreien sekundär (mit) bedingen. Bei Abwesenheit von häufigem Erbrechen oder Fütterschwierigkeiten ist ein pathologischer GÖR als Ursache kindlichen Schreiens jedoch unwahrscheinlich (Heine et al. 2006). Ein kausaler Zusammenhang zwischen der Schreidauer des Kindes und einem GÖR konnte nicht nachgewiesen werden.

▪ **Entzündung im Magen-Darm-Trakt**
Ein US-amerikanisches Team (Rhoads et al. 2009) ging der Frage nach, ob eine entzündliche Komponente im Gastrointestinaltrakt und Veränderungen in der Darmflora exzessiv schreiender Säuglinge maßgeblich an der Symptomatik beteiligt sein könnten. Es wurde eine Erhöhung unspezifischer Entzündungsmarker (Calprotectin) im Stuhl gefunden, die für eine bakteriell oder allergisch bedingte Entzündung in der Darmschleimhaut sprechen. Zudem gab es zwischen der klinischen und der Kontrollpopulation signifikante Unterschiede im Hinblick auf die Bakterienzusammensetzung im Darm. Diese könnten für pathophysiologische Veränderungen wie Entzündung, Blähungen und eine veränderte Darmmotilität verantwortlich sein (vgl. auch Savino et al. 2004; Pärtty et al. 2012; Sung et al. 2013).

Eine breit angelegte australische Metaanalyse (Sung et al. 2013) ging nun der Frage der Wirksamkeit des präventiven oder therapeutischen Einsatzes von Probiotika bei gestillten und nicht gestillten Kindern nach. Aus 1180 identifizierten Studien gelangten 12 Untersuchungen mit 1825 Säuglingen bis zum Alter von 3 Monaten zur Auswertung. In drei von fünf Untersuchungen gestillter Kinder mit »Kolikschreien« konnte das Verabreichen von Lactobacillus reuteri die Schreidauer am 21. Lebenstag reduzieren. Zwei aus sieben präventiv angelegten

Untersuchungen ergaben einen »möglichen Nutzen« durch den prophylaktischen Einsatz von Probiotika. Die Autoren kommen zu dem Schluss, dass die Evidenz für den Einsatz von Probiotika zur Minderung des exzessiven Schreiens derzeit noch nicht ausreichend sei und einer weiteren Klärung bedürfe.

- **Nahrungsmittelintoleranz**

Laktoseintoleranz Von einer möglichen Laktoseintoleranz ist auszugehen, wenn es aufgrund unresorbierter Kohlehydrate bei Lactasemangel zu osmotischen Durchfällen mit sauren Stühlen kommt. Nur in diesen Fällen resultierte eine laktosefreie Ernährung in einer signifikanten Abnahme des kindlichen Schreiens (Hiscock u. Jordan 2004). Für das grundsätzliche Füttern laktosefreier Nahrung oder die zusätzliche Gabe von Lactaseenzym zur Muttermilch gibt es keine Evidenz (s. Reviews: Lucassen et al. 1998; Garrison u. Christakis 2000; Leung u. Lemay 2004).

Kuhmilch-/Sojaproteinintoleranz Bei einigen exzessiv schreienden Kindern kann eine Nahrungsmittelallergie gegen Kuhmilchprotein ursächlich sein. Es finden sich dann jedoch, ähnlich wie bei einer Laktoseintoleranz, weitere organische Symptome wie z. B. Erbrechen, schleimig-blutige Durchfälle, geringe Gewichtszunahme, Zeichen einer Atopie mit ekzematösen Hautveränderungen und Bronchitiden. Auch bei gestillten Kindern kann eine Kuhmilchproteinintoleranz auftreten. Bei bestehendem Verdacht (insbesondere bei Säuglingen mit blutigen Durchfällen und unzureichender Gewichtszunahme und bei Müttern mit Zeichen einer Atopie) sollte über einen Zeitraum von zunächst einer Woche ein Versuch mit hypoallergener Ernährung unternommen werden (Roberts et al. 2004; Hill et al. 2005): Stillende Mütter halten eine Diät ein (Vermeidung von Milch und Milchprodukten, Eiern, Getreide und Nüssen, evtl. auch von Zitrusfrüchten, Soja, Fisch). Formula-Nahrung kann für kurze Zeit auf hydrolysierte (Lucassen et al. 2000) oder aminosäurebasierte Nahrung, z.B. Neocate® (Estep u. Kulczycki 2000; Savino 2007), umgestellt werden. Auch sojabasierte Nahrung kann eine positive Wirkung bei Kuhmilchallergie

zeigen (Garrison u. Christakis 2000; Leung u. Lemay 2004); allerdings sind einige Kinder nicht nur gegen Kuhmilchprotein, sondern auch gegen Sojaprotein allergisch (Hiscock u. Jordan 2004).

Nahrungsumstellungen sollten jedoch sehr sorgfältig überlegt sein: Die Ergebnisse verschiedener Studien erscheinen nicht einheitlich, und es ergibt sich insgesamt nur bei 5 bis 10 Prozent der Kinder eine Besserung der Schreisymptomatik (Ziegler et al. 2004). Zwart et al. (2007) untersuchten 104 Säuglinge, die aufgrund exzessiven Schreiens zur Abklärung medizinischer Ursachen oder zur Behandlung bei ausbleibender Besserung nach ambulanter Beratung in die Klinik eingewiesen wurden. Bei 77 Prozent dieser Kinder war eine Nahrungsumstellung erfolgt; in keinem Fall wurde eine medizinische Ursache identifiziert.

Nahrungsumstellungen können durch eine Verunsicherung von Mutter und Kind die Stilldauer verkürzen. Zudem erleben die betroffenen Mütter ihr Kind vermehrt als »krank« und allergiebelastet; Forsyth u. Canny (1991) sehen dabei die Gefahr eines »allergy child syndrome« mit erhöhter kindlicher Vulnerabilität in der Wahrnehmung der Eltern und möglichen Auswirkungen auf die psychosoziale Entwicklung des Kindes. Zudem können streng hydrolysierte Nahrungen aufgrund ihres bitteren Geschmacks eine aversive Reaktion des Säuglings zur Folge haben und somit sekundäre Fütterprobleme bedingen.

- **Funktionelle neurologische Auffälligkeiten**
In einer Stichprobe der Münchner Sprechstunde für Schreibabys (von Hofacker et al. 1999) wiesen 51 Prozent der Säuglinge leichte bis mäßige funktionelle neurologische Auffälligkeiten auf (mäßige Rumpfhypotonie bei leichter Extremitätenhypertonie/Tonusregulationsstörung, Haltungsasymmetrien, leichte zentrale Koordinationsstörungen mit Aufrichtungsmangel). In der Mehrzahl besserten sich die Auffälligkeiten spontan unter ergotherapeutischer Handlinganleitung der Eltern und kurzeitiger Physiotherapie oder Manualtherapie.

Als Ursache für das exzessive Schreien wird auch eine KISS (kopfgelenkinduzierte Symmetriestörung; bei ca. 3 bis 6 Prozent der Säuglinge) diskutiert, mit einer Blockierung oder Fehlfunktion der beiden oberen Halswirbel, hoher

Tastempfindlichkeit des Nackens, eingeschränkter Kopfbeweglichkeit/Kopfschiefhaltung, Asymmetrie der (Extremitäten-)Bewegung und vermehrtem kindlichen Überstrecken. Biedermann (2009) beschreibt bei diesen vermehrt schreienden Säuglingen nach korrekter Vordiagnostik und enger Indikationsstellung die manualtherapeutische KISS-Behandlung als in 60 Prozent der Fälle erfolgreich.

Manualtherapeutische/chiropraktische Interventionen ohne eindeutige klinische Symptomatik führten in einer Doppelblindstudie (Olafsdottir et al. 2001) gegenüber Placebo nicht zu einer Besserung der kindlichen Schreisymptomatik. Eine englische Studie (Hayden u. Mullinger 2006) konnte jedoch eine positive Wirkung der kranial-osteopathischen Behandlung im Hinblick auf die Minderung der Schreidauer und die Erhöhung der Schlafdauer bei exzessiv schreienden Babys aufzeigen. Miller u. Phillips (2009) fanden bei einer Nachbefragung der Eltern (Fragebogen) in einer Gruppe von 2- bis 3-jährigen Kindern, die aufgrund ihres exzessiven Schreiens als Säuglinge (bis 3. Lebensmonat) chiropraktisch/manualtherapeutisch behandelt worden waren, eine Minderung von trotzigen Verhaltensweisen und Schlafproblemen gegenüber einer Gruppe ehemaliger »Schreibabys« ohne manualtherapeutische Intervention. Der spezifische Effekt der Intervention blieb jedoch unklar.

In einer Studie über der Babymassage und der Erzeugung von Vibrationen des Kinderbettchens (»crib vibrator«) wurde (Huhtala et al. 2000) kein spezifischer Effekt auf die Reduktion des Schreiens zugemessen. Die Babymassage konnte jedoch in einer Gruppe von Müttern mit postpartaler Depression die Mutter-Kind-Interaktion signifikant verbessern (Onozawa et al. 2001).

Häufig wird ein vermehrtes Tragen des exzessiv schreienden Babys propagiert, um die Symptomatik zu lindern. Hunziker u. Barr (1986) fanden zunächst tatsächlich eine Minderung der Schreidauer, dies allerdings nur bei nicht exzessiv schreienden Babys. Bei »Kolikschreien« mit verlängerter Schreidauer erwies sich in einer späteren Studie das vermehrte Tragen als unwirksam (Barr et al. 1991), was als ein Hinweis auf erschwerte Regulationsprozesse beim Säugling verstanden werden kann.

3.6.2   Entwicklungsbezogene Ebene

Obwohl in der Bevölkerung die sog. Dreimonatskoliken als meist vorübergehendes Problem bekannt sind, suchen viele Eltern den Rat ihres Kinderarztes. Sie fühlen sich durch das exzessive Schreien des Kindes in hohem Maße belastet. So empfehlen Reijneveld et al. (2001), bei der Definition eines »Schreibabys« nicht nur die Schreidauer zu beachten (»Wessel-Regel«), sondern auch die elterliche Stressbelastung zu berücksichtigen.

Die an der kindlichen Entwicklung orientierte Beratung unterstützt die Eltern darin, ein besseres Verständnis der Entwicklung ihres Säuglings/Kleinkindes und seiner Signale in verschiedenen Alltagskontexten zu gewinnen und entwicklungsgerechte Antworten auf aktuelle kindliche Bedürfnisse (z. B. beim Einschlafen, Füttern) zu finden.

Ausgehend von der Annahme, dass exzessives Schreien Ausdruck einer dysregulierten Schlaf-Wach-Organisation mit kumulierendem Schlafdefizit und Überreiztheit ist, werden die Eltern anhand von zuvor über einige Tage geführten 24-Stunden-Protokollen (zu Mahlzeiten, Zeiten gelungener Interaktion, Schrei- und Unruhephasen, Schlafphasen) beraten. Möglichkeiten der Beruhigung des Kindes, dem es aufgrund seiner erhöhten Erregbarkeit und Reaktivität schwerfällt, von Umweltreizen »abzuschalten« und einzuschlafen, werden mit den Eltern besprochen (konkrete Empfehlungen s. Kasten in ▶ Abschn. 3.6.3).

Untersuchungen bestätigen die Wirksamkeit von Elternberatung und -anleitung und beschreiben eine signifikante Minderung der kindlichen Schreidauer nach Interventionen, die insbesondere auf die Strukturierung des Tagesablaufs, auf eine Reizreduktion und Vermeidung von Überstimulation und auf eine passende Unterstützung des Kindes in der Entwicklung selbstregulatorischer Fähigkeiten fokussieren (McKenzie 1991; Wollwerth de Chiquisengo u. Papoušek 2004; Garrison u. Christakis 2000). Die Regelmäßigkeit der Tagesstruktur hat als sozialer Zeitgeber einen wesentlichen Einfluss auf die innere Uhr des Kindes und seine Synchronisation des Schlaf-Wach-Verhaltens mit dem Tag-Nacht-Wechsel (Jenni et al. 2008).

In einer niederländischen Studie (van Sleuwen et al. 2006) wurden 398 gesunde, exzessiv schreiende Kinder im Alter von bis zu 3 Wochen plus 6 Tage rekrutiert. Die Eltern erhielten eine verhaltensorientierte Beratung/Intervention, die eine regelmäßige Tagesstruktur unter Reizreduktion vorgab: zeitliche Abfolgen von Schlaf, Füttern direkt nach dem Schlaf, positive spielerische Interaktion mit dem Baby und kurzes Alleinspiel, Beobachtung von Müdigkeitssignalen und zeitnahes Zubettbringen. Die Regelmäßigkeit der Tagesstruktur trägt den Temperamentsunterschieden (▶ Abschn. 3.4.4) von vermehrt schreienden Babys gegenüber ihren unauffälligen Altersgenossen Rechnung. Die Hälfte der Kinder wurde nun zusätzlich vor dem Schlafen in ein Tuch eingebunden (»gepuckt«). Nach der ersten Interventionswoche hatte sich das Schreien in beiden Gruppen um 42 Prozent reduziert. Dabei zeigte sich für Kinder unter 8 Wochen ein signifikanter zusätzlicher Profit durch das Pucken mit einer größeren Abnahme der Schreidauer über die Interventionszeit. Für die älteren Babys erbrachte das Pucken keinen zusätzlichen Gewinn. Trotz einigen positiven Einflüssen ist das Pucken neueren Studien zufolge möglicherweise mit einem erhöhten Risiko für den Plötzlichen Kindstod assoziiert, insbesondere in Verbindung mit der Bauchlage (Richardson et al. 2010; van Sleuwen et al. 2007).

3.6.3 Interaktions- und kommunikationszentrierte Ebene

Es ist von besonderer Bedeutung, dass Ärzte und Therapeuten die Eltern in ihrem hohen Leidensdruck ernst nehmen, ihnen wertschätzend begegnen und ohne Schuldzuweisung eine angemessene Hilfe anbieten. Betroffene Eltern fühlen sich durch das unstillbare Schreien ihres Kindes in hohem Maße belastet.

Eine Interaktions- und Kommunikationsanleitung zielt darauf ab, die Eltern für die Bedürfnisse ihres Kindes zu sensibilisieren. In angeleiteten »Baby-Lese-Stunden« (Barth 2000) werden sie ermutigt, feinfühlig, kontingent und entwicklungsangemessen auf die Signale des Kindes zu antworten (Cierpka 2004). Dies kann in den belasteten Alltagskontexten geschehen (beim Füttern, Beruhigen, Schlafenlegen etc.). Gleichzeitig sollten

auch unbelastete Interaktionsmomente (z. B. im Spiel) berücksichtigt werden, um Ressourcen zu erkennen und Eltern in ihrer Kompetenz zu stärken. Solche dyadischen oder triadischen Momente zwischen Mutter/Vater und Kind können während der Anamnese und Beratung, beim An- und Ausziehen, beim Wickeln und Füttern des Säuglings/Kleinkindes beobachtet werden; der Vater sollte in die Beobachtung und Beratung einbezogen sein.

Fallbeispiel 2

Die Eltern der knapp 3 Monate alten kleinen Carla klagen im Erstgespräch über ein nicht zu beruhigendes Schreien ihres Kindes, das am Nachmittag und bis in die Nacht hinein andauere. Sie tragen Carla fast den ganzen Tag über zur Beruhigung in aufrechter Position umher, schauen mit ihr aus dem Fenster oder bieten ihr immer wieder neue visuelle und akustische Reize an. Die Eltern berichten, das Mädchen habe von Beginn an mit »großen Augen und sehr wach in die Welt geschaut«; es habe scheinbar einen sehr geringen Schlafbedarf, denn es wehre sich regelrecht gegen das Einschlafen und schlafe während des Tages sehr wenig. Um Carla bei Laune zu halten, »muss sie entweder an die Brust oder ständig in Bewegung gehalten werden«. Immerzu sei ihr langweilig, und sie wirke insgesamt unzufrieden und quengelig. Am frühen Vormittag sei sie munter, lächele viel und beginne die Eltern mit kleinen Tönen auf sich aufmerksam zu machen. Später jedoch vermeide sie zunehmend den Blickkontakt. Die Eltern fragen sich, ob es Carla in ihrer Familie nicht gefällt und ob sie es als Eltern für ihre Tochter »nicht gut machen«, da Carla trotz all der Bemühung um sie so viel schreie und am Abend kaum noch zu beruhigen sei (◖ Abb. 3.3).

Therapeutische Möglichkeiten Um die Eltern in ihren Kompetenzen zu bestärken und sie gleichzeitig für die kindlichen Signale und ihre Antworten darauf zu sensibilisieren, kann das Gespräch kurz unterbrochen werden, z. B. mit den Worten: »Oh, jetzt gerade schaut Ihr Kind Sie ganz intensiv an – es wirbt richtig um Sie! Und jetzt sieht es den Papa an – es gefällt ihm, dass beide Eltern da sind. Und Sie haben es gleich bemerkt und konnten mit einem feinen Gefühl direkt auf den Blick des Kindes antworten. Sehen Sie, wie es sich jetzt darüber

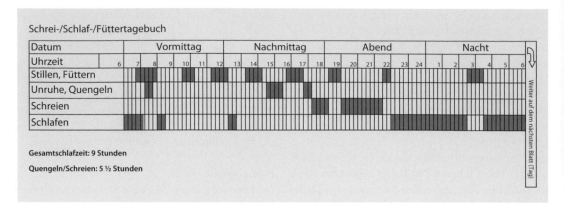

Abb. 3.3 Schlafprotokoll Carla (Erstgespräch)

freut!« Oder die Eltern werden während der Beratung direkt auf ein Signal des Kindes angesprochen, z. B.: »Ihre Tochter wurde gerade ganz unruhig. Ich habe den Eindruck, dass Sie Ihr Baby in den wenigen Monaten seit seiner Geburt schon gut kennengelernt haben – was, denken Sie, braucht es jetzt? Was will es mit seinem Quengeln wohl ausdrücken? Was würden Sie zu Hause in einer solchen Situation tun?« Und nach der Antwort der Eltern, ihrem Kind sei es wohl jetzt langweilig und sie würden es in einem solchen Moment umhertragen und ihm etwas Neues zeigen, könnte eine weitere Frage den Blickwinkel der Eltern um andere/neue Erklärungsmöglichkeiten erweitern: »Ja, Langeweile wäre eine Möglichkeit der Erklärung. Was könnte die Unruhe Ihrer Tochter evtl. noch bedeuten?« Vielleicht äußern Mutter und Vater dann: »Na ja, hungrig kann sie jetzt gerade nicht sein. Eigentlich sieht sie doch etwas müde aus – aber sie ist doch erst seit 3 Stunden wach!?« Der Therapeut könnte nach Zeichen fragen, die diese Hypothese stützen: »Ja, das ist auch ein wenig mein Eindruck – Ihr Kind wirkt tatsächlich müde. Wie zeigt Ihnen Ihre Tochter denn sonst, dass sie müde ist? Konnten Sie ihre Müdigkeitszeichen schon kennenlernen? Wie lang sind denn die Phasen, in denen sie nach einem Schlaf zufrieden und munter ist? Kann sie Ihnen schon recht deutlich zeigen, wann sie hungrig oder müde ist, wann ihr etwas weh tut oder wann sie Ihre Nähe sucht? Oder macht sie Ihnen das Erkennen und Verstehen dieser Signale noch etwas schwer? Signalisiert sie vielleicht, dass sie,

obwohl sie müde ist, lieber herumgetragen werden und sich Dinge anschauen will, anstatt sich einem Schläfchen zu überlassen? In welchen Situationen möchte sie denn gestillt werden? Hat sie dann immer Hunger, oder benötigt sie das Stillen auch als Hilfe zur Beruhigung? Wie gelingt es Ihnen denn zu Hause, Ihr Kind in den Schlaf zu begleiten, und wie könnte man ihm helfen, besser ‚abzuschalten‘?«

Als Beobachtungsaufgabe für zu Hause kann man die Eltern auffordern, darauf zu achten, wie ihr Baby erste Müdigkeitssignale zeigt, noch bevor es beginnt, heftig zu schreien: So könnten die Eltern bemerken, dass ihr Kind in der Interaktion seinen Blick abwendet, nicht mehr »erzählen« oder spielen möchte, motorisch unruhig und »fahrig« wird, zu quengeln beginnt etc. Wenn die Eltern diese Signale erkennen, können sie unter Anleitung versuchen, ihrem Kind schon bei frühen Anzeichen von Müdigkeit mit passenden Hilfen und Routinen ein Schlafangebot zu machen, welches besser gelingt, wenn der Säugling noch nicht überreizt ist und begonnen hat, unstillbar zu schreien.

Fallbeispiel 2

(Fortsetzung) In der zweiten Sitzung berichten die Eltern erfreut von häufigeren und längeren Schlafzeiten ihrer Tochter während des Tages. Zu ihrer Überraschung haben sich die abendlichen Quengel- und Schreiphasen verkürzt, und Carla beginnt ihren Nachtschlaf früher (**Abb. 3.4**). Die Eltern schildern beglückt viele schöne Momente im alltäglichen Miteinander mit ihrer kleinen Tochter.

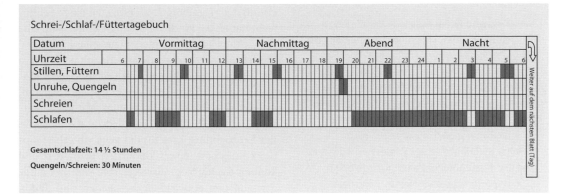

Abb. 3.4 Schlafprotokoll Carla (2. Sitzung)

Ab und zu genieße sie sogar zufrieden ein kurzes Alleinspiel auf der Decke; die Eltern müssten sie nicht mehr beständig tragen. Sie hätten wohl Carlas Müdigkeitssignale als Zeichen von Langeweile missverstanden, ihr dann neue Umgebungsreize angeboten oder sie zur Beruhigung gestillt.

Schon während der Beratung erhalten beide Eltern positive Rückmeldungen zu gerade gelingenden Interaktionen im dyadischen und triadischen Austausch. Sie erleben so eine Stärkung ihres elterlichen Selbstwertgefühls und ihrer intuitiven Fähigkeiten. Hierzu kann auch die videogestützte Arbeit mit jungen Familien (▶ Kap. 10, Papoušek 2000; Thiel-Bonney 2002; Cierpka 2012, ▶ Kap. 29) einen wichtigen Beitrag leisten.

Die entwicklungs- und interaktionsbezogene Beratung gelingt, wenn die Bezugspersonen
— über (noch) ausreichende Ressourcen und einen Zugang zu ihren intuitiven Kompetenzen verfügen,
— die kindliche Regulationsstörung
  — nicht kontextübergreifend ist,
  — maximal 3 Monate besteht und
— die Beziehung zwischen Eltern und Kind keine relevante Beeinträchtigung erfahren hat (s. auch von Hofacker et al. 2007).

Oft zeigen sich die Eltern ermutigt, wenn sie entdecken, dass sie nicht »perfekt« sein müssen, sondern als »hinreichend gute« (Winnicott 1990) Eltern im Übergang zur Elternschaft der Entwicklung einer

positiven Gegenseitigkeit vertrauen können; sie dürfen auch ihre eigenen Bedürfnisse ernst nehmen und ihrem Kind wachsende selbstregulatorische Kräfte unter ihrer Begleitung und passenden Unterstützung zutrauen. Im Rahmen dieser Beratungen gelingt eine Besserung oder Lösung der kindlichen Symptomatik meist in ca. 2 bis 4 Sitzungen.

Empfohlene Beratungsinhalte bei exzessivem Schreien (nach Zwart et al. 2007; von Hofacker et al. 2007; Papoušek et al. 2004a)

— Strukturierung des Tagesablaufs mit Routinen, regelmäßigen Schlaf-Wach-Zyklen und einer Abfolge von Schlaf – Mahlzeit – Wachphase – Schlaf; jeden Tag nach dem Aufwachen neu beginnen
— Erkennen und Verstehen(lernen) kindlicher Signale: Nähebedürfnis, Interaktionsbereitschaft, Hunger, Müdigkeit, Überreizung
— Im Umgang mit dem Säugling: am Körper Halt, Nähe und Sicherheit vermitteln; Ausnutzen aufmerksamer kindlicher Wachphasen für gemeinsamen positiven Austausch; kurze Phasen des Alleinspiels zur Unterstützung der Selbstregulation
— Passendes, entwicklungsangemessenes Antworten auf kindliche Signale und Vermeiden überstimulierender Beruhigungsstrategien (z. B. andauerndes Umhertragen, Anbieten ständiger vestibulärer, visueller und akustischer Reize); eine für

3

Kind und Eltern passende Beruhigungs-
strategie aussuchen und diese beibehalten
- »Pucken« von Kindern unter 8 Wochen bei
vermehrter motorischer Unruhe/Hyperex-
zitabilität; dabei Rückenlage beachten
- Vermeidung kindlicher Übermüdung mit
Begleitung in den Schlaf bei *ersten Müdigkeitssignalen* (meist schon nach 1 bis
1½ Stunden Wachzeit) unter Reizreduktion
- Bei Dysregulation, erhöhter Irritabilität,
Hyperreaktivität auf sensorische Reize:
Handlinganleitung, Ergotherapie, sensorische Integration
- Bei Überlastung, evtl. mit Hinweis auf Miss-
handlungsgefahr: Time-out der primären
Bezugsperson, Informieren über Gefahr
des Schüttelns; Entlastung durch Einbeziehung von Partner, Familie und Freunden;
»Verordnung« von Entspannungszeiten für
die Mutter/die Eltern
- Bei nicht mehr ausreichenden familiären
Ressourcen und Gefahr der Dekompen-
sation: z. B. Antrag auf Haushalts-/Fami-
lienhilfe (Krankenkasse/Jugendamt), evtl.
(teil-)stationäre Behandlung einleiten

3.6.4 Psychodynamisch-beziehungs-zentrierte Ebene

Die Eltern-Säuglings-/Kleinkind-Psychotherapie
(vgl. auch Cierpka 2012, ▶ Kap. 30; Cierpka u. Windaus 2007) fokussiert auf elterliche Repräsentanzen,
biografische Erfahrungen und Belastungen aus den
Herkunftsfamilien, paar- und familiensystemische
Aspekte und bezieht die psychosoziale Situation
der Familie, ihre möglicherweise eingeschränkten
Ressourcen und die Bearbeitung elterlicher Gefühle und Empfindungen (z. B. eigene Trennungs- und
Verlusterlebnisse, Misshandlungs- und Gewalterfahrungen, Traumatisierung) mit ein. Elterliche
Erinnerungen, Erfahrungen und Fantasien aus der
eigenen Biografie und ungelöste mehrgenerationa-
le Beziehungskonflikte aus den Herkunftsfamilien
können sich als »Gespenster« aus der elterlichen
Vergangenheit in die Interaktion mit dem Kind

einmischen (Fraiberg et al. 1975), zu einer Fehlinterpretation der kindlichen Signale führen und eine
entwicklungsgemäße Unterstützung des Kindes behindern. Ansatzpunkte in der Behandlung liegen in
der Veränderung der »unrealistischen«, nicht entwicklungsgerechten Sicht der Eltern auf ihr Kind,
mit der sie sein Verhalten deuten. Mit der Unterstützung des Therapeuten entdecken die Eltern in
der Beobachtung ihres Kindes neue »Interpretationen« eines bestimmtes kindlichen Verhaltens und
können eigene, biografisch gefärbte Wahrnehmungen von den entwicklungsbezogenen und alters-
gemäßen Äußerungen des »realen« Babys trennen.
Wenn der Übergang zur Elternschaft gelingt, werden Mutter und Vater für ihr Kind emotional verfügbar und »sensitiv«, stärken ihr Kompetenz- und
Selbstwertgefühl und können vorhandene eigene
und familiäre Ressourcen nutzen (vgl. Lieberman
et al. 2005; Papoušek 2011). Der Beitrag, den das
Baby selbst mit seinen Schwierigkeiten und Ressourcen zu dem klinischen Bild leistet, muss in jedem Fall in der Behandlung sensibel berücksichtigt
werden (vgl. Smart u. Hiscock 2007).

Fallbeispiel 3

Die erschöpften Eltern der 5 Monate alten Selina
berichten, ihre Tochter habe 2 Wochen nach ihrer
Geburt begonnen, »schrecklich zu schreien«, und
habe unter heftigen »Dreimonatskoliken« gelitten.
Sie habe wenig geschlafen und sei schon am frühen
Nachmittag kaum noch zu beruhigen gewesen.
Auch nach dem 3. Lebensmonat sei ihre Unruhe
nicht zurückgegangen. Selina sei meist quengelig,
beschäftige sich kaum einen Moment alleine, suche beständig den Körperkontakt und sei erst dann
»einigermaßen zufrieden«, wenn sie herumgetragen werde. Tagsüber lasse sie sich häufig gar nicht
erst zum Schlafen bewegen oder wache aus einem
kurzen Schläfchen müde und unzufrieden auf.
Auch nachts erwache sie mehrfach; bei längerem
Schreien trügen sie Selina so lange umher, bis sie
sich wieder beruhigt habe. Selina lasse die Mutter
»gar nicht mehr in Ruhe«, und ihr »forderndes, zeitweise aggressives Schreiverhalten« sei besonders
schwer zu verkraften, da Selinas 5 Jahre alter, eher
ruhiger Bruder Felix »schließlich auch noch Ansprü-
che« habe. Wenn Selina anhaltend »mal verzweifelt, mal wütend« schreie, ertrage die Mutter die

Situation nicht mehr. Sie gerate dann selbst in eine solch erschöpfte Anspannung, dass sie das Zimmer verlassen müsse, um sich »erst einmal selbst zu beruhigen«, was ihr jedoch immer weniger gelinge. Vor einigen Tagen sei sie plötzlich mit einem Kissen vor ihrer Tochter gestanden und habe den Impuls verspürt, ihr Schreien damit zu ersticken. Diese Situation habe sie zutiefst erschreckt.

Der sehr um seine Frau und seine Kinder bemühte Vater schildert seine Sorge um die Familie und seine hohe berufliche Belastung. Zusätzlich erschwert sei die Situation durch massive Konflikte mit den Großeltern mütterlicherseits, die mit der Familie im Elternhaus wohnen. Die Mutter beschreibt den Umgang der eigenen Eltern mit ihr als überaus entwertend und verletzend: »Nie mache ich etwas gut genug! Jetzt benutzen sie auch noch meine Kinder, um sich gegen mich zu wenden!« Felix gerate zunehmend in Loyalitätskonflikte, vor denen sie ihn durch die räumliche Nähe zu den Großeltern nicht schützen könne – »dabei bin ich doch seine Mutter!« Inzwischen mache sie sich Sorgen um ihren Sohn, der seit Kurzem ein immer wieder unvermittelt auftretendes ängstliches Verhalten zeige. Sie (die Eltern) hätten schon oft über einen Auszug aus dem Elternhaus nachgedacht, diesen Schritt jedoch nicht wirklich vollziehen können.

Die Familie mobilisierte zunächst Hilfen für den Alltag der Mutter. Nachdem es ihr gelungen war, die Beziehung zu Selina durch Momente ungeteilter Aufmerksamkeit und Nähe zu verbessern und Selinas Selbstregulation – z. B. durch das Einführen von Routinen und passenden Einschlafhilfen unter Beachtung früher Müdigkeitssignale – zu stärken, konsolidierte sich Selinas Schlaf. Schreien und Quengeln ließen nach, die Stimmung in der Familie erschien deutlich entspannter. In mehreren psychodynamisch und familientherapeutisch orientierten Gesprächen wurde gleichzeitig das Ausmaß der familiären Belastung deutlich: Die Mutter hatte im Alter von 15 Jahren einen schweren sexuellen Übergriff erlitten. Der Täter, ein Bekannter ihrer Eltern, war inzwischen aus der Haft entlassen worden und lebte wieder im Ort. Das Schreien des Kindes hatte in der Mutter immer wieder »Erinnerungen an diese schreckliche Zeit« heraufbeschworen, in der sie keinerlei emotionale Unterstützung ihrer Eltern erfahren und zwischen Gefühlen von Verlet-

zung, Verzweiflung und Wut geschwankt hatte. Sie hatte in ihrer Tochter sich selbst als das nach Hilfe rufende Mädchen gesehen, das von den Eltern nicht gehört worden war, keinen Schutz erhalten und keine Linderung ihrer Not erfahren hatte. Zudem schien ihre Tochter »in aggressiver Weise nicht von mir zu lassen«, obwohl sie überaus erschöpft war. Unter Aufbietung all ihrer Kräfte hatte die Mutter versucht, Tag und Nacht für ihr Baby da zu sein, sich jedoch überfordert gefühlt. Für Selina hatte sie nicht wirklich emotional präsent sein können. Mit ihrer eigenen Bedürftigkeit konfrontiert, hatte sich die Mutter mit all den Anforderungen des Alltags und im Konflikt mit ihren Eltern auf sich allein gestellt erlebt – Selina jedoch sollte sich auf keinen Fall alleingelassen fühlen.

In einem starken Ambivalenzkonflikt zwischen dem Wunsch nach Nähe, Fürsorge und Geborgenheit bzw. nach Distanzierung von ihrer Herkunftsfamilie hatte die Mutter (wütend) versucht, sich nach den Wünschen und Lebensvorstellungen ihrer Eltern zu richten und »es ihnen recht zu machen«. Die beiderseitige Enttäuschung über das Misslingen hatte mehrfach zu wochenlangem, hoch angespanntem »Anschweigen« im Haus geführt, unterbrochen von Angriffen der Großmutter gegenüber der Tochter und deren Mann, was auch den kleinen Sohn stark belastete.

Im weiteren Verlauf der Behandlung berichteten die Eltern schließlich von einem Gespräch mit Selinas Großeltern: Die Mutter hatte ihren Eltern in der stützenden Anwesenheit ihres Mannes mitgeteilt, wie es ihr nach der schlimmen Gewalterfahrung ergangen war und welche Hilfe sie von ihren Eltern benötigt hätte. Nach diesem Gespräch habe ihr Vater geweint und sie umarmt. Eine solche Reaktion habe sie sich seit dem erlittenen Trauma in ihrem 16. Lebensjahr »ersehnt«; ihr Vater habe sich seither jedoch vollständig von ihr zurückgezogen und sie nie mehr in den Arm genommen – so, als sei sie nach dem erlittenen Trauma nicht mehr liebenswert. Die Mitteilung an die Großeltern, dass die Familie sich nun eine eigene Wohnung in einem anderen Ort suchen würde, habe zu einer »gespenstischen, aber einigermaßen freundlichen Ruhe im Haus« geführt. Die von den Eltern befürchtete konflikthafte Eskalation zwischen den Generationen blieb aus; die Eltern vermuteten, ihre ruhige

Entschiedenheit und gegenseitige Unterstützung habe wohl dazu beigetragen. Die Mutter äußerte ihren Stolz auf sich als Frau, der es nach dem Trauma in ihrer Jugendzeit gelungen war, eigene Kräfte zu entwickeln, gut für sich zu sorgen und eine »so wunderbare Familie« zu gründen. Sie hatte sich schon mit 15 Jahren alleine um eine für sie hilfreiche psychotherapeutische Behandlung gekümmert und wollte jetzt nochmals einige begleitende therapeutische Gespräche für sich in Anspruch nehmen.

Selina wurde uns im Alter von 14 Monaten nochmals von der Mutter vorgestellt. Dabei wurden beginnende Grenzsetzungskonflikte thematisiert, in denen die Mutter nicht immer adäquat reagieren konnte. Wieder war ihre Sorge präsent, die Tochter in ihrem Trotzverhalten und »ihrer Verzweiflung« alleinzulassen und ihr nicht genügend »Trost zu spenden«. Es gelang ihr jedoch rasch, erneut eine Verbindung zu ihren biografischen Vorerfahrungen herzustellen und Selina in ihrem Ärger und ihren Abgrenzungs- und Autonomiewünschen passend und entwicklungsgerecht zu sehen und zu begleiten. Sie konnte ihrer Tochter auch die Bewältigung von kleinen Frustrationsmomenten zutrauen und ihr bei der Regulation ihrer Affekte hilfreich zur Seite stehen.

Der psychotherapeutische Zugang zu dysfunktionalen Interaktions- und Beziehungsmustern kann entwicklungspsychologisch fundiert über verschiedene Wege erfolgen (Übersicht in Stern 1998; Lieberman et al. 2000; Cierpka 2012, ▶ Kap. 29–31), die sich in ihrer nachgewiesenen Wirksamkeit in Bezug auf kindliche Verhaltensprobleme, die psychische Verfassung der Mutter und die Beziehungsentwicklung nicht grundsätzlich unterscheiden (Robert-Tissot et al. 1996; Cohen et al. 1999). Beratung und Psychotherapie sind dabei nicht als grundsätzlich voneinander getrennte Verfahren zu sehen: Auch in der Beratung werden beziehungsorientierte und psychodynamische Aspekte berücksichtigt. Umgekehrt sind entwicklungs- und interaktionsbezogene Aspekte wichtige Bestandteile der Eltern-Säuglings-/Kleinkind-Psychotherapie.

Eine Eltern-Säuglings-/Kleinkind-Psychotherapie bei exzessivem Schreien ist indiziert (◨ Abb. 3.5

und von Hofacker et al. 2007), wenn das Schreiproblem

- über 3 Monate hinaus persistiert und sich nach entwicklungsorientierter Beratung keine wesentliche Besserung der kindlichen Symptomatik zeigt,
- pervasiv auf andere Interaktionskontexte übergreift (z. B. Fehlen positiver Interaktionsmomente, Entstehen von Fütterproblemen),
- mit dysfunktionalen, maladaptiven Interaktionsmustern und Vernachlässigungs- und Misshandlungsgefährdung einhergeht und sich deutliche Belastungen/Störungen in den Eltern-Kind-Beziehungen zeigen (z. B. Beobachtung eines feindseligen, aggressiven Umgangs, verzerrter Wahrnehmung des kindlichen Bedürfnisses mit Schuldzuschreibung; bei eingeschränktem emotionalem Zugang zum Kind unter postpartaler Depression).

Finden sich organische und/oder psychische/psychiatrische Erkrankungen der Eltern – z. B. schweres Überlastungssyndrom, (postpartale) Depression, Angststörungen, Psychose – oder schwerwiegende Paarkonflikte, sollten die Mütter/Väter in eine individuelle, z. B. psychotherapeutische/psychiatrische Behandlung oder in eine Paarberatung/-therapie vermittelt werden.

Bei schwerer Beeinträchtigung des elterlichen Verhaltensrepertoires im Umgang mit dem Kind und ausgeprägter Interaktions- und Beziehungsstörung, bei ausgeprägten kindlichen organischen/konstitutionellen Belastungen (z. B. bei Frühgeburtlichkeit, organischer Erkrankung, schwerer Gedeihproblematik) und bei unmittelbarer Bedrohung des Kindeswohls, etwa bei schwerer mütterlicher Psychopathologie, ist die Indikation für eine teilstationäre oder stationäre Mutter-/Eltern-Kind-Behandlung gegeben.

Fazit

Das exzessive Schreien sollte aufgrund seiner Persistenz und Pervasivität, als möglicher Ausdruck oder als Folge belasteter Eltern-Kind-Beziehungen und bei Gefährdung der weiteren, insbesondere der sozial-emotionalen Entwicklung des Kindes keineswegs bagatellisiert werden. Die verfügbaren wissenschaftlich überprüften Diagnose- und Be-

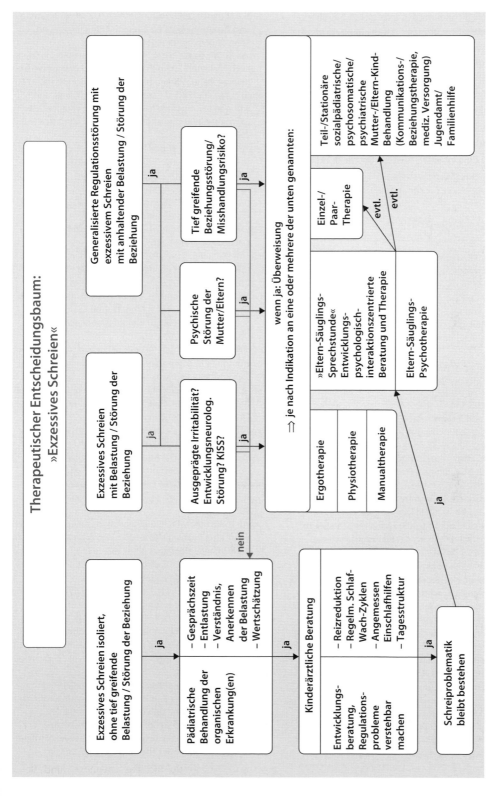

■ **Abb. 3.5** Entscheidungsbaum zum therapeutischen Vorgehen (aus Papoušek et al. 2004a; mit freundlicher Genehmigung der Autoren und der Stiftung Kindergesundheit)

handlungsmöglichkeiten des exzessiven Säuglingsschreiens geben Beratern die Möglichkeit, primär-/
sekundärpräventiv oder therapeutisch zu inter-
venieren. Indem die ersten Ansprechpartner der
Eltern (meist die Kinderärzte und -ärztinnen) die
Sorgen und Belastungen der Eltern ernst nehmen,
selbst ein Beratungsangebot machen oder die Familien beim Erkennen von Gefährdungen an eine
Spezialambulanz weiterverweisen, können sie die
Weichen für eine positive weitere Entwicklung des
Kindes und seiner Familie stellen.

Literatur

Akman I, Kuscu K, Ozdemir N et al (2006) Mother's postpartum psychological adjustment and infantile colic. Arch
Dis Child 91(5): 417–419

Barr RG (1998) Colic and crying syndromes in infants. Pediatrics 102 (5 Suppl E): 1282–1286

Barr RG, Mc Mullan SJ, Spiess H et al (1991) Carrying as colic
»therapy«: a randomised controlled trial. Pediatrics 87:
623–630

Barr RG, Young SN, Wright JH et al (1999) Differential calming
responses to sucrose taste in crying infants with and
without colic. Pediatrics 103(5):1–9

Barr RG, Trent RB, Cross J (2006) Age-related incidence curve
of hospitalized shaken baby syndrome cases: conver-
gent evidence for crying as a trigger to shaking. Child
Abuse Negl 30(1): 7–16

Barth R (2000) »Baby-Lese-Stunden« für Eltern mit exzessiv
schreienden Säuglingen. Prax Kinderpsychol Kinderpsychiat 49: 537–549

Bates JE, Freeland CA, Lounsbury ML (1979) Measurement of
infant difficultness. Child Dev 50: 794–803

Bensel J, Haug-Schnabel G (2003) Exzessives Schreien. In:
Keller H (Hrsg) Handbuch der Kleinkindforschung.
Huber, Bern, S 1195–1242

Biedermann H (2009) Kopfgelenk-induzierte Symmetrie-
Störung beim Neugeborenen. European Workgroup for
Manual Medicine. ► http://www.manmed.de/seiten/
themen/manual/kinder/kiss-syndrom/kisskinder.html.
Zugegriffen: 4. März 2011

Brown M, Heine RG, Jordan B (2009) Health and well-being
in school-age children following persistent crying in
infancy. J Paediatr Child Health 45: 254–262

Canivet CA, Östergren PO, Rosen AS et al (2005) Infantile
colic and the role of trait anxiety during pregnancy in
relation to psychosocial and socioeconomic factors.
Scand J Public Health 33(1): 26–34

Cierpka M (Hrsg) (2004) Elternkurs »Das Baby verstehen«
(Manual nur in Kombination mit Training erhältlich, vgl.
► http://www.focus-familie.de)

Cierpka M (Hrsg) (2012) Frühe Kindheit 0–3 Jahre. Beratung
und Psychotherapie für Eltern mit Säuglingen und
Kleinkindern. Springer, Heidelberg

Cierpka M, Windaus E (Hrsg) (2007) Psychoanalytische Säuglings-Kleinkind-Eltern-Psychotherapie. Konzepte – Leitlinien – Manual. Brandes & Apsel, Frankfurt/Main

Cohen NJ, Muir E, Parker CJ et al (1999) Watch, wait, and
wonder: testing the effectiveness of a new approach
to mother-infant psychotherapy. Infant Ment Health J
20(4): 429–451

Desantis A, Coster W, Bigsby R et al (2004) Colic and fussing
in infancy, and sensory processing at 3 to 8 years of age.
Infant Ment Health J 25(6): 522–539

Dilling H, Mombour W, Schmidt MH (Hrsg) (1993) Internationale Klassifikation psychischer Störungen ICD-10.
Weltgesundheitsorganisation. Huber, Bern

Ellett ML, Swenson M (2005) Living with a colicky infant.
Gastroenterol Nurs 28(1): 19–25

Ellett ML, Schuff E, Davis JB (2005) Parental perceptions of
the lasting effects of infant colic. MCN Am J Matern
Child Nurs 2: 127–132

Esser G, Fischer S, Wyschkon A et al (2007). Vorboten hyper-
kinetischer Störungen – Früherkennung bereits im
Säuglingsalter möglich? Z Kinder Jugendpsychiatr
Psychother 35(3): 179–188

Estep DC, Kulczycki A (2000). Colic in breast-milk-fed infants:
treatment by temporary substitution of neocate infant
formula. Acta Pediatr 89(7): 795–802A

Fivaz-Depeursinge E (2009) Trianguläre Kommunikation von
Babys in »Zwei-für-einen«- versus »Zwei-gegen-einen«-
Dreiecken. Familiendynamik 34(2): 136–145

Fivaz-Depeursinge E, Corboz-Warnery A (2001) Das primäre
Dreieck. Carl Auer, Heidelberg

Fonagy P, Target M (1997) Attachment and feflective function. Dev Psychopathol 9: 679–700

Fonagy P, Target, M (2002) Early intervention and the
development of self-regulation. Psychoanalytic Inq 22:
307–335

Forsyth BWC, Canny PF (1991) Perceptions of vulnerability 3½
years after problems of feeding and crying behaviour in
early infancy. Pediatrics 88(4): 757–763

Fraiberg S, Adelson E, Shapiro V (1975) Ghosts in the nursery.
J Am Acad Child Psychiatry 14: 387–422

Freedman SB, Al-Harthy N, Thull-Freeman J (2009) The crying
infant: diagnostic testing and frequency of serious
underlying diseases. Pediatrics 123(3): 841–848

Garrison MM, Christakis DY (2000) Early childhood: colic,
child development, and poisoning prevention. A systematic review of treatments for infant colic. Pediatrics
106: 184–190

Groß S, Reck C, Thiel-Bonney C, Cierpka M (2007) Fragebogen zum Schreien, Füttern und Schlafen. Unveröffentlichtes Manuskript, Universitätsklinikum Heidelberg

Hayden C, Mullinger B (2006) A preliminary assessment of
the impact of cranial osteopathy for the relief of infantile colic. Complement Ther Clin Pract 12(2): 83–90

Heine RG, Jordan B, Lubitz L et al (2006) Clinical predictors of pathological gastro-oesophageal reflux in infants with persistant distress. J Pediatr Child Health 42: 134–139

Hill DJ, Roy N, Heine RG et al (2005) Effect of a low-allergen maternal diet on colic among breastfed infants: a randomised, controlled trial. Pediatrics 116: 709–715

Hiscock H, Jordan B (2004) Problem crying in infancy. MJA 181(9): 507–512

Huhtala V, Lehtonen L, Heinonen R, Korvenranta H (2000) Infant massage compared with crib vibrator in the treatment of colicky infants. Pediatrics 105(6): E84

Hunziker UA, Barr RG (1986) Increased carrying reduces infant crying: a randomized controlled trial. Pediatrics 77(5): 641–648

Jenni OG (2009). Säuglingsschreien und Schlaf-Wach-Organisation. Monatsschr Kinderheilkd 157: 551–557

Jenni OG, Benz C, Largo RH (2008) Schlafstörungen in den ersten Lebensjahren. In: Borke J, Eickhorst A (Hrsg) Systemische Entwicklungsberatung in der frühen Kindheit. Facultas, Wien

Kinsella MT, Monk C (2009) Impact of maternal stress depression and anxiety on fetal neurobehavioural development. Clinical Obstetrics and Gynecology 52(3): 425–440

Kirjavainen J, Kirjavainen T, Huhtala V, Lehtonen L, Korvenranta H, Kero P (2001) Infants with colic have a normal sleep structure at 2 and 7 months of age. J Pediatr 138 (2): 218–223

Kirjavainen J, Lehtonen L, Kirjavainen T, Kero P (2004) Sleep of excessively crying infants: a 24-hour ambulatory sleep polygraphy study. Pediatrics 114(3): 592–600

Largo RH, Benz-Castellano C (2004) Die ganz normalen Krisen – Fit und Misfit im Kleinkindalter. In: Papoušek M, Schieche M, Wurmser, H (Hg.). Regulationsstörungen der frühen Kindheit. Hans Huber, Bern, S 17–30

Laucht M, Schmidt MH, Esser G (2004) Frühkindliche Regulationsprobleme: Vorläufer von Verhaltensauffälligkeiten des späteren Kindesalters? In: Papoušek M, Schieche M, Wurmser H (Hrsg) Regulationsstörungen der frühen Kindheit. Huber, Bern, S 339–356

Lee C, Barr RG, Catherine N, Wicks A (2007) Age-related incidence of publicly reported shaken baby syndrome cases: is crying a trigger for shaking? J Dev Behav Pediatr 28(4): 288–293

Leung AKC, Lemay JF (2004) Infantile colic: a review. JRSH 124(4): 162–166

Levitzky S, Cooper R (2000) Infant colic syndrome – maternal fantasies of aggression and infanticide. Clin Pediatr (Phila) 39(7): 395–400

Lieberman AF, Silverman R, Pawl JH (2000) Infant-parent psychotherapy: core concepts and current approaches. In: Zeanah CH (Hrsg) Handbook of infant mental health, 2. Aufl. Guilford Press, New York, S 472–484

Lieberman AF, Padrón E, van Horn P et al (2005) Angels in the nursery: intergenerational transmission of benevolent parental influences. Infant Ment Health J 26: 504–520

Lucassen PL, Assendelft WJJ, Gubbels JW et al (1998) Effectiveness of treatments for infantile colic: systematic review. BMJ 316: 1563–1569

Lucassen PL, Assendelft WJ, Gubbels JW et al (2000) Infantile colic: crying time reduction with a whey hydrolysate: a double-blind, randomized, placebo-controlled trial. Pediatrics 106(6): 1349–1354A

Lucassen PL, Assendelft WJ, van Eijk JT et al (2001) Systematic review of the occurrence of infantile colic in the community. Arch Dis Child 84(5): 398–403

McKenzie S (1991) Troublesome crying in infants: effect of advice to reduce stimulation. Arch Dis Child 66: 1416–1420

Miller JE, Phillips HL (2009) Long-term effects of infant colic: a survey comparison of chiropractic treatment and nontreatment groups. J Manipulative Physiol Ther 32(8): 635–638

Olafsdottir E, Forshei S, Fluge G et al (2001) Randomised controlled trial of infantile colic treated with chiropractic spinal manipulation. Arch Dis Child 84:138–141

Onozawa K, Glover V, Adams D et al (2001) Infant massage improves mother-infant interaction for mothers with postnatal depression. J Affect Disord 63: 201–207

Pärtty AK, Kalliomäki M, Endo A, Salminen S, Isolauri E (2012) Compositional development of Bifidobacterium and Lactobacillus microbiotica is linked with crying and fussing in early infancy. PLoS One 7(3): e32495

Papoušek M (1999) Regulationsstörungen der frühen Kindheit: Entstehungsbedingungen im Kontext der Eltern-Kind-Beziehungen. In: Oerter R, von Hagen C, Röper G, Noam G (Hrsg) Klinische Entwicklungspsychologie. Beltz/PVU, Weinheim, S 148–169

Papoušek M (2000) Einsatz von Video in der Eltern-Säuglingsberatung und -psychotherapie. Prax Kinderpsychol Kinderpsychiat 49: 611–627

Papoušek M (2004) Regulationsstörungen der frühen Kindheit: Klinische Evidenz für ein neues diagnostisches Konzept. In: Papoušek M, Schieche M, Wurmser H (Hrsg) Regulationsstörungen der frühen Kindheit. Frühe Risiken und Hilfen im Entwicklungskontext der Eltern-Kind-Beziehungen. Huber, Bern, S 77–110

Papoušek M (2009) Persistierendes Schreien. Schreiprobleme im Entwicklungskontext von Eltern-Kind-Kommunikation und -Beziehung. Monatsschr Kinderheilkd 157: 558–566

Papoušek M (2011) Resilience, strengths, and regulatory capacities: hidden resources in developmental disorders of infant mental health. Infant Ment Health J 32(1): 29–46

Papoušek M, von Hofacker N (1998) Persistent crying in early infancy: a non-trivial condition of risk for the developing mother-infant relationship. Child Care Health Dev 24: 395–424

Papoušek M, Wollwerth de Chuquisengo R (2006) Integrative kommunikationszentrierte Eltern-Kleinkind-Psychotherapie bei frühkindlichen Regulationsstörungen. Prax Kinderpsychol Kinderpsychiatr 55: 235–254

Papoušek M, Rothenburg S, Cierpka M, von Hofacker N (2004a) Regulationsstörungen der frühen Kindheit. CD-basierte interaktive Fortbildung für Kinderärzte. ► http://www.kindergesundheit.de. Zugegriffen: 3. Mai 2011

Papoušek M, Schieche M, Wurmser H (Hrsg) (2004b) Regulationsstörungen der frühen Kindheit. Frühe Risiken und Hilfen im Entwicklungskontext der Eltern-Kind-Beziehungen. Huber, Bern

Räihä H, Lehtonen L, Korventranta H (1995) Family context of infantile colic. Infant Ment Health J 16(3): 206–217

Räihä H, Lehtonen L, Korhonen T, Korventranta H (1996) Family life 1 year after infantile colic. Arch Pediatr Adolesc Med 150(10): 1032–1036

Räihä H, Lehtonen L, Korhonen T, Korventrant, H (1997) Family functioning 3 years after infantile colic. J Dev Behav Pediatr 18(5): 290–294

Räihä H, Lehtonen L, Huhtala V, Saleva K, Korvenranta H (2002) Excessively crying infant in the family: mother-infant, father-infant and mother-father interaction. Child Care Health Dev 28(5): 419–429

Rao MR, Brenner RA, Schistermann EF et al (2004) Long term cognitive development in children with prolonged crying. Arch Dis Child 89: 989–992

Rautava P, Lehtonen L, Helenius H, Sillanpaa M (1995) Infantile colic: child and family three years later. Pediatrics 96(1 Pt 1): 43–47

Reijneveld SA, Brugman E., Hirasing RA (2001) Excessive infant crying: the impact of varying definitions. Pediatrics 108: 893–897

Reijneveld SA, van der Wal MF, Brugman E et al (2004) Infant crying and abuse. Lancet 364: 1340–1342

Reijneveld SA, Lanting CI, Crone MR, von Wouwe JP (2005) Exposure to tobacco smoke and infant crying. Acta Paediatr 94(2): 217–221

Rhoads JM et al (2009) Alterded microflora and increased fecal calprotectin in infants with colic. J Pediatr 155: 823–828

Richardson HL, Walker AM, Horne SC (2010) Influence of swaddling experience on spontaneous arousal patterns and autonomic control in sleeping infants. J Pediatr 157(1): 85–91

Roberts DM, Ostapchuk M, O'Brian JG (2004) Infantile colic. Am Fam Physician 70(4): 735–739

Robert-Tissot C, Cramer B, Stern D, Serpa SR et al (1996) Outcome evaluation in brief mother-infant psychotherapies: Report on 75 cases. Infant Ment Health J 17(2): 97–114

Savino F (2007) Focus on infantile colic. Acta Paediatr 96: 1259–1264

Savino F, Cresi F, Pautasso S et al (2004) Intestinal microflora in breastfed colicky and noncolicky infants. Acta Paediatr 93(6): 825–829

Schieche M, Rupprecht C, Papoušek M (2004) Schlafstörungen: Aktuelle Ergebnisse und klinische Erfahrungen. In: Papoušek M, Schieche M, Wurmser H (Hrsg)

Regulationsstörungen der frühen Kindheit. Huber, Bern, S 145–170

Sferra TJ, Heitlinger LA (1996) Gastrointestinal gas formation and infantile colic. Pediatr Clin North Am 43(2): 489–510

Shenassa ED, Brown MJ (2004) Maternal smoking and infantile gastrointestinal dysregulation: the case of colic. Pediatrics 114: 497–505

Smart J, Hiscock H (2007) Early infant crying and sleeping problems: a pilot study of impact on parental well-being and parent-endorse strategies for management. J Paediatr Child Health 43: 284–290

Sondergaard C, Skajaa E, Henriksen TB (2000) Fetal growth and infantile colic. Arch Dis Child Fetal Neonatal Ed (83): 44–47

Sondergaard C, Henriksen TB, Obel C, Wisborg K (2001) Smoking during pregnancy and infantile colic. Pediatrics 108(2): 342–346

Sondergaard C, Olsen J, Friis-Hasche E et al (2003) Psychosocial distress during pregnancy and the risk of infantile colic: a follow-up study. Acta Paediatr 92: 811–816

Stern DN (1985) Die Lebenserfahrung des Säuglings. Klett-Cotta, Stuttgart

Stern DN (1998) Die Mutterschaftskonstellation. Klett-Cotta, Stuttgart

Stifter CA, Bono MA (1998) The effect of infant colic on maternal self-perceptions and mother-infant attachment. Child Care Health Dev 24: 339–351

St. James-Roberts I, Conroy S, Wilsher K (1998) Links between maternal care and persistent infant crying in the early months. Child Care Health Dev 24(5): 353–376

St. James-Roberts I, Conroy S (2005) Do pregnancy and childbirth adversities predict infant crying and colic? Findings and recommendations. Neurosc Biobehav Rev 29: 313–320

Stroud LR, Paster RL, Goodwin MS et al (2009) Maternal smoking during pregnancy and neonatal behaviour: a large-scale community study. Pediatrics 123: 842–848

Sung V, Collett S, de Gooyer T et al (2013) Probiotics and excessive infant crying. JAMA Pediatrics 167(12): 1150–1157

Talvik I, Alexander RC, Talvik T (2008) Shaken baby syndrome and a baby's cry. Acta Paediatr 97(6): 782–785

Thiel-Bonney C (2002) Beratung von Eltern mit Säuglingen und Kleinkindern. Videogestützte Verhaltensbeobachtung und Videomikroanalyse als Interventionsmöglichkeit. Psychotherapeut 47: 381–384

Thiel-Bonney C (2006) Deskriptive Daten aus dem Elternfragebogen der interdisziplinären Spezialambulanz für Eltern mit Säuglingen und Kleinkindern. Institut für Psychosomatische Kooperationsforschung und Familientherapie, Universitätsklinikum Heidelberg (unveröffentlicht)

Thiel-Bonney C (2009) Frühkindliche Regulationsstörungen. Interventions- und Behandlungsmöglichkeiten am Beispiel des exzessiven Schreiens. Monatsschr Kinderheilkd 157: 580–586

Thiel-Bonney C, Cierpka M (2004) Die Geburt als Belastungserfahrung bei Eltern von Säuglingen mit Selbstregulationsstörungen. Prax Kinderpsychol Kinderpsychiatr 53: 601–622

Thiel-Bonney C, Cierpka M, Cierpka A (2005) Präventives Beratungsmodell für Familien mit Säuglingen und Kleinkindern. In: Cierpka M (Hrsg) Möglichkeiten der Gewaltprävention. Vandenhoeck & Ruprecht, Göttingen, S 110–138

van den Berg MP, van der Ende J, Crijen AM et al (2009) Paternal depressive symptoms during pregnancy are related to excessive infant crying. Pediatrics 124: 96–103

van der Wal MF, van Eijsden M, Bonsel GJ (2007) Stress and emotional problems during pregnancy and excessive infant crying. J Dev Behav Pediatr 28: 431–437

van Sleuwen BE, Engelberts AC, Boere-Boonekamp MM et al (2007) Swaddling: a systematik review. Pediatrics 120(4): 1097–1106

van Sleuwen BE, L'Hoir MP, Engelberts AC et al (2006) Comparison of behaviour modification with and without swaddling as interventions for excessive crying. J Pediatr 149: 512–517

Vik T, Grote V, Escribano J et al (2009) Infantile colic, prolonged crying and maternal postnatal depression. Acta Paediatr 98(8): 1344–1348

von Gontard A (2010) Säuglings- und Kleinkindpsychiatrie. Ein Lehrbuch. Kohlhammer, Stuttgart

von Hofacker N Jacubeit T Malinowski M Papousek M (1996) Diagnostik von Beeinträchtigungen der Mutter-Kind-Beziehung bei frühkindlichen Störungen der Verhaltensregulation. Kindheit und Entwicklung 5: 160–167

von Hofacker N, Lehmkuhl U, Resch F et al (2007) Regulationsstörungen im Säuglings- und Kleinkindalter. In: Deutsche Gesellschaft für Kinder- und Jugendpsychiatrie und -psychotherapie (Hrsg) Leitlinien zur Diagnostik und Therapie von psychischen Störungen im Säuglings-, Kindes- und Jugendalter. AWMF Online: ▶ http://www.uni-duesseldorf.de/AWMF/ll/028-028. htm. Zugegriffen: 5. Juni 2011

von Kries R (2006) Exzessives Schreien bei jungen Säuglingen: Definitionen, Häufigkeiten, Risikofaktoren, natürlicher Verlauf, Prognose. Kinderarztl Prax 77: 84–88

von Kries R, Kalies H, Papousek M (2006) Excessive crying beyond 3 months may herald other features of multiple regulatory problems. Arch Pediatr Adolesc Med 160: 508–511

Wake M, Morton-Allen E, Poulakis Z et al (2006) Prevalence, stability, and outcomes of cry-fuss and sleep problems in the first 2 years of life: prospective community-based study. Pediatrics 117: 836–842

Wessel MA, Cobb JC, Jackson, EB et al (1954) Paroxysmal fussing in infancy, sometimes called »colic«. Pediatrics 14: 421–435

White BP, Gunnar MR, Larson MC et al (2000) Behavioral and physiological responsivity, sleep, and patterns of daily cortisol production in infants with and without colic. Child Dev 71 (4): 862–877

Wiefel A, Titze K, Kuntze L et al (2007) Diagnostik und Klassifikation von Verhaltensauffälligkeiten bei Säuglingen

und Kleinkindern von 0–5 Jahren. Prax Kinderpsychol Kinderpsychiatr 56: 59–81

Winnicott DW (1990) Das Baby und seine Mutter. Klett-Cotta, Stuttgart

Wolke D, Rizzo P, Woods S (2002) Persistent infant crying and hyperactivity problems in middle childhood. Pediatrics 109(6): 1054–1060

Wolke D, Schmid G, Schreier A, Meyer R (2009) Crying and feeding problems in infancy and cognitive outcome in preschool children born at risk: a prospective population study. J Dev Behav Pediatr 30(3): 226–238

Wollwerth de Chuquisengo R, Papoušek M (2004) Das Münchner Konzept einer kommunikationszentrierten Eltern-Säuglings-/Kleinkind-Beratung und -Psychotherapie. In: Papoušek M, Schieche M, Wurmser H (Hrsg) Regulationsstörungen der frühen Kindheit. Huber, Bern, S 281–309

Wurmser H (2007) Einfluss der pränatalen Stressbelastung der Mutter auf die kindliche Verhaltensregulation im ersten Lebensjahr. In: Brisch KH, Hellbrügge T (Hrsg) Die Anfänge der Eltern-Kind-Bindung. Klett-Cotta, Stuttgart, S 129–156

Wurmser H (2009). Schrei, Schlaf- und Fütterstörung. Prävalenz, Persistenz, Prädiktoren und Langzeitprognose. Monatsschr Kinderheilkd 157: 574–579

Wurmser H, Papoušek M (2004) Zahlen und Fakten zu frühkindlichen Regulationsstörungen: Datenbasis aus der Münchner Spezialambulanz. In: Papoušek M, Schieche M, Wurmser H (Hrsg) Regulationsstörungen der frühen Kindheit. Huber, Bern, S 49–76

Wurmser H, Laubereau B, Hermann M et al (2001) Excessive infant crying: often not confined to the first 3 months of age. Early Hum Dev 64: 1–6

Wurmser H, Papoušek M, von Hofacker N et al (2004) Langzeitrisiken persistierenden exzessiven Säuglingsschreiens. In: Papoušek M, Schieche M, Wurmser H (Hrsg) Regulationsstörungen der frühen Kindheit. Huber, Bern, S 311–338

Zero To Three (2005) DC:0–3R. Diagnostic classification of mental health and development disorders of infancy and early childhood: revised edition. Zero To Three Press, Washington

Ziegler M, Wollwerth de Chuquisengo R, Papoušek M (2004) Exzessives Schreien im Säuglingsalter. In: Papoušek M, Schieche M, Wurmser H (Hrsg) Regulationsstörungen der frühen Kindheit. Huber, Bern, S 111–144

Zwart P, Vellema-Goud MAG, Brand PLP (2007) Characteristics of infants admitted to hospital for persistent colic, and comparison with healthy infants. Acta Paediatr 96: 401–405

Schlafstörungen in der frühen Kindheit

Kerstin Scholtes, Hortense Demant und Marisa Benz

M. Cierpka (Hrsg.), *Regulationsstörungen,* Psychotherapie: Praxis,
DOI 10.1007/978-3-642-40742-0_4, © Springer-Verlag Berlin Heidelberg 2015

Ein- und Durchschlafstörungen in den ersten 3 Lebensjahren zeichnen sich durch die persistierende Unfähigkeit des jungen Kindes aus, ohne elterliche Hilfe (wieder) einzuschlafen. Diese Schlafstörungen im Sinne frühkindlicher Regulationsstörungen zeigen eine deutliche Tendenz zur Persistenz bis ins höhere Kindesalter mit anhaltendem Einfordern elterlicher Einschlafhilfen. Daneben können ab dem 2./3. Lebensjahr abnorme Episoden von Verhaltensmustern oder physiologische Ereignisse im Schlaf oder im Übergang vom Wach- zum Schlafzustand auftreten, die als Parasomnien bezeichnet werden, wie z. B. Pavor nocturnus oder kindliche Albträume. Neben einer kurzen Darstellung der Entwicklung von Schlaf und Schlafverhalten im frühen Kindesalter und einer Beschreibung verschiedener Erscheinungsbilder von Schlafstörungen in dieser Zeit werden Möglichkeiten der Prävention und Intervention praxisnah dargestellt.

4.1 Definition frühkindlicher Ein- und Durchschlafstörungen

Fallbeispiel 1

Die 8 Monate alte Sarah erwacht jede Nacht bis zu 10-mal und schreit. Durch Herumtragen, Umherfahren im Kinderwagen und Stillen versuchen die Eltern, ihre Tochter wieder in den Schlaf zu bringen. Am Abend schläft Sarah erst sehr spät an der Brust ein und wird bereits schlafend in ihr Bett gelegt. In der Nacht nimmt die Mutter Sarah mit ins Elternbett, damit sie nicht so oft aufstehen muss, um das Mädchen zu beruhigen. Am Tag ist Sarah meist in schlechter Stimmung und quengelt häufig. Sie schläft am späten Vormittag eine Stunde und erscheint im Tagesverlauf oft müde, verweigert aber Schlafangebote hartnäckig. Die Eltern sind erschöpft und gereizt. Der Vater ist vor einigen Tagen aus dem gemeinsamen Schlafzimmer ausgezogen, da er sich in den Nächten sehr gestört fühlt und durch den Schlafmangel bei der Arbeit unkonzentriert ist. Die Mutter erlebt sich im Alltag oft als überlastet und unkonzentriert. Nachts verspürt die Mutter großen Ärger auf ihre Tochter, da sie diese nicht beruhigen kann.

Das Beispiel der kleinen Sarah zeigt als typisches Merkmal frühkindlicher Ein- und Durchschlafstörungen die Unfähigkeit des jungen Kindes, ohne Hilfe der Eltern einzuschlafen und/oder bei nächtlichem Erwachen wieder in den Schlaf zu finden, während der Schlaf als solches nicht gestört ist. Unterstützung fordern die Kinder oft durch vehementes Schreien ein. Am Tag erscheinen die Kinder häufig erschöpft, leicht irritierbar und ständig unzufrieden. Die Eltern sind aufgrund des eigenen Schlafdefizits ebenfalls erschöpft und reizbar. Die Schlafsituationen sind durch dysfunktionale Interaktionsmuster gekennzeichnet, die die Ein- und Durchschlafstörungen aufrechterhalten: das Anbieten ausgedehnter Einschlafhilfen (z. B. stundenlanges Herumtragen, Spielen, Umherfahren im Auto) behindert die Entwicklung selbstregulatorischer Fähigkeiten des Kindes im Kontext der Beruhigung, was wiederum das verstärkte Einfordern von Unterstützung durch die Eltern zur Folge hat (Papoušek 2007).

Neben diesen Kriterien, die das subjektive Erleben der Beteiligten und deren Leidensdruck hervorheben, empfiehlt die Deutsche Gesellschaft für Kinder- und Jugendpsychiatrie und Psychotherapie in ihren Leitlinien zur Diagnostik und Therapie von Regulationsstörungen im Säuglings- und Kleinkindalter (2007) folgende Kriterien, die ab dem 6. Lebensmonat bis zum Ende des 1. Lebensjahres angelegt werden können.

> **Einschlafstörung**
>
> - Einschlafen nur mit Einschlafhilfe der Eltern
> - Einschlafdauer im Durchschnitt mehr als 30 Minuten

> **Durchschlafstörung**
>
> - Durchschnittlich mehr als 3-maliges nächtliches Aufwachen in mindestens 4 Nächten der Woche, verbunden mit der Unfähigkeit, ohne elterliche Hilfen allein wieder einzuschlafen
> - Nächtliche Aufwachperioden im Durchschnitt länger als 20 Minuten

- Phasenverschiebung in der zirkadianen Verteilung der Schlaf-Wach-Phasen
- Beeinträchtigung der Wachbefindlichkeit

Schlafen im elterlichen Bett (Co-Sleeping) unterliegt großen kulturellen und interindividuellen Schwankungen und ist zumindest in den ersten Lebensmonaten weit verbreitet. Es ist nicht unweigerlich als Symptom einer Schlafstörung anzusehen (Leitlinien 2007).

4.2 Entwicklung von Schlaf und Schlafverhalten

Die Vermittlung von Wissen über die Entwicklung von Schlaf und Schlafverhalten im Rahmen von Prävention und Intervention erleben Eltern häufig als entlastend. Im Folgenden wird ein kurzer Überblick über Grundlagen der Entwicklung von Schlaf und Schlafverhalten gegeben.

In den ersten Lebensmonaten passen sich die Schlaf-Wach-Phasen an den Tag-Nacht-Rhythmus an und gewinnen dabei an Regelmäßigkeit, die Schlafphasen werden länger, und die Kinder lernen im Zuge wachsender Autonomiebestrebungen das selbstständige Einschlafen. Die Schlafregulation wird dabei durch den zirkadianen Prozess und die Schlafhomöostase beeinflusst. Der zirkadiane Prozess, der bereits vor der Geburt funktionstüchtig ist, beschreibt einen regelmäßigen Tagesrhythmus (»innere Uhr«), der von regelmäßig wiederkehrenden Umgebungsfaktoren wie dem Tageslicht als äußerem Zeitgeber, aber auch durch Lärm, soziale Kontakte und regelmäßige Nahrungsaufnahme synchronisiert wird (Jenni 2009). Dem schlafunabhängigen zirkadianen Prozess steht ein schlafabhängiger homöostatischer Prozess gegenüber (Borébly 1982): In der Wachzeit häuft sich eine sog. Schlafschuld an, die im Schlaf wieder abgebaut wird. Mit wachsender Schlafschuld steigt auch der Schlafdruck und damit die Bereitschaft, einzuschlafen. Diese Schlafhomöostase setzt gewöhnlich erst im 2./3. Lebensmonat ein (Jenni et al. 2008) und ist im Gegensatz zum zirkadianen Prozess bei einem Neugeborenen nicht vorhanden. Durch die Reifung beider Prozesse geht der anfänglich polyphasische Zyklus mit 6 bis 8 Schlafphasen, verteilt über 24 Stunden, langfristig in einen biphasischen Zyklus über. Die optimale Abstimmung der beiden beschriebenen Prozesse bildet die Grundlage für stabile und aufmerksame Verhaltenszustände am Tag sowie einen ruhigen und erholsamen Nachtschlaf (Jenni 2009).

Die Schlafarchitektur eines Neugeborenen ist zunächst durch einen hohen Anteil an REM-(Rapid-Eye-Movement-)Schlaf gekennzeichnet (50 Prozent gegenüber 20 Prozent beim Erwachsenen; Louis et al. 1997), wodurch sich die erhöhte Störungsanfälligkeit des Schlafs im Säuglingsalter erklärt. Im Laufe des 1. Lebensjahres nehmen aktive REM-Phasen und Übergangsstadien kontinuierlich zugunsten von ruhigem Tiefschlaf (NonREM) ab und verlagern sich in die zweite Nachthälfte, sodass die Schlafarchitektur am Ende des 1. Lebensjahres bereits sehr dem Schlaf eines Erwachsenen ähnelt. Die abnehmende Störanfälligkeit und verbesserte Regulation der Übergänge zwischen Wachen und Schlafen und beim Wechsel der Schlafstadien ermöglicht das von vielen Eltern herbeigesehnte und häufig von Gefühlen des Stolzes und der Erleichterung begleitete »nächtliche Durchschlafen«.

Grundsätzlich ist der menschliche Schlafbedarf in jedem Alter von großer Variabilität gekennzeichnet. Die Zürcher Langzeitstudie zeigte, dass die tägliche Schlafdauer von Säuglingen zwischen 14 und 18 Stunden beträgt, wobei die Variationsbreite zwischen 10 und 20 Stunden liegt (Iglowstein et al. 2003). Zur Einschätzung eines »erholsamen Schlafs« wird deshalb auch die kindliche Verfassung am Tag betrachtet, z. B. im Hinblick auf Stimmung, Konzentrationsfähigkeit, Tagesmüdigkeit und altersgerechtes Spiel- und Kontaktverhalten.

Der folgende Überblick zeigt, welche Informationen über den Schlaf eines Säuglings für Eltern hilfreich sein können.

Säuglingsschlaf: hilfreiche Informationen für Eltern
- Zunächst sind die Schlafzeiten eines Säuglings innerhalb von 24 Stunden nahezu gleich verteilt. Erst im Laufe des

1. Lebensjahres verschiebt sich der Schlaf immer mehr in die Nacht.
- Durch Umgebungsfaktoren wie Tageslicht, Lärm, soziale Kontakte oder regelmäßige Nahrungsaufnahme passt sich der kindliche Organismus an einen 24-Stunden-Rhythmus an.
- Der höhere Anteil der REM-Schlafphasen bei Neugeborenen, verbunden mit kürzeren und selteneren Tiefschlafphasen, erklärt die Störanfälligkeit des kindlichen Schlafes.
- Besonders in den ersten 3 Lebensmonaten kann durch längere Wachzeiten kein Schlafdruck erzeugt und somit auch kein besseres Einschlafen oder längeres Schlafen bewirkt werden.
- Im Laufe des 2. Trimenons entwickeln sich zunehmend selbstregulatorische Fähigkeiten beim Kind, Selbstberuhigung durch selbstgesteuerte Einschlafhilfen wird möglich.

4.3   Alterstypische regulatorische Entwicklungsaufgaben im Kontext des Schlafens

Im 1. Trimenon steht die Regulation und Konsolidierung von Verhaltenszuständen – von aktiven über ruhige Wachzustände bis zum Schlafzustand – im Vordergrund. Dazu gehören die Gestaltung der Übergänge zwischen den Zuständen und deren zyklische Organisation. Im 2. Trimenon treten infolge des ersten biopsychosozialen Entwicklungsschubs zunehmend mehr aktiv-aufmerksame Wachphasen auf, in denen auch eine Weiterentwicklung der kindlichen selbstregulativen Fähigkeiten beobachtet werden kann. Rund 70 Prozent der 4 Monate alten Säuglinge sind in der Lage, bei entsprechender Müdigkeit und befriedigten Grundbedürfnissen selbstgesteuert in den Schlaf zu finden und bei Erwachen wieder einzuschlafen. Die Abhängigkeit von externen Einschlafhilfen nimmt zugunsten vom Kind selbst steuerbarer Regulationshilfen, wie z. B. Saugen an den Fingern oder am Schnuller, ab.

Erneut erforderliche Anpassungs- und Reorganisationsleistungen scheinen um den 8. Lebensmonat zu kulminieren, sodass es zu gehäuftem nächtlichem Aufwachen kommt, oft begleitet von Schreien. Entwicklungspsychologisch stehen die Regulation von Nähe und Distanz, die Bewältigung von Trennungsängsten und die Verarbeitung von Ablösungsprozessen zwischen Mutter und Kind (z. B. beim Abstillen) an.

Zu den zentralen gemeinsamen Entwicklungsaufgaben von Eltern und Kind gehört in der Mitte des 2. Lebensjahres das Aushandeln und Regulieren einer guten Balance zwischen den Autonomiebedürfnissen des Kindes einerseits und den gerade dadurch wieder verstärkt beobachtbaren Nähebedürfnissen sowohl des Kindes als auch der Eltern andererseits sowie das Einführen und Durchsetzen von Regeln und Grenzen, vor allem im Kontext des abendlichen Einschlafens. Im 3. und 4. Lebensjahr kann es in Zusammenhang mit der zunehmenden Fantasietätigkeit des Kindes auch zu einer Zunahme von abendlichen oder nächtlichen Schlafstörungen kommen: Die Kinder wachen voller Angst aus Albträumen auf, äußern Angst vor bzw. in der Dunkelheit und suchen die schützende Nähe der Eltern (Largo 2001).

Durch die Vielzahl und das rasche Tempo der Veränderungen, die im Zusammenspiel physischer, psychischer und sozialer Prozesse im Entwicklungskontext des Schlafens stattfinden, werden an die Eltern besondere Anforderungen gestellt, die sich je nach Alter des Kindes unterscheiden. Im frühen Säuglingsalter sind dies:
- die Einführung regelmäßiger, am Schlafbedürfnis des Kindes orientierter Schlaf-, Wach- und Ruhezeiten und die Gewöhnung an ein regelmäßiges Einschlafritual (Ziegler et al 2004),
- das Beachten und Beantworten von Signalen der Aufnahmebereitschaft, des Ruhebedürfnisses, der Müdigkeit, Übermüdung und Überforderung unter Vermeidung von Überreizung,
- intuitiv abgestimmte Regulationshilfen durch Körperkontakt, Stillen, rhythmisches Streicheln und Wiegen und Vermitteln von Nähe, Sicherheit und Geborgenheit,

— die Unterstützung selbstregulativer Fähigkeiten zum Einschlafen,

— die Unterstützung der Regulation von Wachen, Schlafen und Wach-Schlaf-Übergängen.

Gegen Ende des 1. Lebensjahres kommen zunehmend Aufgaben der emotionalen Regulation dazu, wie der Umgang mit dem Gute-Nacht-Sagen als kleinem Abschied und vorübergehender Trennung für die Zeit der Nacht. Im 2. Lebensjahr und später kann das Aushandeln von Bettgehzeiten leicht zum Machtspiel entgleisen. Eine für alle Beteiligten individuell passende Lösung der jeweils altersgerechten Entwicklungsanforderungen bildet die Grundlage für die Bewältigung der jeweils nächsten Phase. Nicht ausreichend entwickelte Kompetenzen der Selbstberuhigung aufseiten des Kindes und ein Mangel an Zutrauen zu den Bewältigungsmöglichkeiten des Kindes vonseiten der Eltern im 1. Lebensjahr können z. B. das Finden adäquater Haltungen in Bezug auf wachsende Autonomiebedürfnisse im 2. Lebensjahr deutlich behindern.

4.4 Symptomatik, Ursachen und Eltern-Kind-Kommunikation im Rahmen frühkindlicher Ein- und Durchschlafstörungen

Nächtliches Erwachen und Schwierigkeiten, in den Schlaf zu finden, treten in den ersten Lebensjahren auch oft als passagere, nicht pathologische Erscheinungen im Rahmen der Bewältigung von Entwicklungsaufgaben oder in Belastungs- oder Veränderungssituationen auf (z. B. bei Kindergarten- oder Schuleintritt, Wechsel des Wohnortes, Trennung der Eltern, Geburt eines Geschwisterkindes). Die vielfältigen Anpassungs- und Reorganisationsprozesse, die sich im Laufe des 1. Lebensjahres in der Schlaf-Wach-Organisation vollziehen, können ebenfalls wiederholt zu vorübergehenden Schlafstörungen führen.

Im 1. Trimenon können Überreizung, Übermüdung und Überforderung des Kindes den Prozess der Konsolidierung eines Schlaf-Wach-Rhythmus erschweren. Schwierigkeiten bei der Bewältigung dieser Entwicklungsaufgabe äußern sich häufig in einer Zunahme von Quengeln, Schreien und allgemeiner Unruhe im Tagesverlauf mit einem Gipfel in den späten Nachmittags- und Abendstunden (zwischen 17 und 24 Uhr) bei vergleichsweise ruhigen Wach- und Schlafphasen am Morgen und Vormittag. In der Folge finden das abendliche Einschlafen und damit der Beginn der Nachtschlafphase oft erst spät statt. Von Eltern wird zudem häufig der Eindruck geschildert, dass die Kinder gegen das Einschlafen anzukämpfen scheinen. Durch einen extrem späten Nachtschlaf und häufig zu kurze, nicht ausreichend erholsame Schlafphasen am Tag (< 20 Minuten) kann es zu einem kumulierten Schlafdefizit des Kindes mit deutlicher Überreizung, häufig in Verbindung mit exzessivem Schreien, kommen. Die in diesem Kontext in den ersten Lebensmonaten zunächst sinnvolle Bereitstellung ausgeprägter elterlicher Hilfen beim Beruhigen und Einschlafen kann im weiteren Verlauf die Entwicklung selbstgesteuerter Regulationsmöglichkeiten behindern. Damit das Kind die Gelegenheit hat, eigene Fähigkeiten zur Selbstberuhigung zu entwickeln, müssen die Eltern ihre aufwendigen Hilfen reduzieren und dem Kind Erfahrungen der Selbstwirksamkeit ermöglichen. Besonders Eltern mit einem in der ersten Zeit dysregulierten Säugling fällt diese Anpassung schwer, da sie das Vertrauen in wachsende selbstregulative Fähigkeiten des Kindes voraussetzt. Aus einer zunächst bestehenden Unfähigkeit des Kindes, selbstständig den Übergang zwischen aktiven und ruhigen Wachzuständen und dem Schlaf herzustellen, kann so eine persistierende Ein- und Durchschlafstörung entstehen. Unzureichende Schlafhygiene (z. B. wechselnde Einschlafzeiten, fehlende Einschlafrituale), emotionaler Stress (z. B. kindliche Ängste, akute Belastungen, chronische Konfliktsituationen) und störende Umweltfaktoren (z. B. Lärm, zu hohe oder zu niedrige Umgebungstemperatur, unbequemes Bett) begünstigen die Entwicklung und Persistenz von Schlafstörungen (Papoušek et al. 2006).

Fallbeispiel 2
Der 3-jährige David zögert das abendliche Zubettgehen über Stunden hinaus: Er möchte noch etwas trinken, die Eltern etwas fragen, er ruft Mutter oder Vater in sein Zimmer, weil es zu warm, zu kalt, zu hell oder zu dunkel ist. Meistens schläft er gegen 22 Uhr

mit Nachtlicht und bei geöffneter Tür ein. Drei- bis viermal in der Woche erwacht er nachts, krabbelt zu den Eltern ins Bett und ist nicht zu einer Rückkehr in sein Zimmer zu bewegen. Morgens ist er schwer zu wecken, im Kindergarten gähnt er häufig und ist unkonzentriert. In sozialen Kontakten reagiert er empfindlich und weinerlich. In letzter Zeit häufen sich plötzliche emotionale Ausbrüche, während deren er andere Kinder anschreit oder Sachen durch die Gegend wirft.

Bei der Lösung der verschiedenen phasentypischen Entwicklungsaufgaben spielen Art und Wirksamkeit der Eltern-Kind-Kommunikation im Kontext des Schlafenlegens und Beruhigens bei nächtlichem Erwachen eine zentrale Rolle. Am Beispiel des kleinen David wird deutlich, dass Missverständnisse und dysfunktionale Interaktionen zu krisenhaften Entwicklungen führen können (Papoušek 2007). Eine permanente Überlastung der Eltern und deren eigenes Schlafdefizit, verbunden mit vergeblichen Hilfsbemühungen und damit einem Gefühl des Versagens oder der Unzulänglichkeit, erhöhen die Wahrscheinlichkeit von Impulsdurchbrüchen aufseiten der Eltern und stellen somit ein Risiko für emotionale und physische Misshandlung im Säuglings- und Kleinkindalter dar (Papoušek 2007). Aufseiten des Kindes kann es in der Folge auch in anderen Entwicklungsbereichen, z. B. im Sozialverhalten, zu Verhaltensänderungen kommen, die wie bei D. zu weiteren Problemen führen können.

4.5 Diagnostik

Untersuchungen zeigen, dass Kinder, die mit einer Ein- und/oder Durchschlafstörung im oben dargestellten Sinne vorgestellt werden, nachts nicht häufiger erwachen als nicht schlafgestörte Kinder (Wolke et al.1994), sie benötigen jedoch oft intensive Unterstützung beim (Wieder-)Einschlafen. In der klinischen Diagnostik ist daher die tatsächliche Anzahl gestörter Nächte sowie die Häufigkeit und Dauer der Aufwachepisoden weit weniger relevant als die subjektiv erlebte Belastung von Mutter und/oder Vater sowie der Eltern-Kind-Beziehung. Auch im Rahmen einer ersten diagnostischen Einschätzung bietet sich daher die Betrachtung einer Symptomtrias an.

> **Symptomtrias frühkindlicher Schlafstörungen**
> - Das Kind ist unfähig, ohne aufwendige Einschlafhilfen der Eltern in den Schlaf zu finden und bei nächtlichem Erwachen wieder einzuschlafen.
> - Die Eltern leiden an einem Überforderungssyndrom mit einem infolge des unterbrochenen und nicht ausreichenden Nachtschlafes kumulierten Schlafdefizit.
> - Dysfunktionale Interaktionsmuster im Kontext des Einschlafens halten die Schlafstörung aufrecht. Oft unter Anspannung und Wut geben Eltern Forderungen des Kindes nach ausgedehnten und z. T. bizarren Einschlafhilfen (z. B. stundenlanges Herumtragen, Spielen, Umherfahren im Auto) nach.

4.5.1 Diagnostische Fragen

Im Rahmen einer störungsspezifischen Anamnese können die im Folgenden erläuterten Aspekte in Betracht gezogen werden (Papoušek et al. 2006).

Schlafbezogene Anamnese Bei der schlafbezogenen Anamnese werden folgende Informationen erhoben:
- Beginn, Entstehungsbedingungen, Ursachen, Auslöser, bisheriger Verlauf, Art und Erfolg früherer Interventionen,
- aktuelle Wachbefindlichkeit des Kindes, Verhalten beim Zubettgehen und nächtlichen Erwachen,
- Art und Umfang aktueller elterlicher Einschlafhilfen, Einschlafritual, Schlafsetting und Schlafgewohnheiten der Familie,
- subjektive und objektive Belastungen und Ressourcen von Mutter, Vater und Paarbeziehung,
- Verhaltensprobleme in anderen Alltagskontexten (Füttern, Wickeln, Trennungssituationen, Grenzen setzen, Spiel).

Bei der Diagnostik frühkindlicher Ein- und Durchschlafstörungen sollte zur Einschätzung des kindlichen Verhaltens auf die selbstregulatorischen Fähigkeiten auch außerhalb des Schlafkontextes geachtet werden.

Körperliche Untersuchung   Zur körperlichen Untersuchung des Kindes gehören
— die Abklärung und Mitbehandlung möglicher somatischer Störungen, die das Schlafen beeinträchtigen können, z. B. Nahrungsmittelunverträglichkeit, Allergie, Neurodermitis, gastroösophaler Reflux, Obstruktion der Atemwege, Schlafapnoe (Undine-Syndrom), hirnorganische Schädigung mit fehlendem/desorganisiertem Schlaf-Wach-Rhythmus, Anfallsleiden, Schmerzzustände,
— die Beobachtung im direkten Kontakt mit dem Kind in Bezug auf Selbstregulationsfähigkeiten und Temperamentsmerkmale (Irritabilität, Reizoffenheit, Ablenkbarkeit, Anpassungsfähigkeit, Selbstberuhigung, soziale Offenheit).

Mehrtägiges Schlafprotokoll   Die Eltern erhalten einen Protokollbogen (Papoušek et al. 2006), den sie über mehrere Tage hinweg ausfüllen (◘ Abb. 4.1; einen leeren Bogen finden Sie in ◘ Abb. 4.2). Das Schlafprotokoll soll einen Überblick geben über Schlafzeiten und Schlafbedarf, Häufigkeit und Dauer nächtlicher Wachzeiten, Art und Umfang elterlicher Einschlafhilfen sowie die tageszeitliche Verteilung von Mahlzeiten, Unruhe- und Schreiphasen. Manche nächtlichen Aufwachepisoden z. B. treten nicht mehr auf, wenn die Schlafzeiten den kindlichen Bedürfnissen in Zeitpunkt und Umfang angepasst werden.

Beziehungsrelevante Fragen   Zu den beziehungsrelevanten Fragen gehören
— Beobachtungen in Bezug auf die emotionale Bezogenheit von Kind und Eltern.
— Wie erleben die Eltern Schlafritual und Bettzeitinteraktionen? Welche Gefühle werden durch das Schreien geweckt? Welche Ursachen schreiben sie dem nächtlichen Schreien zu?

Wie geht es ihnen beim dritten und vierten Gewecktwerden?
— Wie sind die Rollen von Mutter und Vater verteilt? Gibt es Unstimmigkeiten zwischen den Eltern in Bezug auf die Einschlafhilfen?

Homevideo   Hilfreich für die Anamnese ist außerdem die Videoaufnahme einer typischen Bettzeitinteraktion, wenn möglich von den Eltern aufgenommen.

4.5.2 Differenzialdiagnostik

Eine Klassifikation als nichtorganische Schlafstörung gemäß ICD-10 (F51.0) ist aufgrund der Definition und der Kriterien für frühkindliche Schlafstörungen nicht geeignet. Ab dem 3. Lebensmonat wird die Diagnose »Anpassungsstörung (F 43.2) im Sinne einer frühkindlichen Regulationsstörung mit Ein- und/oder Durchschlafstörungen« empfohlen. Bei ausgeprägten Schlafproblemen und Schwierigkeiten bei der Schlaf-Wach-Organisation vor dem 3. Lebensmonat wird die Diagnose »Anpassungsstörung (F 43.2) im Sinne einer frühkindlichen Regulationsstörung mit exzessivem Schreien« ohne explizite Deklaration der Schlafprobleme empfohlen (Dilling et al. 2008). Diese sind häufig Vorläufer späterer Ein- und Durchschlafstörungen.

4.6 Interventionsansätze

Generell gilt, dass eine Überreizung und Überforderung des Kindes sowohl das »Abschalten« am Tag als auch das Einschlafen am Abend erschweren. In den ersten Monaten sind Säuglinge dabei verstärkt auf elterliche Hilfe angewiesen (▸ Kap. 2 und ▸ Kap. 3). Das Anpassen der elterlichen Unterstützung bzw. deren schrittweise Zurücknahme erfordert von Eltern das Wahrnehmen kindlicher Kompetenzen im Bereich der Selbstregulation und deren Unterstützung. Letztlich müssen die Eltern ihrem Kind zutrauen, dass es den Schritt, selbstständig einzuschlafen, unbeschadet meistern kann.

❯ Der Aufbau von Schlafdruck z. B. durch Wachhalten, wie er bei der Behandlung von Einschlafstörungen im Erwachsenenalter

Schrei-/Schlaf-/Füttertagebuch   *ausgefülltes Beispiel*

Name des Kindes *Johanna Kaufmann*   **Alter des Kindes** *5 Monate*

Datum: *11. Juli 2005*

weiter auf dem nächsten Blatt (Tag)

Uhrzeit	6	7	8	9	10	11	12	13	14	15	16	17	18	19	20	21	22	23	24	1	2	3	4	5	6
		Vormittag					Nachmittag								Abend					Nacht				
Stillen, Füttern																									
Unruhe, Quengeln																									
Schreien																									
Körpernähe/ Tragen																									
Schlafen																									
im eigenen Bett	xxxx				xxxx																				
schläft im Elterbett																xxxxxxxxxxxxxxxxxx				xxxxxxxx				

Beruhigungshilfen: z.B.

Herumtragen (senkrecht)			xxx																						
Herumschaukeln/ Wiegen			xxx											xxxx											
Schnuller			xxx		x									xxx											
Tee					x																		x		
Medikamente															x						x		x		

Art / Name des (der) Medikamente(s): *Arnika Globuli*

Um wie viel Uhr war Ihr Kind in der Frühe ausgeschlafen? *7.00 Uhr*	Wann haben Sie Ihr Kind am Abend zum Schlafen gelegt? *20.00 Uhr*
Wie lange brauchte es zum Einschlafen am Abend? *30 min.*	Brauchte es Hilfe beim **abendlichen Einschlafen?** *Ja, sehr*
Wie oft ist es in der Nacht aufgewacht? *3-mal*	Wenn ja, welche? *Eine Stunde Herumtragen und Schnuller geben*
Wann war der schönste Moment des Tages mit Ihrem Baby? *18:45 Uhr*	Brauchte es Hilfe beim **Wiedereinschlafen in der Nacht?** *Ja.*
Wie sah dieser Moment aus? *Ilch brachte mein Kind zum Lachen*	Wenn ja, welche? *Anlegen an die Brust + Globuli*
Wie haben Sie sich heute gefühlt? *Müde, erschöpft*	

Abb. 4.1 Beispiel für ein ausgefülltes Schlafprotokoll (aus der Münchner Sprechstunde für Schreibabys, M. Papoušek)

Schrei-/Schlaf-/Füttertagebuch

Name des Kindes _____   Alter des Kindes _____

Datum		Vormittag							Nachmittag								Abend					Nacht					
Uhrzeit	6	7	8	9	10	11	12	13	14	15	16	17	18	19	20	21	22	23	24	1	2	3	4	5	6
Stillen, Füttern																									
Unruhe, Quengeln																									
Schreien																									
Körpernähe/Tragen																									
Schlafen																									
im eigenen Bett																									
schläft im Elternbett																									
Beruhigungshilfen: z.B.																									
Herumtragen (senkrecht)																									
Herumschaukeln/Wiegen																									
Schnuller																									
Tee																									
Medikamente																									
Art / Name des (der) Medikamente(s):																									

weiter auf dem nächsten Blatt (Tag)

Um wie viel Uhr war Ihr Kind in der Frühe ausgeschlafen? _____

Wie lange brauchte es zum Einschlafen am Abend? _____

Wie oft ist es in der Nacht aufgewacht? _____

Wann war der schönste Moment des Tages mit Ihrem Baby? _____

Wie sah dieser Moment aus? _____

Wie haben Sie sich heute gefühlt? _____

Wann haben Sie Ihr Kind am Abend zum Schlafen gelegt? _____

Brauchte es Hilfe beim **abendlichen Einschlafen?** _____

Wenn ja, welche? _____

Brauchte es Hilfe beim **Wiedereinschlafen** in der Nacht? _____

Wenn ja, welche? _____

◻ **Abb. 4.2** Schlafprotokollbogen (aus der Münchner Sprechstunde für Schreibabys, M. Papoušek)

4

angezeigt ist, ist aufgrund der sich noch in Entwicklung befindenden zirkadianen und schlafhomöostatischen Prozesse beim Säugling und Kleinkind (▶ Abschn. 4.2) sowie der noch begrenzten Fähigkeiten zur Selbstberuhigung kontraindiziert.

Im Gespräch mit Eltern ist sowohl in der Beratung als auch im psychotherapeutischen Setting die Ermittlung von elterlichen Ressourcen und Kompetenzen, aber auch das Erfragen und Einschätzen elterlicher Gefühle wie Ängste und Hoffnungen oder Erwartungshaltungen und Überzeugungen unabdingbar. Nur so lässt sich gewährleisten, dass für die Familie passende und Erfolg versprechende Interventionen erarbeitet werden können. Erfolgreich durchgeführte Interventionen stärken das Selbstwirksamkeitserleben der Eltern und fördern dadurch den Zugang zu intuitiven Kompetenzen. So kann früh ein Prozess positiver Gegenseitigkeit zwischen Eltern und Kind ermöglicht werden.

4.6.1 Präventive Elternberatung

Im frühen Säuglingsalter, speziell bei dysregulierten jungen Säuglingen mit exzessivem Schreien, kann eine präventive Elternberatung zur Einübung positiver Schlafgewohnheiten und zur Unterstützung eines regelmäßigen Schlaf-Wach-Rhythmus wirksam zur Prävention späterer Schlafstörungen beitragen.

Einüben positiver Schlafgewohnheiten (nach Papoušek et al. 2006)
- Unterstützung regelmäßiger Schlaf-Wach-Zyklen von Aufwachen – Stillen/Füttern – Wachzeit mit Zwiegespräch, ruhigem Beobachten – Schlafenlegen bei Müdigkeit.
- In den ersten 3 bis 4 Lebensmonaten sind viele Säuglinge noch auf Regulationshilfen ihrer Eltern (Körperkontakt, vertrauter Geruch und Stimme, sanftes Wiegen, Saugen an der Brust) angewiesen, also: Keine Angst vor Verwöhnung!
- Kindliche Signale von Aufnahmebereitschaft, Erholungsbedürfnis, Müdigkeit,

Überreizung sowie von Hunger und körperlichem Missbehagen erkennen und verstehen lernen, um sich bei der Gestaltung von Angeboten davon leiten zu lassen.
- Übermüdung vermeiden, frühzeitig Ruhepausen einlegen bzw. Schlafangebote machen.
- Überstimulation vermeiden. Eine Überstimulation kann z.B. entstehen, wenn bei Unruhe und Schreien stundenlanges Herumtragen oder heftiges Schaukeln stattfindet oder versucht wird, das Kind bei Äußerungen des Missbehagens durch ständig neue Reize abzulenken. Speziell vor dem Schlafenlegen sind daher Reizabschirmung und Reizreduktion ratsam.
- Nächtliche Wachzeiten reizarm gestalten, Stimulation (Licht, Spielen) vermeiden

---

Sollte das Baby nach dem Entwicklungsschub mit 3 Monaten noch immer nur in engem Körperkontakt mit den Eltern oder an der Brust einschlafen, ist zu empfehlen, ein kleines Intervall zwischen dem beruhigenden Einschlafritual und dem endgültigen Einschlafen im eigenen Bettchen einzufügen und dieses schrittweise zu verlängern. Das Kind wird z. B. in entspanntem, noch wachem Zustand ins Bettchen gelegt und kann – zunächst noch im Beisein eines Elternteils – die Erfahrung machen, dass es selbstreguliert in den Schlaf finden kann. Gelingt dies, können die Eltern sich schrittweise früher verabschieden, um das Kind erfahren zu lassen, dass es auch in Abwesenheit von Mutter oder Vater einschlafen kann.

4.6.2 Schlafberatung in der Praxis

Fallbeispiel 3
Die Eltern der inzwischen 11 Monate alten Sina suchen eine Eltern-Säuglings-/Kleinkind-Beratung auf. Die Einführung eines Abendrituals mit Baden, Singen und Kuscheln, das der Mutter von Bekannten empfohlen worden war, hat nicht funktioniert. Das Schreien steigerte sich eher, und der Zeitpunkt des abendlichen Einschlafens schob sich weiter nach

hinten. Da die Mutter mit ihren Kräften am Ende war, ließ sie Sina durchgehend im Elternbett schlafen, während der Vater weiter im Wohnzimmer übernachtete. Beide Eltern waren mit der Situation nicht zufrieden und suchten zunächst das Gespräch mit ihrem Kinderarzt. Dieser riet zum Besuch der Beratungsstelle.

Im Anschluss an das erste Gespräch sollen die Eltern ihre Tochter über einige Tage beobachten: Wann zeigt sie Müdigkeitssignale? Wann braucht sie Pausen? Kann sie sich schon selbst vor äußeren Reizen abschirmen? An diesen Beobachtungen orientieren die Eltern sich und gewinnen den Eindruck, dass Sina schon viel früher in den Abendschlaf gebracht werden könnte. Mit dem Gefühl, dass ihre Tochter wirklich müde ist, und dem Eindruck, dass sie Hilfe beim Abschalten braucht, halten die Eltern das Schreien aus, das bei der erneuten Einführung eines ruhigen, reizarmen Einschlafrituals auftritt. Außerdem setzen sie sich, angeregt durch die Beratung, mit der Frage auseinander, wie sie das Schlafen des Kindes im Elternbett erleben: Die Mutter genießt die noch intensive körperliche Nähe des Kindes, fühlt sich aber auch im Schlaf gestört. Der Vater formuliert klar, dass er sich durch die Anwesenheit des Kindes auch im Hinblick auf seine sexuellen Bedürfnisse eingeschränkt fühle.

Bei ausgeprägten Ein- und Durchschlafstörungen hat sich die Kombination von auf der Verhaltensebene ansetzenden Techniken unter Berücksichtigung der individuellen Situation und der Möglichkeiten von Eltern und Kind bewährt. Eine weitverbreitete und nachgewiesenermaßen wirksame Möglichkeit einer verhaltenszentrierten Intervention ist das als Selbsthilfeansatz bekannt gewordene »Checking«, auch »Ferber-Methode« genannt (Ferber 1985). Die Vorgehensweise der Intervention für Kinder ab 6 Monaten wurde im deutschsprachigen Raum von Kast-Zahn u. Morgenroth (1995) in ihrem Buch *Jedes Kind kann schlafen lernen* ausgearbeitet.

> **Die Ferber-Methode (nach Ferber 1985; Kast-Zahn u. Morgenroth 1995)**
> — Der Beginn der Nachtschlafphase sollte dem Kind durch beruhigende Zubettgeh-/Einschlafrituale kenntlich gemacht wer-
den, die außerhalb des Bettchens und mit ungeteilter Aufmerksamkeit jeden Abend zur gleichen Zeit stattfinden. Um den richtigen Zeitpunkt zu finden, können die Eltern sich zunächst an Müdigkeitssignalen des Kindes orientieren.
> — Das Kind sollte wach ins Bettchen gelegt werden, um den Prozess des Einschlafens mitzuerleben. Nach einer anfänglichen Begleitung, die das Ankommen im eigenen Bettchen unterstützen soll, können die Eltern sich verabschieden und den Raum verlassen. Manchen Kindern und Eltern hilft es, wenn die Tür einen Spalt offen bleibt – so wird die Trennung nicht als zu abrupt erlebt.
> — Es ist zu erwarten, dass das Kind während der Intervention schreit. Darauf sollten die Eltern vorbereitet sein. Das Schreien kann Ausdruck sein
>   – von Protest gegen die Verletzung der bisherigen Gewohnheiten,
>   – eines hartnäckigen Versuchs, das Vertraute wieder zu erreichen,
>   – des Austestens von Grenzen,
>   – von Trennungsängsten und Verlassenheitsgefühlen.
> — Selbststeuerbare Einschlafhilfen, wie Schmusewindel, Teddy oder auch Schnuller, helfen dem Kind, die Trennung von den Eltern und den Übergang in den Schlaf zu bewältigen. Diese können in Eltern-Kind-Interaktionen am Tag, z. B. beim Wickeln, eingeführt werden, damit das Kind diese Objekte als symbolische Repräsentanz der Eltern verinnerlichen kann.
> — Bei anhaltendem Schreien geben die Eltern dem Kind in regelmäßigen, vorher festgelegten und nicht durch Schreien gesteuerten Abständen (ca. 5 Minuten) kurz Zuwendung und Rückversicherung, ohne es dabei aus dem Bett zu nehmen oder ihm die Flasche oder die Brust anzubieten. Dabei ist entscheidend, dass die Eltern dem Kind Wärme und Verlässlichkeit vermitteln und ihm signalisieren, dass es nicht

alleine ist. Bewährt haben sich dabei z. B. kurzes Auflegen der Hand auf den Körper des Kindes und ruhiges, monotones Sprechen. Eindeutige, sich wiederholende Abläufe in diesen Interaktionen vermitteln dem Kind Sicherheit. Die Eltern beruhigt das Zutrauen, dass das Kind grundsätzlich in der Lage ist, sich selbst zu beruhigen und in den Schlaf zu finden.

- Sobald das abendliche Einschlafen gelingt, können die Eltern bei nächtlichem Aufwachen und Schreien ebenso vorgehen wie am Abend.

Die Ferber-Methode stellt hohe Anforderungen an die Selbstregulationsfähigkeit und die Bindungssicherheit des Kindes und an die emotionalen Ressourcen der Eltern. Daher bleibt die Intervention trotz positiver wissenschaftlicher Evidenz des Öfteren erfolglos, was meist vor allem auf ambivalente elterliche Gefühle, die Reaktualisierung eigener Kindheitserfahrungen sowie auf Ängste, das Kind zu überfordern oder sogar zu traumatisieren, zurückzuführen ist.

Die Wahrscheinlichkeit eines Versagens oder vorzeitigen Abbrechens ist erhöht bei
- hoch ambivalenten Eltern mit geringen Ressourcen,
- extrem dysregulierten Säuglingen,
- generalisierten Regulationsstörungen.

Aus diesem Grund hat sich die Einbettung einer abgestuften Variante dieser Methode in ein umfassendes Beratungskonzept bewährt, welches die aktuellen Schwierigkeiten in der Eltern-Kind-Kommunikation, die psychische Verfassung der Eltern und den aktuellen Entwicklungsstand des Kindes in den Mittelpunkt stellt. Erfolg versprechend ist die Ferber-Methode dann, wenn folgende Voraussetzungen erfüllt sind (Papoušek et al. 2006):

> - **Beide Eltern sollten sich sicher und einig sein, dass sie ihrem Kind das Erlernen des Einschlafens zutrauen.**
> - **Beide Eltern sollten sich einig darüber sein, dass sie die mit der Durchführung einherge-**

henden Belastungen (vermehrter Protest und Schreien) aushalten.
- **Das Kind sollte körperlich und psychisch gesund sein.**
- **Mit der Intervention sollte dann begonnen werden, wenn beide Eltern ausreichend Zeit haben und keine größeren Veränderungen anstehen.**

Im Beratungsgespräch ist es wichtig, den individuellen Unterstützungsbedarf von Eltern in diesem Prozess zu ermitteln. Erwartungen, Ängste und ambivalente Gefühle sollten im Vorhinein angesprochen werden, um die zu erwartende Belastung gegenüber den bisherigen Belastungen durch die Schlafstörung mit ihren negativen Auswirkungen auf die ganze Familie abwägen zu können (Schieche et al. 2004). Eine erfolgreiche Durchführung der Intervention führt zur Befriedigung des Ruhe- und Schlafbedürfnisses aller Beteiligten und zu einer Verbesserung des Wohlbefindens von Kind und Eltern am Tag, was sich positiv auf die Interaktionsgestaltung im Wachzustand auswirkt. Das Erleben elterlicher Selbstwirksamkeit wirkt sich positiv auf die emotionale Verfassung aus und trägt zur Zufriedenheit in der Paarbeziehung bei.

Manche Eltern bevorzugen ein noch stärker abgestuftes Vorgehen, das akut weniger belastet, wohl aber in der Regel sehr viel länger dauert. Dabei liegt der Fokus zunächst auf der Anpassung der Bettzeit an den Schlafbedarf und auf der Regelmäßigkeit des Tagesablaufs. Durch die Eltern gesteuerte Einschlafhilfen werden zur stufenweisen Verbesserung der selbstregulativen Fähigkeiten des Kindes in kleinen Schritten reduziert. In der konkreten Umsetzung kann eine individuelle Anpassung des Vorgehens auf dem Weg hin zu mehr Autonomie für das Kind im Kontext des Schlafens wie folgt aussehen:
- Das Kind auf dem Arm herumtragen, bis es ruhig und entspannt ist.
- Das Kind noch wach ins Bett legen.
- Dem Kind durch Sitzen neben dem Bett Nähe signalisieren, zunächst mit körperlichem Kontakt (z. B. Hand auf den Bauch legen), dann ohne Körperkontakt.

— Nach einer Verabschiedung den Raum
  verlassen.
— Die Türe offen lassen oder bis auf einen Spalt
  schließen, damit das Kind sich an das Allein-
  sein im Raum gewöhnen kann.

Um den Erwerb von Strategien zur Selbstberuhigung zu unterstützen, die das Kind auch zum
(Wieder-)Einschlafen in der Nacht benötigt, kann
es hilfreich sein, diese zunächst am Tage zu fördern.
Dies kann durch das Einführen kleiner Abgren-
zungs- und Trennungssituationen gelingen: Durch
das Einrichten von Zeiten geteilter und ungeteilter Aufmerksamkeit lernt das Kind, dass es Phasen
gibt, in denen es die volle Aufmerksamkeit seiner
Eltern bekommt, und andere Phasen, in denen es
sich für kurze Zeit auch selbst beschäftigen kann
und muss. Solche kurzen Trennungssituationen
fallen Eltern und Kindern im ausgeruhten Zustand
leichter und sollten daher früh am Tag eingeführt
werden. Das erhöht die Aussichten auf ein beider-
seitiges Erfolgserlebnis und stärkt das Vertrauen
in die selbstregulativen Fähigkeiten des Kindes.
Gegen Ende des 1. Lebensjahres kann ein vertrau-
tes sog. Übergangsobjekt (Winnicott 1951), z. B. ein
getragenes T-Shirt der Mutter, ein Kuscheltier oder
eine Schmusewindel, als Repräsentant der Nähe
der vertrauten Bezugsperson dem Kind das zum
Einschlafen wichtige Gefühl von Geborgenheit
vermitteln, indem es auch bei physischer Abwesenheit der Bezugsperson an deren Existenz erinnert.
Dagegen sollten Spielzeuge aus dem Bett entfernt
werden.

> **Praxis**
>
> Immer einbeziehen sollte ein Beratungskon-
> zept die akute und die längerfristige Entlas-
> tung der Eltern und der Paarbeziehung, z. B.
> durch kurze Erholungspausen am Tag gemein-
> sam mit dem Kind, die Einbeziehung beider
> Elternteile in die Versorgung des Kindes in der
> Nacht und klare Absprachen darüber sowie
> Möglichkeiten der Unterstützung durch das
> soziale Umfeld und Anregungen zur Pflege der
> Paarbeziehung.

4.6.3 Psychotherapie

Fallbeispiel 4

Die Mutter der 23 Monate alten Pia berichtet im Erstgespräch, dass das Mädchen nachts bis zu 10-mal
erwache und nur in seltenen Fällen alleine in den
Schlaf finde. Sie schlafe abends im eigenen Bett ein,
aber nur, wenn sie dabei an der Hand der Mutter
zupfen könne. Schnuller, Kuscheltiere, Musikbeglei-
tung oder Nachtlicht reichten nicht aus, um ihr »das
Einschlafen schmackhaft zu machen«. Nach zwei
Stunden erwache Pia und wechsle ins Elternbett.
Dies begleitet die Mutter, die allein in der Eltern-
Säuglings-/Kleinkind-Sprechstunde erscheint, weil
der Vater beruflich eingebunden ist, mit ambivalenten Gefühlen: Einerseits genießt sie die körperliche Nähe zu Pia, die in ihren Augen »viel zu schnell
groß geworden ist«, andererseits fragt sie sich, ob
es für die Entwicklung des Mädchens nicht schäd-
lich ist, es im Elternbett schlafen zu lassen. Nach
der Sichtweise ihres Partners gefragt, berichtet die
Mutter, dass dieser Pia das Schlafen im Elternbett
lassen wolle, »weil sie doch noch so klein ist«. Am
Tag sei Pia schnell unzufrieden, quengele (»nichts
kann man ihr recht machen«) und zeige eine große
Anhänglichkeit an die Mutter. Versuche, Pia durch
motorische Angebote richtig müde zu machen, sei-
en gescheitert. Das Vorgehen aus *Jedes Kind kann
schlafen lernen*, das sie gelesen habe, halte sie für
»brutal«, das könne sie »nicht machen«.
Zur Lebenssituation berichtet die Mutter, dass ihr
deutlich älterer Ehemann ein Kind aus einer früheren Beziehung habe. Da sie die meiste Zeit mit
Pia verbringe, erhebe sie den Anspruch darauf, bei
allen Entscheidungen das letzte Wort zu haben.
Ein deutliches Autonomie- und Kontrollbedürfnis
der Mutter wird deutlich, aber auch eine Überforderung mit der aktuellen Situation, in der sie sich
durch den Partner wenig unterstützt fühlt. Mutter
und Kind halten sich häufig und oft auch über mehrere Tage bei den Eltern der Mutter auf, dort fühlt
die Mutter sich wohl. Die Familie denkt über einen
Umzug in die Nähe der Großeltern nach. Die Mutter
äußert den Wunsch, auch Zeit ohne Kind zu haben,
dies sei aber nur möglich, wenn die Großmutter Pia
betreue. Sie (die Mutter) schleiche sich dann heim-
lich weg, weil sie den Protest des Kindes beim Ab-

schied nicht aushalte. Meist treffe sie Pia bei ihrer Rückkehr zufrieden spielend an, was bei ihr ambivalente Gefühle auslöse. Auf der einen Seite sei sie froh, dass Pia sich wohlfühle und dass es ihr gut gehe, auf der anderen Seite sei es für sie schwer zu akzeptieren, dass ihre Tochter bereits nach so kurzer Zeit »nicht mehr an mich denkt«.
Im Erstgespräch wirkt die Mutter von Pia müde, unkonzentriert und etwas ungepflegt. Sie klagt über ständigen Schlafmangel, abendliches Grübeln, Einschlafschwierigkeiten und eine anhaltende körperliche Anspannung. Das Mädchen sitzt während der ganzen Begegnung auf dem Schoß der Mutter und zeigt keine Wünsche zur Exploration des Raumes. Gelegentlich quengelt es, will etwas zu trinken, etwas essen, nach Hause gehen … In der Interaktion erscheint die Mutter zunächst zugewandt, doch es fällt ihr zunehmend schwerer, bei den Forderungen ihres Kindes ruhig zu bleiben. Sie wirkt angespannt, wütend, hat Tränen in den Augen. Schließlich sagt sie verzweifelt: »Wenn ich sie doch nur verstehen würde! Wann kann sie endlich sprechen?«

In Spezialambulanzen, Beratungsstellen und psychotherapeutischen Praxen sind diejenigen Eltern anzutreffen, für die Verhaltensanweisungen und Selbsthilfemaßnahmen alleine keine ausreichende Lösung darstellen. Im individuellen Rahmen können die Fragen, warum es ein Kind nicht schafft, alleine ein- und durchzuschlafen, bzw. warum Eltern ihr Kind nicht alleine schlafen lassen können, betrachtet werden. Diagnostisch und therapeutisch werden bewusste und unbewusste Hintergründe betrachtet, die es Eltern erschweren, dem Kind die zum Ein- und Durchschlafen erforderlichen Funktionen übergangsweise bereitzustellen bzw. die im Zusammenhang damit auftretende Beunruhigung des Kindes auszuhalten und zu modulieren. Unerträgliche Gefühle, die z. B. auftreten, sobald es um das abendliche Einschlafen geht, hängen oft mit frühkindlichen Erfahrungen der Eltern zusammen, die durch Schwangerschaft, Geburt und die erste Zeit mit dem Kind als »Gespenster der Vergangenheit« (Fraiberg et al. 1975) mobilisiert werden. Das Aufnehmen, Halten und Bewahren negativer kindlicher Gefühlsäußerungen, das sog. Containment (vgl. Cierpka 2012, S. 88), ist vor diesem Hintergrund nicht möglich.

Das Schreien des Kindes im Kontext des Schlafens kann dann z. B. zu einer übermäßigen Aktivität der Eltern führen, weil diese den erlebten inneren Spannungszustand nicht aushalten. Schuldgefühle, weil man dem Kind »zu viel zumutet«, müssen z. B. sofort durch verstärkte körperliche Nähe wiedergutgemacht werden, die dann aber von ambivalenten Gefühlen begleitet ist. Das Containment ist eng verbunden mit der Fähigkeit zur Mentalisierung (Fonagy et al. 2004; vgl. Cierpka 2012, S. 408), d. h. zum Nachdenken über und Differenzieren von eigenen und fremden seelischen Zuständen, was wiederum ein Verstehen eigenen und fremden Verhaltens ermöglicht. Die Mentalisierungsfähigkeit erlaubt es Eltern, sich in die Bedürfnislage des Kindes einzufühlen und auf dieser Basis Signale, wie z. B. Schreien, als Ausdrucksmöglichkeit des Kindes zu verstehen und für die Gestaltung der Interaktionen mit dem Kind rund um das Schlafen im Zuge der Abstimmungs- und Begleitungsprozesse zu nutzen. Dies schafft die Grundlage für das Wahrnehmen und adäquate Interpretieren kindlicher Signale und eine daran angepasste entwicklungsangemessene Unterstützung des Ein- und Durchschlafens. In einem psychotherapeutischen Prozess kann gemeinsam mit den Eltern versucht werden, sich, orientiert an Signalen des Kindes, in dessen Befinden einzufühlen, darauf zu antworten und kindliche Reaktionen einzuschätzen. In einer solchen Interaktion erlebt das Kind sich verstanden und gehalten. Die Eltern können sich als kompetent und selbstwirksam erleben – ein Gefühl, das vielen Müttern und Vätern nach der Erfahrung, ihr Kind in vielen Situationen nicht beruhigen und nicht in den Schlaf bringen zu können, verloren gegangen ist und zu einer tiefen Verunsicherung beigetragen hat. Bei Pia (vgl. Fallbeispiel 4) handelt es sich um eine über den 6. Lebensmonat hinaus persistierende Ein – und Durchschlafstörung, die vor dem Hintergrund der mit dem selbstständigen Ein- und Durchschlafen verbundenen Trennungsthematik zwischen Eltern und Kind verständlicher wird. Im Sinne der Bindungstheorie stellt das Einschlafen eine Trennungssituation dar, während das nächtliche Erwachen mit einer Wiedervereinigung gleichsetzbar ist. Untersuchungen des Zusammenhangs zwischen Bindungsmustern bei 18 Monate alten Kindern und Schlafstörungen im Alter von 30 Monaten (Nolte et al. 2006) zeigten, dass sicher gebundene Kinder häufiger kombinierte Ein- und Durchschlafstörungen hatten. Vermutet wird, dass das sensible Einstellen auf kindliche Bedürfnisse und deren Beantwortung der frühen Bindungsentwicklung zuträglich sind, aber die für das selbstständige Ein- und Durchschlafen erforderlichen Schritte der Autonomieentwicklung behindern können. Unsicher gebundene Kinder zeigten ausgeprägte selbststimulierende Verhaltensweisen (z. B. an Fingern saugen o. Ä.), vermutlich, um negative Affekte und Bindungsverhalten im Kontext des Schlafens zu unterdrücken (Nolte et al. 2006).

Daneben können Kinder Anforderungen im Zuge der Autonomieentwicklung nur dann selbstständig bewältigen und sich zum Schlafen von ihren Eltern lösen, wenn diese die kindliche Autonomieentwicklung gutheißen und unterstützen. Eigene Konflikte der Eltern in der Auseinandersetzung mit Nähe- und Autonomiebedürfnissen können durch das Erleben dieser Entwicklungsschritte beim Kind reaktualisiert oder verstärkt und entsprechend den Bewältigungsformen der Eltern beantwortet werden. Pias Mutter erscheint wenig abgegrenzt von ihrer eigenen Mutter und wiederholt diese Beziehungsgestaltung mit der eigenen Tochter. Das Aufrechterhalten intensiver elterlicher Unterstützung beim Einschlafen kann ein Nähebedürfnis bei den Eltern von Pia befriedigen, hält das Kind aber auch gleichzeitig in der Abhängigkeit und behindert die Entwicklung selbstregulatorischer Fähigkeiten. Das Verstehen der Bedeutung kindlicher Schlafstörungen im Kontext der elterlichen Lebensgeschichte ermöglicht eine Bearbeitung im psychotherapeutischen Setting, die Eltern in die Lage versetzt, die kindliche Entwicklung zu begleiten und sich auf unterschiedliche Entwicklungsphasen einzustellen (Barth 1999). Das Gleiche gilt für Schlafstörungen im Rahmen von generalisierten Regulationsstörungen sowie Störungen der Bindungssicherheit (Papoušek 2007), bei denen ein Schlaftraining Trennungsängste oder Verlassenheitsgefühle wecken oder verstärken könnte.

4.7 Parasomnien

> **Parasomnien**
>
> Parasomnien im Kindesalter sind in der Regel reifungsbedingte, vorübergehende Phänomene, die den Schlafprozess unterbrechen, aber keine primäre Störung des Schlaf-Wach-Zustands darstellen (Fonagy et al. 2004; Papoušek 2007). Sie zählen nicht zu den frühkindlichen Regulationsstörungen, kommen jedoch bereits gegen Ende der Kleinkindphase vor. Sie werden in Aufwachstörungen, REM-Schlaf-gebundene Parasomnien (z. B. nächtlicher Albtraum) und andere Parasomnien (z. B. schlafbezogene Enuresis) eingeteilt (Schramm u. Riemann 1995).

Der Pavor nocturnus (»Nachtschreck« oder »sleep terror«) verunsichert aufgrund seiner beeindruckenden Symptomatik Eltern von Kleinkindern oft sehr und wird daher hier exemplarisch für die Klasse der Aufwachstörungen, die aus einer Tiefschlafphase heraus entstehen, erörtert. Nächtliche Albträume als Vertreter der REM-Schlaf-gebundenen Parasomnien sind die häufigste Form der Parasomnien im Kindesalter (Rabenschlag 2001).

Der Pavor nocturnus äußert sich in einer unvollständigen Weckreaktion aus dem Non-REM-Schlaf und findet in der Regel im ersten Drittel des Nachtschlafs am Ende der ersten Tiefschlafphase statt. Diese Parasomnie geht mit wenig Reagibilität auf Außenreize, schwerer Erweckbarkeit und anschließender Desorientiertheit einher. Ihr Auftreten ist mit Stress, emotionalen Belastungen, fiebrigen Erkrankungen, Lärm oder Schlafmangel als auslösenden Bedingungen assoziiert.

Fallbeispiel 5

Ein plötzlicher panischer Schrei aus dem Kinderzimmer lässt die Eltern zwei Stunden nach dem Zubettbringen ihres 18 Monate alten Sohnes Dino hochschrecken. Dino liegt mit weit aufgerissenen Augen und einem besorgniserregenden Angstausdruck im Gesicht in seinem Bettchen, weint, zupft an der Bettdecke herum, schlägt dann wild um sich und droht sich selbst durch Kopfschlagen zu verletzen. Er schwitzt stark, zittert und ist in großer Anspannung. Nach ein paar Minuten zieht er sich an den Gitterstäben seines Bettchens hoch, rüttelt wie wild daran und tobt weiter. Er wirkt wie von Sinnen, und obwohl er wach erscheint, ist er nicht ansprechbar. Die besorgten Eltern versuchen Dino auf den Arm zu nehmen. Er wehrt sich gegen Berührung und schreit scheinbar panisch weiter. Die Eltern haben einige Mühe, Dino zu wecken. Als sie ihn schließlich wachgerüttelt haben, blickt er verwirrt um sich und reagiert kaum auf die beruhigenden Worte seiner Mutter. Er lässt sich ins Bett legen und schläft nach kürzester Zeit wieder ruhig ein. Am nächsten Morgen erwacht Dino ein bisschen quengelig, der nächtliche Schrecken hat jedoch keinerlei sichtbare Spuren hinterlassen.

Solche kurzen, meist nur bis zu 10 Minuten dauernden Episoden eines Pavor nocturnus erschrecken und schockieren viele Eltern. Der »Nachtschreck« geht beim Kind mit einer hohen vegetativen Erregung einher, die Eltern beobachten panische Angst. Weder körperlich noch psychisch sind langfristige Schädigungen bekannt. Befindet sich das Kind in einer sicheren Umgebung, ist die Verletzungsgefahr während einer solchen Attacke äußerst gering.

Bei Albträumen schrecken betroffene Kinder aus einer Traumphase heraus auf, sind wach oder leicht erweckbar und binnen weniger Augenblicke orientiert. In aller Regel besteht unmittelbar und auch am nächsten Morgen eine lebhafte und detaillierte Erinnerung an Trauminhalte (Fricke-Oekermann u. Lehmkuhl 2008). Durch das Erinnern der angstauslösenden Eindrücke aus dem Traum ist ein Wiedereinschlafen erschwert. Treten Albträume gehäuft auf, entstehen bei Kindern wie bei Eltern ein hoher Leidensdruck sowie sekundäre Einschlafprobleme.

Fallbeispiel 6

Der 3-jährige Mika wälzt sich im Bett herum, stöhnt, schreckt schließlich aus dem Schlaf auf und schreit nach seinen Eltern. Er sitzt zitternd und weinend im Bett und wiederholt ständig dieselben Satzfetzen, die seinen Sturz vom Klettergerüst am Tag zuvor beschreiben. Die Mutter nimmt Mika in die Arme und beruhigt ihn. Seine Aufregung lässt nur langsam

nach. Nachdem seine Mutter ihn ins Bett zurückgelegt hat, weigert sich Mika, die Augen zuzumachen, und wehrt sich gegen den Schlaf. Sehr erschöpft nimmt die Mutter Mika schließlich mit ins Elternbett, wo er binnen weniger Minuten einschläft.

4.7.1 Diagnostik

Neben dem ausführlichen Gespräch mit dem Kind und den Bezugspersonen sowie dem Führen eines Schlaftagebuchs kann das Aufzeichnen einer nächtlichen Episode per Video durch die Eltern hilfreich sein (Vella 2003). Differenzialdiagnostisch sollten bei häufig auftretendem Pavor nocturnus ein epileptisches Geschehen und andere neurologische Erkrankungen ausgeschlossen werden (Dt. Gesellschaft für Kinder- und Jugendpsychiatrie u. Psychotherapie et al. 2007). Bei ständig wiederkehrenden Albträumen im Kleinkindalter können Interaktions- oder Bindungsstörungen zwischen Kind und Bezugspersonen oder andere emotionale Belastungen vorliegen.

> **Praxis**
>
> Auch in der Diagnostik der Parasomnien sind die Tagesbefindlichkeit und die selbstregulatorischen Fähigkeiten des Kindes zu beachten. Hieraus ergeben sich z. B. Hinweise darauf, inwiefern das Schlafbedürfnis des Kindes berücksichtigt wird bzw. wie gut die altersentsprechenden Entwicklungsaufgaben rund um den Schlaf bewältigt werden. Insbesondere der Pavor nocturnus geht immer wieder mit einer Unterschätzung des kindlichen Schlafbedarfs einher.

Der Pavor nocturnus lässt sich als Aufwachstörung in einigen Details von Albträumen abgrenzen:

- Er entsteht aus einer Tiefschlafphase heraus, Albträume dagegen entstehen aus einer REM-Schlafphase.
- Bei Aufwachstörungen besteht eine schwere Erweckbarkeit mit anschließender Desorientierung, bei Albträumen hingegen ist das Kind leicht erweckbar und zeigt keine oder eine geringe Desorientierung.

- Während das Kind nach einem Nachtschreck schnell und ohne Schwierigkeiten einschläft, verzögert sich das Wiedereinschlafen nach Albträumen häufig und ist oft mit Ängsten verbunden.
- Begleitende physiologische Erregung wie Schwitzen, Tachypnoe und Tachykardie ist beim Pavor nocturnus stark ausgeprägt und zeigt sich bei Albträumen in geringerer Form.
- Episoden eines Nachtschrecks werden bei Wiedererwachen nicht, Albträume dagegen häufig gut erinnert.

4.7.2 Therapie

Bei Aufwachstörungen wie dem Pavor nocturnus sind folgende Interventionen hilfreich:
- konsequentes Sichern der Schlafumgebung, um Verletzungen zu verhindern,
- Psychoedukation der Eltern über Aufwachstörungen als Entwicklungsphänomen,
- Verzicht der Eltern auf insistierende Befragungen am nächsten Tag, die das Kind verunsichern können,
- Verzicht der Eltern auf den Versuch, das Kind in der Nacht zu wecken,
- Sorge für eine ausreichende Schlafhygiene, z. B. das Einhalten eines regelmäßigen Schlaf-Wach-Rhythmus mit ausreichender Schlafdauer.

Daneben gilt es weitere mögliche Belastungen, die als mitauslösende Bedingungen infrage kommen, zu bearbeiten (▶ Kap. 6.3). Nur in sehr seltenen Fällen sind im Kindesalter medikamentöse Behandlungen oder weitere psychotherapeutische Maßnahmen bei Aufwachstörungen notwendig (Fricke-Oekermann u. Lehmkuhl 2008).

Im Gespräch mit den Eltern ist ein feinfühliger Umgang mit den elterlichen Ängsten und Sorgen wichtig. Die imponierende Symptomatik des Nachtschrecks wird von Eltern häufig mit einer »schweren Erkrankung« gleichgesetzt, weshalb Eltern die entlastende Information der Ungefährlichkeit manchmal nur nach sorgfältiger somatischer Diagnostik und dem Einbezug negativer organischer Befunde annehmen können.

Albträume sind in der frühen Kindheit genauso normal wie das Träumen von schönen Dingen. So stellt das angstbesetzte Träumen nicht unweigerlich eine psychische Störung dar (Largo 2001). Erst wenn Albträume häufig (mehrmals pro Woche) und über einen längeren Zeitraum hinweg auftreten und das Kind auch tagsüber durch das nächtliche Erleben verängstigt wirkt, besteht Interventionsbedarf. Eine Beratung der Eltern bezüglich des entwicklungspsychologischen Stellenwertes von Albträumen und des individuellen Bedarfs an einer nächtlichen Verarbeitungsmöglichkeit kann ein Verstehen ermöglichen und eine erste Entlastung darstellen. Der Umgang mit entwicklungsbedingten Trennungserfahrungen und das Schaffen einer Balance zwischen Autonomiestrebungen und Abhängigkeitswünschen kann beim Kind Angst auslösen, die z. B. in Albträumen Ausdruck finden. Diese wichtige Entwicklungsaufgabe der Kleinkindphase fordert von den Eltern einerseits, für ausreichendes Erleben von Nähe und Geborgenheit zu sorgen, und andererseits, dem Bedürfnis ihres Kindes nach Autonomie genügend Raum zu gewähren (Largo 2001). Auch hier kann die Bearbeitung einer eigenen (Autonomie-)Problematik der Eltern, die die Begleitung der Entwicklung des Kindes beeinträchtigt, notwendig sein (▶ Kap. 6.3).

4.8   Fallstricke in der Praxis

Die Übertragung von Erkenntnissen über Klinik, Diagnostik und Therapie von Schlafstörungen im Erwachsenenalter auf frühkindliche Schlafprobleme ist aufgrund entwicklungsabhängiger Besonderheiten kontraindiziert. Werden entwicklungsabhängige Parameter bei der Diagnostik und Therapie von frühkindlichen Ein- und Durchschlafstörungen sowie Parasomnien nicht berücksichtigt, können Interventionen nicht nur scheitern, sondern die Symptomatik sogar verschlimmern. Beispielhaft sei hier nochmals auf den Versuch, »Schlafdruck« beim jungen Säugling aufzubauen, hingewiesen. Eltern, denen fälschlicherweise dazu geraten wird, berichten häufig von eskalierenden Teufelskreisläufen. Kinder zeigen zudem das bei Erwachsenen diagnostisch relevante

»Sichbeschäftigen« mit dem erlebten Schlafdefizit und das explizite Leiden unter Schlafmangel nicht unbedingt in eindeutig erkennbarer Weise (Fricke-Oekermann u. Lehmkuhl 2007). Sie erscheinen z. B. diffus schlecht gestimmt, unleidlich, empfindlich, unzufrieden, weinerlich, lethargisch oder motorisch besonders unruhig. Das Interpretieren dieser Verhaltensweisen als Zeichen für Schlafmangel liegt zunächst bei den Eltern, die damit den Zustand des Kindes markieren.

In der beratenden und psychotherapeutischen Praxis müssen die den Eltern zur Verfügung stehenden Kompetenzen und Ressourcen in die Planung der Interventionen einbezogen werden. Eine Änderung des kindlichen Schlafverhaltens ist nur über eine veränderte Herangehensweise und Haltung der Eltern zu erwirken. Somit rücken elterliche Gefühle, Haltungen und Erfahrungen zeitweise stark und berechtigterweise in den Vordergrund. Bei zu wenig Beachtung der elterlichen Belastung und Belastetheit werden Interventionen, die von den Eltern zu Hause umgesetzt und getragen werden müssen, gefährdet und das familiäre System unter Umständen weiter destabilisiert.

Auch kindliche Besonderheiten beeinflussen das Gelingen der Behandlung immens. Je nach Temperament, tatsächlichem Entwicklungsalter und z. B. körperlicher Gesundheit reagieren Kinder auf Interventionen sehr unterschiedlich. Eine individualisierte Herangehensweise ist daher dringend erforderlich. Nicht jedes Kind kann auf die gleiche Art und Weise zum gleichen Zeitpunkt schlafen lernen, sondern jedes Kind benötigt sein eigenes Tempo und eine ihm angemessene Form der Begleitung seiner Möglichkeiten.

Fazit

Das frühzeitige Erkennen kindlicher Ein- und Durchschlafstörungen und Parasomnien kann zur Vermeidung ungünstiger, chronifizierender Entwicklungsverläufe beitragen. Die Aufklärung der Eltern über kindliches Schlafverhalten und die spezifische Schlafstörung ihres Kindes unter Berücksichtigung von Alter und Entwicklungsstand kann zu einer ersten Entlastung der Gesamtsituation beitragen und ein Verständnis für die Problematik entstehen lassen. Sowohl für die Diagnose als auch im Hinblick auf mögliche Interventionen ist der Einbezug entwicklungsbedingter Parameter hoch relevant.

Literatur

Barth R (1999) Schlafstörungen im Kontext der Autonomieentwicklung. Monatsschr Kinderheilkd 147: 488–492

Borébly AA (1982) A two process model of sleep regulation. Hum Neurobiol 1: 195–204

Cierpka M (Hrsg) (2012) Frühe Kindheit 0–3 Jahre. Springer, Heidelberg

Deutsche Gesellschaft für Kinder- und Jugendpsychiatrie und Psychotherapie et al (Hrsg) (2007) Leitlinien zur Diagnostik und Therapie von psychischen Störungen im Säuglings-, Kindes- und Jugendalter, 3. Aufl. Deutscher Ärzte-Verlag, Köln. ▶ http://www.awmf.org/uploads/tx_szleitlinien/028-028_S1_Regulationsstoerungen_im_Saeuglingsalter__u.a._F98.2__11-2006_11-2011.pdf. Zugegriffen: 20. Oktober 2011

Dilling H, Mombour W, Schmidt MH (2008) Internationale Klassifikation psychischer Störungen. ICD-10. Kapitel V (F). Huber, Bern

Ferber R (1985) Solve your child's sleep problems. Simon & Schuster, New York

Fonagy P, Gergely G, Jurist EL, Target M (2004) Affektregulierung, Mentalisierung und die Entwicklung des Selbst. Klett-Cotta, Stuttgart

Fraiberg S, Adelson E, Shapiro V (1975) Ghosts in the nursery. A psychoanalytical approach to the problems of impaired infant-mother relationships. J Am Acad Child Psychiatry 14: 387–421

Fricke-Oekermann L, Lehmkuhl G (2007) Nichtorganische Schlafstörungen im Kindesalter. Monatsschr Kinderheilkd 7: 616–623

Fricke-Oekermann L, Lehmkuhl G (2008) Schlafstörungen. In: Petermann F (Hrsg) Lehrbuch der klinischen Kinderpsychologie. Hogrefe, Göttingen, S 603–620

Iglowstein I, Jenni OG, Molinari L, Largo RL (2003) Sleep duration from infancy to adolescence: reference values and generational trends. Pediatrics 111: 302–307

Jenni OG (2009) Säuglingsschreien und Schlaf-Wach-Regulation. Monatsschr Kinderheilkd 157: 551–557

Jenni OG, Benz C, Largo RH (2008) Schlafstörungen in den ersten beiden Lebensjahren. In: Borke J, Eickhorst A (Hrsg) Systemische Entwicklungsberatung in der frühen Kindheit. Facultas, Wien, S 164–188

Kast-Zahn A, Morgenroth H (1995) Jedes Kind kann schlafen lernen: Vom Baby bis zum Schulkind: Wie Sie Schlafprobleme ihres Kindes vermeiden und lösen können. Oberstebrink, Ratingen

Largo RH (2001) Babyjahre. Piper, München.

Louis J, Cannard C, Bastuji H, Challamel J (1997) Sleep ontogenesis revisited: a longitudinal 24-hour home polygraphic study on 15 normal infants during the first two years of life. Sleep 20: 323–333

Nolte N, Pott W, Pauli-Pott U (2006) Schlafstörungen und Bindungsqualität im Kleinkindalter. Psychother Psychosom Med Psychol 56: 154–161

Papoušek M (2007) Frühkindliche Regulationsstörungen. In: Mattejat F (Hrsg) Lehrbuch der Psychotherapie, Bd 4: Verhaltenstherapie mit Kindern, Jugendlichen und ihren Familien. CIP-Medien, München, S 407–420

Papoušek M, Rothenburg S, Cierpka M, von Hofacker N (2006) Regulationsstörungen in der frühen Kindheit. CD-basierte Fortbildung. Stiftung Kindergesundheit

Rabenschlag U (2001) So finden Kinder ihren Schlaf. Herder, Freiburg

Schieche M, Rupprecht C, Papoušek M (2004) Schlafstörungen: aktuelle Ergebnisse und klinische Erfahrungen. In: Papoušek M, Schieche M, Wurmser H (Hrsg) Regulationsstörungen der frühen Kindheit. Huber, Bern, S 145–170

Schramm E, Riemann D (1995) ICSD – Internationale Klassifikation der Schlafstörungen. Beltz/PVU, Weinheim

Vella S (2003) Abklärungen von Schlafstörungen im Kindes- und Jugendalter und der Stellenwert der Polysomnographie. Paediatr 3: 49–54

Winnicott D (1951) Übergangsobjekte und Übergangsphänomene. In: Winnicott D (Hrsg) (1974) Von der Kinderheilkunde zur Psychoanalyse. Kindler, München

Wolke D, Meyer R, Orth B, Riegel K (1994) Häufigkeit und Persistenz von Ein- und Durchschlafproblemen im Vorschulalter: Ergebnisse einer prospektiven Untersuchung an einer repräsentativen Stichprobe in Bayern. Prax Kinderpsychol Kinderpsychiatr 43: 331–339

Ziegler M, Wollwerth de Chuquisengo R, Papoušek M (2004) Exzessives Schreien im frühen Säuglingsalter. In: Papoušek M, Schieche M, Wurmser H (Hrsg) Regulationsstörungen der frühen Kindheit. Huber, Bern, S 111–144

Fütterstörungen bei Säuglingen und Kleinkindern

Consolata Thiel-Bonney und Nikolaus von Hofacker

M. Cierpka (Hrsg.), *Regulationsstörungen*, Psychotherapie: Praxis,
DOI 10.1007/978-3-642-40742-0_5, © Springer-Verlag Berlin Heidelberg 2015

Frühkindliche Fütter- und Gedeihstörungen mit kindlicher Nahrungsverweigerung oder mangelnder Akzeptanz neuer Geschmacksrichtungen, Nahrungskonsistenzen und -texturen sind für besorgte Eltern häufig ein Grund, den Kinderarzt aufzusuchen. Da für die Eltern nicht selten das kindliche Überleben auf dem Spiel steht, zeigen sie sich meist emotional hoch belastet. Persistierende Fütterstörungen können mit Beeinträchtigungen der kindlichen Entwicklung und der Eltern-Kind-Beziehung einhergehen. Dieses Kapitel ermöglicht einen Einblick in Diagnostik, Beratung und Therapie von Fütterstörungen. Durch Aufzeigen frühzeitiger, konkreter und problemorientierter Interventionsmöglichkeiten soll ein Beitrag zur Prävention schwerwiegenderer Fehlentwicklungen des Kindes wie auch der Eltern-Kind-Beziehung geleistet werden.

5.1   Trinken, essen und füttern: Entwicklung von Essfertigkeiten im sozialen Kontext

Trinken und Essen sind überlebensnotwendig und ein biologisches Grundbedürfnis des Menschen. Darüber hinaus benötigen Kind und Eltern aber erfüllende emotionale und soziale Erfahrungen im Zwiegespräch, im gemeinsamen Spiel und beim Füttern und Gefüttertwerden, um sich kennenzulernen, Befriedigung und Kompetenz zu erleben, ihre Beziehung zu festigen und körperlich-seelisches Wohlbefinden in einer positiven Gegenseitigkeit zu erfahren.

Das gesunde Neugeborene verfügt über die Fähigkeit, Hunger und Sättigung zu signalisieren und die Trink- und Nahrungsmenge selbst zu regulieren (Papoušek 2002). In seiner weiteren Entwicklung gelingt es dem Kind, sich an neue Geschmacksrichtungen, veränderte Konsistenzen und Texturen anzupassen und den Übergang vom Trinken zur Löffelnahrung zu bewältigen. Spezifische sensible Zeitfenster, z. B. für das Einführen neuer Geschmacksrichtungen und Texturen zwischen dem 4. und 8. Lebensmonat, erleichtern die Bewältigung dieser Entwicklungsaufgaben. Neben Hunger, Durst und Appetit, die für die innere Motivation des Kindes zur Nahrungsaufnahme

eine wichtige Rolle spielen, hat das Kind auch das Bedürfnis, sich aktiv an der Fütterinteraktion zu beteiligen und schließlich selbstständig zu essen. Die Eltern unterstützen es dabei regulatorisch und bieten Nahrung in intuitiver Abstimmung auf seine Hunger- und Sättigungssignale sowie seine motorischen, kognitiven und sozial-emotionalen Fertigkeiten an (Papoušek 2002).

Die kindlichen Entwicklungsaufgaben im Kontext der Ernährung sind in ◘ Tab. 5.1 zusammengefasst (für eine differenzierte Übersicht s. Papoušek et al. 2004; Wolke 2005; van den Engel-Hoek 2008). Für eine ungestörte Nahrungsaufnahme ist ein komplexes und koordiniertes Wechselspiel unterschiedlicher somatopsychischer und interaktioneller Prozesse verantwortlich. Kürzlich herausgegebene Handlungsempfehlungen sollen Eltern und Ärzte in diesem Prozess unterstützen (Koletzko et al. 2013) und Orientierung geben, da sich betroffene Eltern nicht selten im Dschungel widersprüchlicher Aussagen in unterschiedlichsten Medien verlieren. Bei der Bewältigung der nachstehend aufgeführten Entwicklungsaufgaben kann es immer wieder zu Anpassungsschwierigkeiten kommen. Wenn diese nicht von Eltern und Kind gemeinsam gemeistert werden, können sie zu tief greifender elterlicher Verunsicherung und Ängsten führen und sind dann oft Grund einer Vorstellung beim Kinderarzt.

5.2   Definition und Symptomtrias der Fütterstörung

> **Fütterstörung**
>
> Eine Fütterstörung liegt gemäß den Leitlinien (von Hofacker et al. 2007) vor, wenn
> - die Störung seit mindestens einem Monat besteht und die Fütterinteraktion von den Eltern als problematisch und belastend empfunden wird,
> - die einzelne Mahlzeit durchschnittlich mehr als 45 Minuten beansprucht und/oder
> - das Intervall zwischen den Mahlzeiten weniger als 2 Stunden beträgt.

☐ Tab. 5.1 Frühkindliche Entwicklungsaufgaben im Kontext der Fütterung und Nahrungsaufnahme

Alter	Nahrung	Entwicklungs- und Anpassungsaufgabe
1. Trimenon	Muttermilch/Flaschennahrung	Saugen (Brust/Flasche), Rhythmus von Hunger und Sättigung
2. Trimenon	Flaschennahrung, Beginn mit pürierter, breiiger Nahrung	Übergang zur Flaschennahrung, erhöhte Intensität des Saugens, Anpassung an die Löffelkost
2. Halbjahr	Löffelkost, zunehmend stückig, grob und handlich	Neue Geschmacksrichtungen, Konsistenzen und Texturen, zunehmend sitzende Position
2. Jahr	Grob gehackte und klein geschnittene Nahrung, rohes Obst und Gemüse, später regelmäßige Mahlzeiten am Tisch; Trinken aus der Tasse	Selbstständiges Essen und Trinken
3. Jahr	Tischkost	Zunehmende Übernahme familiärer und kultureller Konventionen

Die Fütterstörung kann mit einer frühkindlichen Gedeihstörung einhergehen, die entsprechend den fachspezifischen Leitlinien die in der folgenden Definition aufgeführten Kriterien aufweist (von Hofacker et al. 2007; GPGE 2007).

Gedeihstörung

- für Säuglinge mit einem Geburtsgewicht ≥ 3. Perzentile:
  - Gewichtsabfall < 3. Perzentile und/oder
  - Wechsel von mehr als 2 Perzentilenkurven durch Gewichtsverlust oder -stillstand über einen Zeitraum von mindestens 2 bzw. 3 Monaten (Alter des Kindes ≤ 6. Lebensmonat bzw. > 6. Lebensmonat)
- für Säuglinge mit einem Geburtsgewicht < 3. Perzentile:
  - jede fehlende Gewichtszunahme über mindestens einen Monat
  - erniedrigtes Längensollgewicht

Der mangelnden Gewichtszunahme oder der Gewichtsabnahme folgt in der Regel eine Wachstumsstörung.

Die hohe »Komorbidität« zwischen organischen Belastungsfaktoren und Problemen in der Fütterinteraktion weist von Beginn an auf ein komplexes Zusammenspiel von somatischen, psychosozialen und interaktionellen Aspekten in der Entstehung von Fütterstörungen hin. Entsprechend sollte die Trennung zwischen organischer und nicht organischer Fütter- und Gedeihstörung nicht weiter aufrechterhalten werden (Benoit 2000; Papoušek 2002; von Hofacker et al. 2004; Wolke 2005; Bryant-Waugh et al. 2010). Fütterstörungen sind von dem Beziehungskontext, in dem sie sich entwickeln, nicht zu trennen. Sie sind wie andere frühkindliche Regulationsstörungen (▶ Kap. 1, Kap. 3, Kap. 4 und Kap. 8) durch eine Symptomtrias gekennzeichnet (Papoušek et al. 2004; von Hofacker et al. 2004):

Symptomtrias der Fütterstörung
- Fehlentwicklung in der kindlichen Regulation der Nahrungsaufnahme und des Trink-/Essverhaltens,
- dysfunktionale Interaktions- und Kommunikationsmuster zwischen Eltern und Kind im Fütterkontext; Beeinträchtigung der koregulatorischen elterlichen Unterstützung,
- elterliches Überforderungssyndrom mit Belastung oder Störung der Eltern-Kind-Beziehung.

Die multifaktorielle Entstehungsgeschichte von Fütterproblemen erfordert von Beginn an eine interdisziplinäre Zusammenarbeit in der Diagnostik und Therapie.

5.2.1 Störung der kindlichen Verhaltensregulation beim Füttern

Viele Säuglinge und Kleinkinder mit Fütterproblemen zeigen unklare Signale von Hunger und Sättigung, was die Kommunikation im Fütterkontext erschwert (Lindberg et al. 1996). Die Kinder haben scheinbar keinen Appetit, drehen den Kopf weg, spucken Nahrung aus oder verweigern passiv die Nahrungsaufnahme. Manche Kinder wehren sich gegen das Sitzen am Tisch, sind überaus ablenkbar und stellen die Nahrungsaufnahme bei attraktiven äußeren Reizen sofort ein; andere lassen sich erst unter solchen Ablenkungsmanövern füttern. Einige Kinder zeigen ein überaus wählerisches Essverhalten (Jacobi et al. 2003; Papoušek et al. 2004; Zero To Three 2005), andere eine heftige angstgetönte Abwehr bei der Berührung im Gesichts-, Mund- oder Rachenbereich oder auch schon vor Beginn der Mahlzeit, wenn sie die Flasche oder den Teller erblicken.

Insbesondere bei jungen Säuglingen finden sich neben den Fütterproblemen häufig weitere regulatorische Probleme (▶ Kap. 3), was die Nahrungsaufnahme und das Einführen eines passenden Schlaf-, Mahlzeiten- und Spielrhythmus erschwert. In ihrer Not weichen die Eltern auf nächtliche Stillmahlzeiten aus oder füttern ihr Kind im Halbschlaf.

5.2.2 Dysfunktionale Interaktion

Die Eltern eines Kindes, das schlecht isst, geraten schnell unter einen immensen emotionalen Druck, sind sie doch »Garanten« für die Ernährung und das Gedeihen ihres Kindes. Isst ein Kind bei einer Mahlzeit nicht ausreichend, füttern es die Eltern häufig aus Sorge, es könnte an Gewicht abnehmen, schon nach kurzer Zeit erneut. Die Mahlzeiten dauern lange, sind hoch angespannt, und nicht selten wird unter Druck oder Zwang gefüttert, um eine genügende Kalorienaufnahme zu sichern. In der Familie dreht sich bald alles nur noch um das Thema »Essen« – ein freudiger Austausch im Spiel findet kaum noch statt. So schilderte ein Vater, er habe sein Kind »nur noch als Bauch wahrgenommen«. Den Eltern gelingt es immer weniger,

während der Mahlzeit eine angenehme Atmosphäre zu schaffen und dem Kind positive Rückmeldungen zu geben, wenn es z. B. Hunger, Interesse an der Nahrung oder Essenslust zeigt. Wird das Kind, um es zur Nahrungsaufnahme zu motivieren, z. B. durch Spielangebote abgelenkt, machen diese Angebote das Verweigern möglicherweise besonders »interessant« (Lindberg et al. 1996; Papoušek et al. 2004). In einem solch angespannten Kontext wehrt sich das Kind zunehmend gegen die elterliche Kontrolle und Einschränkung seines Bedürfnisses nach Selbstregulation der Nahrungsaufnahme. Das soziale Miteinander ist in einen Kreislauf negativer Gegenseitigkeit geraten (s. auch Ammaniti et al. 2004).

5.2.3 Elterliches Überforderungssyndrom

Insbesondere die Mütter von Kindern mit einer Fütterproblematik erleben sich bald in ihrer genuinen Rolle als »Nährende«, die das Überleben des Babys sicherstellt, infrage gestellt (s. auch »Mutterschaftskonstellation«, Stern 1998). War oder ist das Überleben des Kindes zudem durch Frühgeburtlichkeit, Erkrankungen oder Behinderungen bedroht, kann dies von Beginn an zu vermehrten Ängsten der Eltern im Rahmen der Fütterinteraktion führen. Sie fühlen sich erschöpft und der Verweigerung ihres Kindes hilflos ausgeliefert. Verletztes Selbstwertgefühl, Depressionen und/oder heftige Ambivalenzkonflikte mit Schuldgefühlen und wütend-aggressiven Impulsen können die Folge sein.

5.3 Prävalenz, Verlauf, Prognose

Vorübergehende Fütterschwierigkeiten sind in der Entwicklung gesunder Säuglinge häufig und werden von ca. einem Drittel der Eltern im 1. Lebensjahr des Kindes berichtet (Forsyth u. Canny 1991). Leichte bis mittelschwere Fütterstörungen treten bei 20 bis 25 Prozent der Kinder in den ersten Lebensjahren auf (Fergusson et al. 1985; Wright et al. 2007), während schwere Fütterstörungen mit 3 bis 12 Prozent deutlich weniger Kinder betreffen. Die Prävalenz von Gedeihstörungen beträgt ca. 3 bis

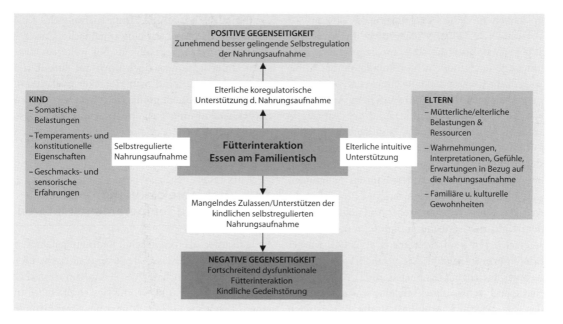

Abb. 5.1 Modell einer interaktions- und beziehungsfokussierten Ätiologie frühkindlicher Fütterstörungen (aus von Hofacker 2009)

4 Prozent; sie lag in einer Population der Münchner Sprechstunde für Schreibabys bei 7 Prozent (von Hofacker et al. 2004). Kinder mit Entwicklungsstörungen sind zu 35 bis 80 Prozent durch Fütterstörungen belastet (Burklow et al. 1998).

Frühkindliche Fütter- und Gedeihstörungen weisen eine erhebliche Persistenzrate bis ins Grundschulalter auf (Dahl et al. 1994; Marchi u. Cohen 1990; McDermott et al. 2008). Dabei gehen insbesondere Gedeihstörungen mit einem Risiko für die gesundheitliche Entwicklung des Kindes sowie für das Längenwachstum einher (Dahl 1987; Benoit 2000; Lindberg et al. 2006; Wright et al. 2007). Die Befundlage zur kognitiven Entwicklung bei Fütterstörungen ohne begleitende Gedeihstörung ist weniger einheitlich (Wolke et al. 1990; Drewett et al. 1999; Benoit 2000; Chatoor et al. 2004); eine neue Untersuchung von Wolke et al. (2009) fand einen geringen, aber signifikanten Effekt von Schrei- und Fütterproblemen auf die kognitive Entwicklung von Risikokindern im Vorschulalter. Die sozial-emotionale Entwicklung der Kinder erscheint bei allen Formen der Fütterstörung mit einer erhöhten Rate an kindlichen Verhaltensproblemen belastet, insbesondere hyperaktiven und

ängstlich-depressiven Symptomatiken (Dahl 1987; Dahl u. Sundelin 1992; Burklow et al. 1998, Wolke 2005; McDermott et al. 2008).

5.4 Einflussfaktoren bei der Entwicklung von Fütterstörungen

In der neueren Forschung und Literatur setzen sich im Hinblick auf die Entwicklung von Fütterproblemen zunehmend systemische und multifaktorielle Sichtweisen durch. Fütter- und Gedeihstörungen entstehen in einer komplexen Wechselwirkung zwischen multiplen organischen, psychosozialen, elterlichen und kindlichen Faktoren (Papoušek et al. 2004) und können in einem biopsychosozialen Bedingungsgefüge negativer Gegenseitigkeit verstanden werden (Abb. 5.1).

5.4.1 Organische Belastungsfaktoren

Organische Erkrankungen allein finden sich in Populationsstichproben nur in unter 10 Prozent als ursächlich für eine Fütterstörung (▶ Abschn. 5.2; Drewett et al. 2002; Wolke 2005). In klinischen Stichproben liegt die Rate medizinischer Belastungen je nach untersuchter Population bei 25 bis 80 Prozent (Benoit 2000; Rommel et al. 2003). Alle Erkrankungen, die mit chronischem Appetitverlust, Erbrechen, Beeinträchtigung der Nahrungsaufnahme und Verdauung einhergehen, können mit Fütterproblemen in direktem Zusammenhang stehen (Papoušek 2002; von Hofacker 2014). Auch bei primär gesunden füttergestörten Säuglingen und Kleinkindern zeigen sich in 43 Prozent leichtere, passagere neurologische Auffälligkeiten, die dem Kind die Nahrungsaufnahme möglicherweise erschweren (von Hofacker et al. 2004). Kinder mit Fütterproblemen wiesen vermehrt ein geringes Geburtsgewicht auf (Unlü et al. 2008). Mundmotorische und -sensorische Probleme sowie Störungen der Saug-Schluck-Atmungskoordination sollten insbesondere angesichts erhöhter Überlebensraten extrem frühgeborener Säuglinge in Betracht gezogen werden (Mathisen et al. 1989; von Hofacker et al. 2004; Papoušek et al. 2004; Arvedson 2008).

Frühgeborene, untergewichtige oder unreife Kinder sind ohnehin mit einem Anteil von mehr als einem Drittel innerhalb der Gruppe von Kindern mit Fütterstörung überrepräsentiert (Hawdon et al. 2000; Rommel et al. 2003; Thiel-Bonney 2006). In der Heidelberger Spezialambulanz für Eltern mit Säuglingen und Kleinkindern (Cierpka 2012, Kap. 30) werden frühgeborene Säuglinge signifikant häufiger als reifgeborene von ihren Eltern aufgrund von Fütterproblemen vorgestellt. Dabei steigt das relative Risiko für die Notwendigkeit der Inanspruchnahme einer Beratung mit sinkendem Geburtsgewicht deutlich an. Frühgeborene mit niedrigem bis extrem niedrigem Geburtsgewicht sind besonders gefährdet, eine Fütterstörung zu entwickeln (Erb et al. 2014).

Sensorische Empfindlichkeiten können die Nahrungsakzeptanz beeinflussen und den Kindern Übergänge zu neuen Geschmacksrichtungen und Texturen erschweren. Studien konnten belegen, dass manche Erwachsene (»Supertaster«) bestimmte Geschmacksrichtungen sehr viel intensiver empfinden als andere – die Dichte ihrer Zungenpapillen ist signifikant höher (von Hofacker 2009; Chatoor 2012).

Ergibt die körperliche Untersuchung des Kindes keinen Hinweis auf eine organische Ursache, so ist die Wahrscheinlichkeit, bei weiteren invasiven Untersuchungen doch noch auf eine solche zu stoßen, sehr gering (von Hofacker et al. 2004). Daher sollte mit eingreifenden Untersuchungen zurückhaltend umgegangen werden, insbesondere um dem Kind weitere oral-aversive Erfahrungen zu ersparen.

5.4.2 Probleme der Verhaltensregulation und Temperamentsfaktoren

Bedeutsamer als organische Bedingungsfaktoren sind oft zusätzliche, assoziierte regulatorische Probleme (Miller-Loncar et al. 2004; von Hofacker et al. 2004; Wolke 2005; von Kries et al. 2006). In einer Stichprobe aus der Münchner Sprechstunde für Schreibabys waren Fütterstörungen, je nach Alter des Kindes, sehr häufig mit anderen regulatorischen Problemen verbunden (z. B. Schlafproblemen, exzessivem Schreien und Trotzen, dysphorischer Unruhe, aggressiven Verhaltensweisen; von Hofacker et al. 2004).

Das Verhalten des Kindes in der Füttersituation wird zudem durch sein Temperament maßgeblich beeinflusst. »Schwierige« Temperamentsmerkmale wie Unruhe/Schwierigkeit, Unvoraussagbarkeit, mangelnde Anpassungsfähigkeit, Irritabilität, Hartnäckigkeit und mangelnde Tröstbarkeit (von Hofacker et al. 2004) und eine negative Affektivität (»mealtime negativity«; Farrow u. Blisset 2006b) erschweren es dem Kind, sich auf eine Mahlzeit, neue Geschmacksrichtungen und Texturen einzustellen, und machen es den Eltern nicht leicht, ihr Kind beim Füttern passend zu unterstützen. Kindliche Temperamentsmerkmale und elterliche interaktive Merkmale interagieren dabei häufig miteinander (Wolke et al. 1990; Hagekull et al. 1997).

5.4.3 Traumatische frühkindliche Erfahrungen

In der Entstehungsgeschichte von Fütter- und Gedeihstörungen finden sich gehäuft traumatische Erfahrungen des Kindes im Gesichts-Mund-Rachen- und Magen-Darm-Bereich, z. B. im Rahmen intensivmedizinischer Erfahrungen, medizinischer Eingriffe, Operationen und Untersuchungen, aber auch bei schmerzhaften Erkrankungen (z. B. gastroösophagealer Reflux). Auch ein als traumatisch erlebtes Verschlucken mit Erstickungsangst (Chatoor et al. 1988) oder, leider häufig, die Anwendung von Zwang beim Füttern (Festhalten, gewaltsames Mundöffnen, Füttern trotz Schreien) können dazu führen, dass jegliche Nahrungsaufnahme für das Kind mit Angst vor neuerlichen aversiven Reizen verbunden ist. Das Kind zeigt in der Folge eine angstgetönte bis phobische Abwehr gegenüber jeglicher Berührung und Stimulation im Mund-Rachen-Bereich und verweigert die Nahrungsaufnahme und das Schlucken von Nahrung (Chatoor et al. 2001). Es entwickelt sich eine »posttraumatische Fütterstörung«.

5.4.4 Elterliche und familiäre Einflussfaktoren

Soziodemografische Faktoren wie Sozialschicht, sozioökonomischer Status, Geschlecht, Bildung, Alter der Eltern, Anzahl der Geschwister etc. scheinen, entgegen früheren Forschungen, kaum einen Zusammenhang mit Fütterstörungen zu zeigen (Wolke 2005; Wright et al. 2007). Allerdings findet sich in klinischen Stichproben von Kindern mit schwerer Gedeihstörung auch eine Untergruppe von Familien mit multiplen psychosozialen Belastungen und dysfunktionalen familiären Beziehungsmustern (Benoit 2000; Papoušek et al. 2004). Gedeihstörungen sind jedoch nur in ca. 9 Prozent der Fälle direkter Ausdruck von emotionaler Deprivation und Vernachlässigung (Wolke 2005).

Elterliche biologische und psychosoziale Belastungen stehen in enger Wechselwirkung mit kindlichen Einflussfaktoren. Daten aus der Münchner Sprechstunde für Schreibabys demonstrieren eine erhöhte Rate von prä-, peri- und postnatalen Belastungsfaktoren, die die intuitive Kompetenz der Eltern im Fütterkontext und die kindliche Selbstregulation beeinträchtigen können (von Hofacker et al. 2004; Papoušek et al. 2004).

Auch psychosoziale mütterliche und elterliche Belastungen vor und nach der Geburt wie Depressionen, Ängste, Paarkonflikte etc. zeigten sich bei Fütterstörungen im Kindesalter in den ersten 3 Lebensjahren deutlich gehäuft (von Hofacker et al. 2004; Wright et al. 2006), wobei offenbar elterliche psychische Belastungen auch die Wahrnehmung von Fütterprobemen beeinflussen (McDermott et al. 2008).

Neuere Studien betonen zudem Zusammenhänge zwischen mütterlichen Essstörungen und frühkindlichen Fütterproblemen, ja sogar dem Untergewicht des Säuglings bereits bei der Geburt (Sollid et al. 2004; Blissett et al. 2005; Blissett u. Meyer 2006; Micali et al. 2009): Die Fütterinteraktion ist bei Müttern mit einer Essstörung häufig durch vermehrte Konflikte bei den Mahlzeiten gekennzeichnet. Die Mütter zeigen Schwierigkeiten, die Signale des Kindes bei den Mahlzeiten zu erkennen und passend zu beantworten, und sind damit weniger in der Lage, die Autonomiebestrebungen des Kindes während der Mahlzeit zu unterstützen. Beim Füttern werden vermehrt kontrollierend-intrusive Verhaltensweisen und eine negative Emotionalität beobachtet (Stein et al. 1994, 1999), was mit dem kindlichen Bedürfnis nach Selbstregulation des Essverhaltens negativ interferiert (Farrow u. Blissett 2006a; Scaglioni et al. 2008; Farrow u. Blissett 2008; Haycraft u. Blissett 2008; Reba-Harrelson et al. 2010). Insgesamt scheinen frühkindliche Konflikte bei den Mahlzeiten eher Risikofaktoren für die Entwicklung von unspezifischen Essstörungen im Jugend- und frühen Erwachsenenalter zu sein, während Hinweise für eine Begünstigung von spezifischen Essstörungen (Anorexie, Bulimie) gegenwärtig fehlen (Kotler et al. 2001; s. auch Cooper et al. 2004).

5.4.5 Fütterstörung und Bindung

Noch stärker als exzessives Schreien oder schwerwiegende Schlafprobleme können Fütterstörungen, insbesondere wenn sie mit einer Störung des kindlichen Gedeihens einhergehen, die Beziehung zwischen Eltern und Kind belasten (Papoušek et al. 2004). Umgekehrt können Probleme der Eltern, eine positive Beziehung (auch im Sinne des »Bonding«) zu ihrem Kind zu entwickeln und zu gestalten, das kindliche Essverhalten beeinträchtigen.

Ist die Eltern-Kind-Beziehung bei Fütterstörungen belastet, so kann dies die kindliche Bindungsentwicklung gefährden (Brinich et al. 1989; Chatoor et al. 1998; Ward et al. 2000; Papoušek et al. 2004).

5.5   Diagnostik

Die somatische und psychosoziale Diagnostik sollte von Beginn an als integrativer und interdisziplinärer Prozess gestaltet sein. Nur so ist es möglich, den komplexen Wechselwirkungen zwischen somatischen, psychosozialen, interaktionellen und beziehungsorientierten Faktoren bei einer Fütterstörung gerecht zu werden.

5.5.1   Diagnostische Klassifikationssysteme

Noch immer fehlt es an international verbindlichen und einheitlichen Kriterien zur Diagnostik der Fütterstörung (Papoušek et al. 2004). Das für die ersten 3 Lebensjahre entwickelte diagnostische Klassifikationssystem DC:0–3R nimmt zwar eine kriterienbezogene Differenzierung der Fütterstörungen in Untergruppen vor, ist aber bislang international nicht uneingeschränkt anerkannt. Als einzige unter den frühkindlichen Regulationsstörungen wurde die Fütterstörung in die diagnostischen Systeme ICD-10 (Dilling et al. 2010) und DSM-5 (APA 2013) aufgenommen (s. die Übersichten im Kasten). Die Komplexität der Störung bildet sich in der ICD-10 nur ungenügend ab, während das DSM-5 inzwischen den Versuch einer spezifischeren Formulierung unternimmt, eine Unterteilung in Untergruppen auch andeutet, diese dann aber nicht weiter – wie in der DC:0–3R – kriterienbezogen differenziert.

Vor dem Hintergrund ihrer langjährigen Forschungstätigkeit und ausgedehnten therapeutischen Erfahrung brachte die Arbeitsgruppe von Irene Chatoor (Chatoor 2012) ihr differenziertes Klassifikationssystem der frühkindlichen »Essverhaltensstörung« bereits 2005 in die diagnostische Klassifikation 0–3R der Arbeitsgruppe Zero To Three ein (Zero To Three 2005). Die im Kasten dargestellten Untergruppen werden auf der Achse I

(»Klinische Störungen«) verschlüsselt. Das Klassifikationsschema trägt den Entwicklungsbedingungen der ersten Lebensjahre mit der Einführung der Achse II zur Klassifikation der Eltern-Kind-Beziehung besonders Rechnung (von Hofacker et al. 2007). Die Achsen III bis V nehmen schließlich medizinische Konditionen/umschriebene Entwicklungsstörungen, psychosoziale Belastungsfaktoren und das emotionale Entwicklungs- und Funktionsniveau auf (▶ Kap. 1).

Fütterstörung nach DC:0–3R (Zero To Three 2005)
Achse I: Fütterstörungen (600ff.)
- *601. Fütterstörung mit Beeinträchtigung der homöostatischen Regulation*
    - Beginn im Neugeborenenalter.
    - Probleme des Kindes, einen ruhigen, ausgeglichenen Wachzustand beim Füttern zu erreichen oder aufrechtzuerhalten (»Regulationsstörung«).
    - Das Kind nimmt nicht genügend zu oder verliert an Gewicht.
- *602. Fütterstörung mit unzureichender Eltern-Säuglings-Reziprozität*
    - Beginn meist im 2. bis 8. Lebensmonat.
    - Mangel an sozialer Wechselseitigkeit mit der Bezugsperson (z. B. Blickkontakt, Lächeln, Vokalisieren). Häufig Hinweise für Vernachlässigung.
    - Es besteht eine Gedeihstörung.
    - Der Mangel an Bezogenheit und die bestehende Gedeihstörung sind nicht allein auf eine körperliche Erkrankung oder eine tief greifende Entwicklungsstörung zurückzuführen.
    - Häufig in Verbindung mit psychischer Erkrankung der Mutter/Eltern, Armut, Alkohol, Drogen, Vernachlässigung, Missbrauch.
- *603. Infantile Anorexie*
    - Beginn vor dem 3. Lebensjahr, meist zwischen dem 8. und 18. Lebensmonat, beim Übergang von der Flaschen- zur Löffelnahrung und beim Erlernen des selbstständigen Essens.

- Dauer: mindestens 1 Monat.
- Das Kind zeigt kaum Hungersignale oder Interesse am Essen, jedoch ein starkes Interesse an der Exploration und/oder an der Interaktion mit der Bezugsperson.
- Es besteht ein deutliches Gedeih-/ Wachstumsdefizit.
- Die Nahrungsverweigerung steht zeitlich nicht im Zusammenhang mit einem traumatischen Ereignis und ist nicht Folge einer medizinischen Erkrankung. Diese Fütterstörung entspricht der »restriktiven« Subgruppe in der DSM-5-Kategorie »restriktiv-vermeidende Fütter- und Essstörung«.

■ *604. Sensorische Nahrungsverweigerung*
- Das Kind verweigert konsequent bestimmte Nahrungsmittel aufgrund der Konsistenz, des Geschmacks, der Textur und/oder des Geruchs.
- Die Verweigerung beginnt während der Einführung eines neuen Nahrungsmittels.
- Wenn ihm die bevorzugten Nahrungsmittel angeboten werden, isst das Kind ohne Schwierigkeiten.
- Es treten Ernährungsdefizite oder eine Verzögerung der oralmotorischen und sprachlichen Entwicklung auf.
- Meist besteht keine Gedeihstörung. Diese Fütterstörung entspricht der »vermeidenden« Subgruppe in der DSM-5-Kategorie »restriktiv-vermeidende Fütter- und Essstörung«.

■ *605. Fütterstörung im Zusammenhang mit einer somatischen Erkrankung*
- Das Kind beginnt bereitwillig mit der Mahlzeit, zeigt jedoch zunehmende Anzeichen von Stress im weiteren Verlauf des Fütterns und verweigert schließlich die weitere Nahrungsaufnahme.
- Es besteht gleichzeitig eine aktuelle medizinische Erkrankung, auf welche der Arzt die Fütterproblematik zurückführen kann.

- Mit der medizinischen Behandlung bessert sich das Fütterproblem, wird jedoch nicht vollständig behoben.
- Das Kind nimmt nicht ausreichend an Gewicht zu oder verliert an Gewicht.

■ *606. Posttraumatische Fütterstörung (PTFS)*
- Die Nahrungsverweigerung folgt auf eine bedeutende aversive Erfahrung oder auf wiederholte Eingriffe im Mund-Rachen-Raum oder Gastrointestinaltrakt, die für eine intensive Stresserfahrung des Kindes verantwortlich sind.
- Der Beginn der FS ist in jedem Alter möglich.
- Erinnerungen an das traumatische Ereignis belasten das Kind und zeigen sich in antizipatorischen angstgetönten Reaktionen, z. B. wenn das Kind in die Fütterposition gebracht wird. Die Abwehr steigert sich beim Anblick der Nahrung, und das Kind zeigt großen Widerstand, die in den Mund eingeführte Nahrung zu schlucken. Es vermeidet z. B. jegliche orale oder feste Nahrung, trinkt nur im Schlaf aus der Flasche, oder es trinkt gar nicht aus der Flasche, akzeptiert jedoch die Nahrung vom Löffel.
- Die Nahrungsverweigerung bedeutet eine akute oder langfristige Bedrohung der Gesundheit des Kindes, seines Ernährungszustands und Wachstums und eine Beeinträchtigung seiner (oralmotorischen) Essentwicklung.

Die Klassifikation der Fütterstörung in der DC:0–3R wird im deutschsprachigen Raum kontrovers diskutiert (Kroll 2011), erfreut sich aber nach einer Reihe von Trainingsworkshops von Chatoor und der Übersetzung ihres Buches ins Deutsche (Chatoor 2012) wegen ihrer klinischen Praktikabilität zunehmender Anwendung und Beliebtheit. Chatoors Beobachtungen beschränken sich allerdings auf ein bestimmtes klinisches Setting, und die vorgeschlagenen Subgruppen, Behandlungsprogramme und -ergebnisse sind empirisch noch nicht ausreichend validiert (Bryant-Waugh u. Lask 2008; von Hofacker et al. 2007; von Gontard 2010).

Fütterstörung im frühen Kindesalter nach ICD-10 (F98.2) (Dilling et al. 2010)

Laut der ICD-10 handelt es sich um eine für das frühe Kindesalter spezifische Störung beim Gefüttertwerden mit unterschiedlicher Symptomatik. Die Störung umfasst Nahrungsverweigerung und extrem wählerisches Essverhalten bei

- angemessenem Nahrungsangebot,
- einer einigermaßen kompetenten Betreuungsperson,
- Abwesenheit einer organischen Erkrankung.

Die Fütterstörung kann auch von Rumination begleitet sein. Weil geringere Schwierigkeiten beim Essen im frühen Kindesalter recht verbreitet sind, sollte eine Störung nur dann diagnostiziert werden, wenn

- ihr Ausmaß deutlich außerhalb des Normbereichs liegt,
- das Essproblem qualitativ abnorm ist oder
- das Kind nicht zunimmt bzw. über einen Zeitraum von mindestens einem Monat an Gewicht verliert.

Auszuschließen sind

- Umstände, bei denen das Kind von anderen Erwachsenen als den gewöhnlichen Betreuungspersonen problemlos Nahrung annimmt,
- organische Krankheiten, die die Nahrungsverweigerung hinreichend erklären,
- umfassendere psychiatrische Störungen,
- Fütterschwierigkeiten im Kontext von Betreuungsfehlern,
- Fütterprobleme bei Neugeborenen.

Die Definition nach ICD-10 weist vielfältige Mängel und Ungenauigkeiten auf, z. B. stellt sich die Frage, wie genau eine »einigermaßen kompetente Bezugsperson« zu definieren ist. Ein Teil der Probleme dieser Definition wurde im DSM-5 vermieden, z. B. der kategorische Ausschluss einer organischen oder psychiatrischen Erkrankung, auch muss im DSM-5 nicht eine Gedeihstörung vorliegen, es reicht eine

»bedeutsame Einschränkung psychosozialer Funktionen«. Zu hoffen ist, dass die ICD-11 die im DSM-5 aufgestellten Kriterien noch weiterentwickelt und differenziert.

Fütterstörung im Säuglings- und Kleinkindalter nach DSM-5 (APA 2013)

In das DSM-5 wurden im Kapitel »Essstörungen« auch frühkindliche und kindliche Fütter- und Essstörungen unter der Kategorie 307.59 als sog. »restriktiv-vermeidende Fütter- und Essstörung« aufgenommen. Voraussetzung ist allerdings, dass die Fütter- und Essstörung nicht Teil einer andernorts klassifizierbaren medizinischen oder psychiatrischen Erkrankung ist. Ist dies der Fall, muss die primäre Diagnose klassifiziert werden, es sei denn, die Fütterstörung ist so schwer, dass sie eigenständig und spezifisch neben der Primärdiagnose zu behandeln ist (s. unten). Die restriktiv-vermeidende Fütter- und Essstörung wird folgendermaßen definiert:

A. Der Nahrungs- und/oder Energiebedarf ist nicht ausreichend gesichert, wobei eins oder mehrere der folgenden Kriterien erfüllt sind:
   - signifikante Gewichtsabnahme (bzw. mangelhaftes Gewichts- oder Längenwachstum),
   - signifikanter Mangel an notwendigen Nahrungsstoffen,
   - Sondenernährung,
   - bedeutsame Einschränkung psychosozialer Funktionen.

B. Es gibt keinen Hinweis darauf, dass mangelnde Verfügbarkeit von Nahrung oder assoziierte kulturell sanktionierte Bräuche die Störung ausreichend erklären.

C. Tritt nicht ausschließlich in Zusammenhang mit Anorexie oder Bulimie auf, keine Körperschemastörung.

D. Bei Assoziation mit medizinischen oder psychiatrischen Begleiterkrankungen muss die Störung schwer genug sein, um eigenständig behandlungsbedürftig zu sein.

Unter Kriterium A ist explizit erwähnt, dass bereits eines der vier aufgeführten Kriterien für die Diagnose ausreicht und damit auch eine »bedeutsame Einschränkung psychosozialer Funktionen« allein, also ohne begleitende Gedeihstörung, die Kriterien erfüllt. Dies ist ein entscheidender Fortschritt gegenüber der ICD-10. Der Begriff »restriktiv-vermeidende Fütter- und Essstörung« zielt auf drei wesentliche Untergruppen von Fütter- und Essstörungen ab, die sowohl in der DC:0–3R für das Säuglings- und Kleinkindalter als auch von der englischen Arbeitsgruppe um Rachel Bryant-Waugh (Bryant-Waugh et al. 2010) für das Kindesalter sehr ähnlich, wenn auch unter unterschiedlichen Termini beschrieben wurden. Während die eine Subgruppe Kinder umfasst, die zu wenig essen (»infantile Anorexie«/DC:0–3R, »restriktive Essstörung«/Bryant-Waugh et al. 2010), bezieht sich eine weitere Subgruppe auf Kinder, die zwar genügend, aber hoch selektiv essen (»sensorische Nahrungsverweigerung/DC:0–3R, »selektive Essstörung«/Bryant-Waugh et al. 2010), während eine dritte Untergruppe aufgrund aversiver Erfahrungen eine konditionierte, angstgetönte Abwehr entwickelt (»posttraumatische Fütterstörung/DC:0–3R, »konditionierte Dysphagie«/Bryant-Waugh et al. 2010). Alle drei Subgruppen sind im DSM-5 unter der Gruppe »Restriktiv-vermeidende Fütter- und Essstörung« zusammengefasst. Obwohl eine detaillierte Differenzierung in Subgruppen wie im DC:0–3R (Zero To Three 2005) nicht erfolgt, erwähnt das DSM-5 unter »Diagnostische Kriterien« sowie unter »Entwicklung und Verlauf« explizit auch kleine Säuglinge, die nach DC:0–3R der sog. »Fütterstörung mit Beeinträchtigung der homöostatischen Regulation« entsprechen, sowie Säuglinge, die der »Fütterstörung mit Beeinträchtigung der Eltern-Säuglings-Reziprozität« entsprechen. Mit Ausnahme der Fütterstörung bei medizinischen Grunderkrankungen, die gemäß DSM-5-Kriterien andernorts zu klassifizieren ist, sind damit in die Kategorie 307.59 alle fünf Fütterstörungen der Klassifikation DC:0–3R in das DSM-5 eingegangen.

Da das Füttern junger Kinder ein »fundamental beziehungsorientierter und multisystemischer Prozess« ist, schlagen Davies et al. (2006) Kriterien einer »Fütterstörung zwischen Eltern und Kind«

vor, die die gesamte Komplexität der Fütterstörung von Beginn an umfasst. Eine multiaxiale Diagnostik sollte dementsprechend kindliche Komponenten (medizinische, entwicklungs- und verhaltensorientierte Charakteristiken), elterliche Anteile, die Eltern-Kind-Beziehung und den sozialen und ernährungsbezogenen Kontext des Fütterns gleichermaßen beschreiben.

5.5.2 Diagnostische Schritte im Fütterkontext

Die Diagnostik erfolgt leitlinienorientiert (von Hofacker et al. 2007; s. auch von Hofacker 2009) mit
- einer störungsspezifischen Anamnese der Symptomatik, jeweils bezogen auf
  - das Kind und die Eltern,
  - die Interaktion und Beziehung,
  - die Familie/das kindliche Umfeld;
- einer (videogestützten) Verhaltensbeobachtung und Analyse der Fütterinteraktion und weiterer interaktiver Kontexte,
- Verhaltensprotokollen und Tagebüchern (z. B. Schrei-, Fütter-, Schlafprotokollen (vgl.
  ▶ Kap. 1)
- symptomspezifischen Fragebögen, z. B.
  - Fragebogen zum Schreien, Füttern und Schlafen (Groß et al. 2007),
  - Fragebogen zur Ess- und Fütteranamnese (von Hofacker et al. 2002),
  - Anamnesebogen frühkindliche Fütterstörung und Sondenentwöhnung (Wilken u. Jotzo 2009),
- Elternfragebögen
  - zum kindlichen Verhalten (z. B. Child Behaviour Checklist 1½–5; Achenbach u. Rescorla 2000),
  - zum kindlichen Temperament (z. B. Inventar zum kindlichen Temperament/IKT),
  - zu den elterlichen Belastungen (z. B. Elterliches Belastungsinventar/EBI),
- einer strukturierten Einschätzung der Eltern-Kind-Beziehung (z. B. Parent-Infant Relationship Global Assessment Scale/PIR-GAS im DC:0–3R; Zero To Three 2005).

◘ Tab. 5.2   Beurteilung der Fütterinteraktion

Kindliches Verhalten	Elterliches Verhalten	Interaktions- und Beziehungs-merkmale
– Stimmungslage – Ess-/Fütterfertigkeiten (Saug-aktivität, Kauen, Schlucken) – Zeichen von Interesse an akti-ver, selbstständiger Beteiligung – Klarheit kindlicher Signale von Appetit, Hunger, Durst, Sättigung – Hinweis auf sensorische Beson-derheiten, selektive Nahrungs-verweigerung – Ablenkbarkeit, angstgetönte Abwehr, provokativ-trotzige Verhaltensweisen	– Positionierung von Kind und Bezugs-person – Grundstimmung der Bezugsperson(en) – Strukturierung der Mahlzeit, Klarheit von Beginn und Ende sowie von Grenzen – Responsivität bzgl. kindlicher funktio-naler vs. dysfunktionaler Verhaltens-weisen – Positive/negative verbale und non-verbale Begleitung und Rückmel-dungen an das Kind; Konsistenz der Botschaften – Art und Angemessenheit motivatio-naler Unterstützung, Ablenkung vs. Kontrolle, Druck, Zwang – Unterstützung kindlicher Autonomie und Selbstregulation bei der Nah-rungsaufnahme – Elterliche Modellfunktion	– Gelingende Sequenzen positi-ver Gegenseitigkeit, erfolg-reiches, an kindliche Signale und Bedürfnisse angepasstes Fütterverhalten – Dysfunktionale, nicht ange-passte Interaktionsabläufe – Ausmaß an Anspannung, Kon-flikten, Machtspielen während der Mahlzeit – Hinweis auf inkonsistente Ver-haltensweisen auf Paarebene; Paarkonflikte

Um *funktionale und dysfunktionale Muster* aufzu-finden und die Eltern möglichst konkret beraten zu können, ist es von besonderer Bedeutung, eine Fütter- und Esssituation zu beobachten und mög-lichst eine Videoaufzeichnung anzufertigen, die später ressourcenorientiert mit den Eltern bespro-chen werden kann (s. auch ▶ Kap. 10). Eine einfa-che Möglichkeit ist, die Eltern zu bitten, zu Hause eine Fütter- und Esssituation, möglichst am Fami-lientisch, mit Kamera oder Smartphone zu filmen (Homevideo) und mitzubringen. Die Fütter- und Esssituation wird gemäß der Trias kindlicher, elter-licher und interaktioneller Anteile analysiert (Pa-poušek et al. 2004; von Hofacker et al. 2004; vgl. ◘ Tab. 5.2).

Der *Schweregrad* einer Fütterstörung (von Hof-acker et al. 2007; Papoušek et al. 2004) bemisst sich an

– der Dauer der Fütterproblematik,
– der Generalisierung und Pervasivität der Regulationsproblematik (z. B. in Verbindung mit exzessivem Schreien, Trotzen und Schlaf-problemen),
– der Beeinträchtigung der somatischen (Ge-deihstörung), mentalen, psychosozialen und

sprachlichen Entwicklung des Kindes und der Bewältigung seiner Entwicklungsaufgaben und
– dem Ausmaß der Belastung der Eltern-Kind-Beziehung.

Die ◘ Abb. 5.2 fasst die diagnostischen Schritte nochmals in einem »diagnostischen Entschei-dungsbaum« zusammen.

5.6   Beratung und Therapie

Eine erfolgreiche Therapie der frühkindlichen Füt-terstörung kann nur in einer tragfähigen Beziehung zwischen den Eltern und dem/den Helfer(n) ge-lingen. Häufig geht einem ersten therapeutischen Kontakt ein langer Weg der Familie durch verschie-dene Institutionen voraus, der die Eltern weiter ver-unsichert und ihre Schuldgefühle vertieft.

Fallbeispiel 1

Eine Mutter eines Säuglings mit Fütterstörung äu-ßert: »Wir waren schon überall, aber die Ärzte ha-ben organisch nichts gefunden. Nun haben sie uns zu Ihnen geschickt und gesagt, das Essproblem

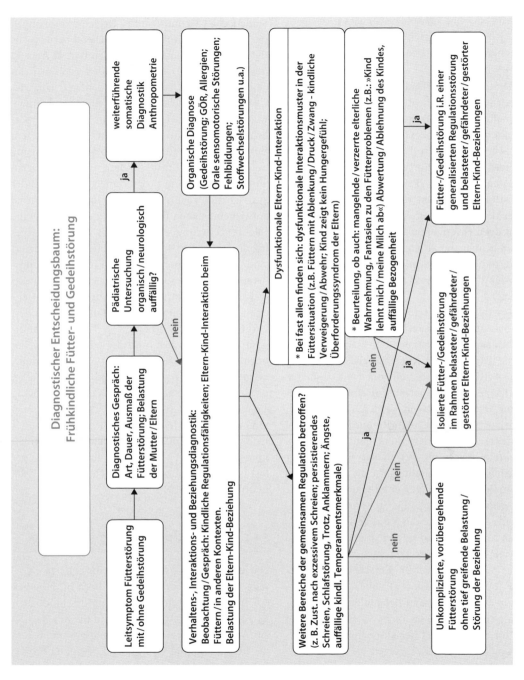

Diagnostischer Entscheidungsbaum:
Frühkindliche Fütter- und Gedeihstörung

Leitsymptom Fütterstörung mit / ohne Gedeihstörung

Diagnostisches Gespräch: Art, Dauer, Ausmaß der Fütterstörung; Belastung der Mutter / Eltern

Pädiatrische Untersuchung organisch / neurologisch auffällig?

ja → weiterführende somatische Diagnostik Anthropometrie

Organische Diagnose (Gedeihstörung; GÖR, Allergien; Orale sensomotorische Störungen; Fehlbildungen; Stoffwechselstörungen u.a.)

nein

Verhaltens-, Interaktions- und Beziehungsdiagnostik: Beobachtung / Gespräch: Kindliche Regulationsfähigkeiten; Eltern-Kind-Interaktion beim Füttern / in anderen Kontexten. Belastung der Eltern-Kind-Beziehung

Dysfunktionale Eltern-Kind-Interaktion

* Bei fast allen finden sich: dysfunktionale Interaktionsmuster in der Füttersituation (z.B. Füttern mit Ablenkung / Druck / Zwang - kindliche Verweigerung / Abwehr; Kind zeigt kein Hungergefühl; Überforderungssyndrom der Eltern)

* Beurteilung, ob auch: mangelnde / verzerrte elterliche Wahrnehmung, Fantasien zu den Fütterproblemen (z.B.: »Kind lehnt mich / meine Milch ab«) Abwertung / Ablehnung des Kindes, auffällige Bezogenheit

ja → Fütter-/Gedeihstörung i.R. einer generalisierten Regulationsstörung und belasteter / gefährdeter / gestörter Eltern-Kind-Beziehungen

Weitere Bereiche der gemeinsamen Regulation betroffen? (z. B. Zust. nach exzessivem Schreien; persistierendes Schreien, Schlafstörung, Trotz, Anklammern; Ängste, auffällige kindl. Temperamentsmerkmale)

ja

nein

nein

Isolierte Fütter-/Gedeihstörung im Rahmen belasteter / gefährdeter / gestörter Eltern-Kind-Beziehungen

ja

nein

Unkomplizierte, vorübergehende Fütterstörung ohne tief greifende Belastung / Störung der Beziehung

Abb. 5.2 Diagnostischer Entscheidungsbaum (aus Papoušek et al. 2004; mit freundlicher Genehmigung der Autoren und der Stiftung Kindergesundheit)

unseres 18 Monate alten Sohnes sei sicher seelisch bedingt. Da im Alltag meist ich für die Mahlzeiten zuständig bin, habe ich wohl bisher alles falsch gemacht. Ich habe das Gefühl, schuld daran zu sein, dass er nicht isst. Wir wissen nicht mehr weiter!«

Das Beratungs- und Therapiekonzept sollte somatische, entwicklungsorientierte und verhaltensnahe Interventionen ebenso einschließen wie psychodynamische und familiendynamische Aspekte. In einer wertschätzenden Begegnung können sich die Eltern mit ihren Sorgen, aber auch mit ihren Kompetenzen in dem Bemühen um ihr Kind anerkannt und respektiert fühlen. Nur dies ermöglicht es den Eltern, auch ambivalente Gefühle bis hin zu aggressiven Impulsen, die sie ihrem Kind gegenüber manchmal empfinden, zu artikulieren und Vertrauen in die eigenen Kräfte zu entwickeln, die sie als Verbündete im therapeutischen Prozess benötigen.

Oftmals sind mehrere Therapeuten mit einem Kind befasst, z. B. Kinderärzte, Logopäden, Ergotherapeuten, Physiotherapeuten, Psychotherapeuten und Experten für Kinderpsychosomatik. Ein solches Setting kann im voll- oder teilstationären Bereich einer Klinik leichter als im ambulanten Setting zur Verfügung gestellt werden, doch empfehlen wir auch im ambulanten Rahmen den Aufbau regionaler, individueller therapeutischer »Netzwerke« zur Betreuung betroffener Familien. Für den Erfolg einer Behandlung ist die Kooperation aller am Prozess Beteiligten entscheidend. Nur eine reibungslose Zusammenarbeit gewährleistet größtmögliche Sicherheit für das Kind und seine Eltern, die sich sonst schnell unterschiedlichen Sicht- und Handlungsweisen ausgesetzt fühlen.

Der »therapeutische Entscheidungsbaum« (vgl. ◘ Abb. 5.3; Papoušek et al. 2004) fasst das Vorgehen in der Beratung und Behandlung der Fütterstörung zusammen. Von einer vorübergehenden Krise im Fütterkontext bei ausreichenden kindlichen und elterlichen Ressourcen bis zu schweren Beeinträchtigungen der Beziehung zwischen Eltern und Kind umfasst das therapeutische Spektrum vier Ebenen, die im Folgenden erläutert werden sollen.

5.6.1   Somatische Ebene

Somatische Grund- und Begleiterkrankungen (► Abschn. 5.4.1) müssen ausreichend berücksichtigt und ggf. mitbehandelt werden (vgl. ◘ Abb. 5.2 und ◘ Abb. 5.3). Die Eltern werden sich nur dann emotional auf den oft belastenden und langwierigen therapeutischen Prozess einlassen können, wenn sie nicht die alleinige Sorge um das körperliche Wohl des Kindes tragen müssen. In diesem Zusammenhang raten wir zur Vorsicht im Umgang mit ambulanten, insbesondere internetbasierten Sondenentwöhnungsprogrammen. Wenn Kinder ausreichend wachsen/gedeihen und sich normal entwickeln, sollten die Eltern von den Ärzten eine Rückversicherung erhalten, dass keine weitergehenden körperlichen Untersuchungen indiziert sind (Bernard-Bonnin 2006). Eine Ernährungsberatung ist insbesondere bei einer stagnierenden Gewichtsentwicklung hilfreich, um die Kalorienaufnahme im Rahmen einer Mahlzeit zumindest vorübergehend zu erhöhen (z. B. durch kalorisches Anreichern der Nahrung oder das Angebot hochkalorischer Zusatznahrung). Physiotherapie, Logopädie und Ergotherapie sind in vielen Fällen unverzichtbar, insbesondere bei der Behandlung eines Kindes mit (oral-)sensorischen und (oral-) motorischen Entwicklungsproblemen. Ein gutes medizinisches Management bedeutet jedoch nicht immer, dass das Fütterproblem im Anschluss gelöst ist (Bernard-Bonnin 2006; Nelson et al. 1998; Mathisen et al. 1999).

5.6.2   Entwicklungsbezogene Ebene

Die entwicklungspsychologisch orientierte Beratung informiert und berät die Eltern im Hinblick auf die Reifung und Entwicklung des kindlichen Essverhaltens (► Abschn. 5.1) und die Bereitschaft zur Anpassung an neue Ernährungsgewohnheiten, die Bedeutung von Hunger und Sättigung für die Regulation der Nahrungsaufnahme, eine qualitativ und quantitativ altersgerechte Ernährung und das Erkennen und entwicklungsgerechte Beantworten der kindlichen Signale im Fütterkontext. Es wird besprochen, mit welchen entwicklungspsychologischen Themen sich das Kind und seine Eltern

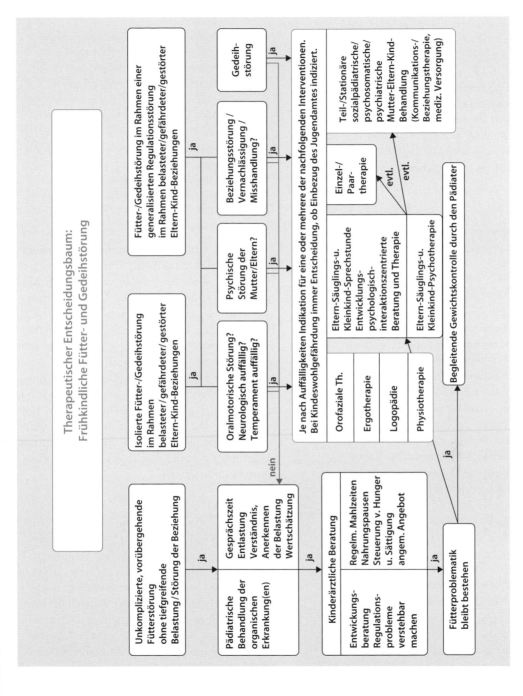

■ **Abb. 5.3** Therapeutischer Entscheidungsbaum (modifiziert nach Papoušek et al. 2004; mit freundlicher Genehmigung der Autoren und der Stiftung Kindergesundheit)

gerade auseinandersetzen (z. B. verstärkte Autonomiebestrebungen des Kindes), wie diese Themen in die Fütterthematik eingebettet sind und wie die Eltern sie im Kontext der Mahlzeiten passend berücksichtigen können.

Schließlich werden »Essensregeln« (s. Übersicht im Kasten) eingeführt, die sich am kindlichen Entwicklungsstand orientieren und individuell mit den Eltern abgestimmt werden. Sie verfolgen das Ziel, dem Kind eine durch Hunger und Sättigung gesteuerte eigenständige Regulation der Nahrungsaufnahme zu ermöglichen (von Hofacker et al. 2004).

Essensregeln (nach Papoušek et al. 2004; von Hofacker et al. 2004; Bernand-Bonnin 2006)

- Feste Mahlzeiten in einem regelmäßigen Tagesablauf, möglichst gemeinsam mit anderen Familienmitgliedern (Lernen am Modell, soziale Verstärkung).
- Kein Nahrungsangebot zwischen den Mahlzeiten; Wasser ad libitum, jedoch nicht kurz vor der Mahlzeit.
- Die Eltern bestimmen, wann, wie oft und was das Kind isst.
- Das Kind bestimmt, ob und wie viel es isst.
- Schaffen einer entspannten, angenehmen Atmosphäre während der Mahlzeit.
- Beachtung kindlicher Hunger- und Sättigungssignale: kein Nahrungsangebot ohne kindliches Signal!
- Kleine Portionen anbieten.
- Kein Spiel, keine Ablenkung während der Mahlzeiten.
- Vermeiden von Druck oder Zwang, keine Forcierung der Nahrungsaufnahme.
- Positive Zuwendung bei Interesse am Essen und aktiver Teilnahme; Unterstützen und Verstärken von altersangemessenem, zunehmend selbstständigem Essverhalten.
- Ignorieren von Zeichen kindlicher Vermeidung, Abwehr, Ablenkung; evtl. pausieren während der Mahlzeit, bis das Kind wieder Interesse zeigt.

- Dauer der Mahlzeiten: höchstens 30 Minuten.
- Grenzsetzung nach festgesetzten Regeln bei unangemessenem Essverhalten, z. B. durch Wegräumen des Essens nach 10 bis 15 Minuten, wenn das Kind nur mit der Nahrung spielt, oder Beenden der Mahlzeit, wenn das Kind wütend Essen umherwirft.
- Mund abwischen nur nach Beenden der Mahlzeit.
- Nahrungsmittel sollten nicht als Belohnung oder Geschenk eingesetzt werden.

Geht die Fütterstörung mit weiteren Regulationsproblemen einher (z. B. mit Schlafproblemen), so sollten diese zuerst bzw. mit behandelt werden; häufig lässt sich so auch die Regulation der Nahrungsaufnahme verbessern (von Hofacker et al. 2007). Bei frühen Regulationsstörungen (z. B. in Verbindung mit exzessivem Schreien, erhöhter Irritabilität und chronischer Unruhe; s. auch ▶ Abschn. 5.4.2) erhalten die Eltern Unterstützung und Anleitung, auf welche Weise sie ihr Baby beruhigen und es in seiner Selbstregulation stärken können (von Hofacker 2009). Die Eltern sollten ihr Kind möglichst bei ersten Hungersignalen in einem wachen und ausgeruhten Zustand und in einer altersangemessenen Position füttern.

Fallbeispiel 2

Ein 4 Monate alter Säugling wird wegen einer ausgeprägten Regulationsstörung mit exzessivem Schreien, ausgeprägter Schlaf-Wach-Regulationsstörung und Fütterproblemen in einer Schreisprechstunde vorgestellt. Der Säugling wache nachts bis zu 10-mal auf, könne nur durch die Flasche beruhigt werden und müsse tags und nachts zur Beruhigung herumgetragen werden. Tagsüber habe er kaum ruhige Wachphasen, besonders stark schreie er, wenn er hungrig sei. Dann trinke er aber nicht selten so hastig, dass er sich verschlucke und in der Folge die Flasche verweigere. Beide Eltern, vor allem die Mutter sind chronisch erschöpft und am Ende ihrer Kräfte.

In der Intervention wird im Rahmen eines hierarchisierten Vorgehens zunächst mit den Eltern erarbeitet, wie die Schlaf-Wach-Regulation des Säuglings verbessert werden kann. Mit ergotherapeutischer Unterstützung werden Wege gefunden (Babyhängematte u. a.), wie sich der Säugling ohne Herumtragen in Schrei- und Unruhephasen beruhigen kann. Insbesondere lernen die Eltern, auf Zeichen der Überreizung und Müdigkeit zu achten. Nachts wird das Nahrungsangebot auf zwei Flaschenmahlzeiten reduziert. Im Verlauf von einer Woche schafft es der Säugling, nachts bis zu 4 Stunden am Stück zu schlafen, auch die Einschlafsituation verbessert sich merklich und verläuft nicht mehr protrahiert über eine Stunde. Durch den besseren und erholsameren Nachtschlaf verbessert sich die Wachregulation tagsüber erheblich, der Säugling hat zunehmend längere aufmerksame und ruhige Wachphasen, in denen die Füttersituation meist recht entspannt abläuft. Nahrungsangebote erfolgen nur noch bei ruhigem Verhaltenszustand und in regelmäßigen Abständen und nicht mehr zur Beruhigung.

Generell sollte auf ruhige und störungsfreie Umgebungsbedingungen bei den Mahlzeiten geachtet werden – dies gilt insbesondere für das Essen mit älteren, leicht ablenkbaren Kindern. Diese sollten zudem dazu angehalten werden, den Tisch nicht vor Beendigung der gemeinsamen Mahlzeit zu verlassen, da sie häufig nur bei ausreichender Mahlzeitendauer genügend essen; der Anreiz, ein neues Spiel zu beginnen, ist meist größer als die Motivation, sich so lange mit dem Thema »Essen« zu beschäftigen, bis eine ausreichende Sättigung erreicht ist (s. auch den Überblick in ▶ Abschn. 5.5.1, Fütterstörung nach DC 0–3R, »Infantile Anorexie«, sowie Chatoor 2012).

5.6.3 Interaktions- und kommunikationszentrierte Ebene

Die interaktions- und kommunikationszentrierte Beratung möchte die Eltern verstärkt für die Bedürfnisse ihres Kindes sensibilisieren (vgl. ▶ Kap. 3). Die Eltern werden, meist videogestützt (Thiel-Bonney 2002; vgl. ▶ Kap. 10), angeleitet und ermutigt, entwicklungsangemessen und kontingent auf die Signale des Kindes zu antworten. Dies geschieht in belasteten Kontexten (z. B. beim Füttern, Zubettbringen, in Grenzsetzungsmomenten), sollte jedoch auch in unbelasteten Interaktionsmomenten (z. B. im Spiel) berücksichtigt werden, um Ressourcen zu erkennen und Eltern in ihrer Kompetenz zu stärken. Dabei verleiht der Therapeut dem Kind eine Stimme und »übersetzt« seine Signale so, dass die Eltern sie besser verstehen und feinfühlig beantworten können (vgl. auch Wilken et al. 2008). Dies geschieht z. B. in Fragen an die Eltern, wie sie ein bestimmtes Zeichen (z. B. von kindlicher Abwehr beim Trinken oder Essen) verstehen, welche möglichen Alternativen es bei der »Interpretation« dieses Signals gibt (z. B. »Ablehnung der Mutter« vs. »Wunsch, etwas selbst zu machen«) und welche Antwort der Eltern die kindliche Selbstregulation und Autonomie unterstützen und somit zu einer Entspannung bei der Mahlzeit beitragen kann. Bei der Arbeit mit Videosequenzen wird den Eltern im Sinne eines kompetenzstärkenden und ressourcenorientierten Vorgehens zunächst eine gelingende Fütterepisode gezeigt und gemeinsam überlegt, warum diese Situation gerade für Eltern und Kind entspannt verläuft. Im Weiteren werden dann eher dysfunktionale Sequenzen betrachtet und erörtert. Gemeinsam wird diskutiert, wie Aspekte des Gelingens auf weitere Fütterepisoden übertragen werden können. Der Vater sollte immer in das Gespräch und in die Beobachtung dyadischer und triadischer kommunikativer Momente einbezogen sein.

Die Sorge um die Ernährung eines Kindes mit einer Fütterstörung beherrscht das Alltagsleben der Familie meist vollständig; Zwiegespräch, Spiel und Entspannung sind kaum noch präsent. Der therapeutischen Unterstützung gemeinsamer freudiger Interaktions- und Beziehungsmomente im Spiel kommt daher eine besondere Bedeutung zu.

- **Besonderheiten bei sensorischer Nahrungsverweigerung und posttraumatischer Fütterstörung**

Das Nahrungsmittelspektrum ist aufgrund einer sensorischen Überempfindlichkeit mancher Kinder und in Wechselwirkung mit elterlichen Verhaltensweisen oft erheblich eingeschränkt. Die kindliche Abwehr lässt sich bei einer sensorischen Nahrungsverweigerung und bei posttraumatischen Fütterstörungen durch Hunger allein nicht einfach beseitigen. Im Rahmen einer *systematischen und graduellen Desensibilisierung* wird das Kind bei der sensorischen Nahrungsverweigerung nach einem abgesprochenen Plan schrittweise an neue, ursprünglich abgelehnte Speisen gewöhnt, wobei das Modellverhalten von Eltern und ggf. Geschwistern am Familientisch eine große Rolle spielt.

Fallbeispiel 3

Lukas, ein 1½-jähriger Junge, hatte seit der Einführung von stückiger Kost ab dem Alter von ca. 10 Monaten ein zunehmend wählerisches Essverhalten entwickelt. Zeitweilig habe er noch weichere Nahrung wie Banane oder auch weich gekochtes Gemüse toleriert, inzwischen akzeptiere er nur noch fein pürierte Nahrung und reagiere auf kleinste Stückchen im Essen mit Grimassieren, Ausdruck von Ekel und teilweise auch mit Würgen. Klinische Anamnese und Untersuchung ergaben keine Hinweise auf mundmotorische Probleme. Im Temperamentsfragebogen zeigten sich eine erhöhte Abwehr gegenüber neuen Reizen und Änderungen in den Routinen mit verlängerten Anpassungsphasen sowie eine erhöhte Ängstlichkeit.

Mit den Eltern wurde zunächst, ähnlich wie bei einer Angststörung, eine Hierarchie der abgelehnten Nahrungsmittel aufgestellt. Dann begannen die Eltern, das Nahrungsmittel mit den geringsten aversiven Reaktionen (Banane), welches Lukas auch schon einmal akzeptiert hatte, regelmäßig im Wochenspeiseplan anzubieten. Sie aßen mit Lukas zusammen Banane, motivierten ihn, kleine Mengen auszuprobieren, und gaben ihm entsprechend positive Rückmeldungen, wenn er Bananenstücke in den Mund nahm. Zunächst lehnte Lukas Banane als Zwischenmahlzeit ab, nach einer Nahrungspause wurde sie ihm erneut angeboten und bevorzugte Nahrung erst offeriert, nachdem er ein kleines Stückchen Banane probiert hatte. Nachdem Lukas sich über einen Zeitraum von 2 Wochen an Banane gewöhnt hatte, wurde ihm das nächste Nahrungsmittel in der Nahrungsmittelhierarchie angeboten. Innerhalb von 8 Wochen gelang es so, seine Akzeptanz stückiger Kost deutlich zu verbessern und sein Nahrungsspektrum zu erweitern.

Etwas anders verläuft die Desensibilisierung bei der posttraumatischen Fütterstörung. Hier werden dem Kind häufig (z. B. alle ein bis zwei Stunden) und für kurze Zeit kleine Mengen an Nahrung angeboten, bis an die Schwelle erster angstgetönter Reaktionen und ohne Forcierung der Nahrungsaufnahme (von Hofacker et al. 2007). Aversive Reize oder unangenehme Erfahrungen müssen unbedingt vermieden werden. Kinder dürfen anfangs frei mit Nahrungsmitteln experimentieren (»Spielessen«, Dunitz-Scheer et al. 2001; »Baby-Picknick«, Wilken et al. 2008). Eine Exposition von Nahrung unterschiedlicher Geschmacksrichtungen und Konsistenzen in der Nähe des Kindes außerhalb der Füttersituation (»Herumliegenlassen« von Nahrung) unterstützt die autonome und angstfreie Annäherung des Kindes an Nahrungsmittel im Spiel und den allmählichen Abbau der kindlichen Abwehr.

Wenn jegliche Berührung im Mundbereich zur Ablehnung führt, ist häufig auch eine Desensibilisierung im Mundbereich notwendig. Dann sollte eine Berührung des Kindes zunächst außerhalb der Füttersituation erfolgen, zuerst spielerisch durch Streicheln und leichtes Massieren des Körpers, dann durch die Berührung des Kopfes, der oberen Gesichtshälfte und zuletzt des Mundbereichs (Wangen, Kinn, Lippen) sowohl mit der Hand als auch mit Spielzeug (Wolke 2005). Eine begleitende mundmotorische/orofaziale Therapie, Trainersets zum Zähneputzen, das Greifen nach dem Löffel und das Spiel mit Essutensilien unterstützen die kindliche Exploration und Desensibilisierung. So lernen Säuglinge und Kleinkinder, vielfältige sensorische Reize hungerunabhängig als eine angenehme, nicht bedrohliche Form der Stimulation zu empfinden (s. auch van den Engel-Hoek 2008).

Alternative Verfahren wie das wiederholte Überschreiten der kindlichen Abwehrschwelle im Sinne des »Flooding«, z. B. durch wiederholtes kurzes Berühren der Lippen mit Nahrung trotz kindlicher Abwehr, benötigt große Erfahrung und Sicherheit des Therapeuten, ist noch wenig empirisch abgesichert und aus unserer Sicht angesichts der traumatischen Vorerfahrungen der meisten dieser Kinder ethisch nicht vertretbar (Benoit u. Coolbear 1998; Überblick über verhaltenstherapeutische Methoden: Wolke 2005).

Bei Säuglingen mit akut aufgetretener posttraumatischer Nahrungsverweigerung kann vorübergehend eine *Fütterung im Schlaf* über 2 bis 3 Monate hilfreich sein und die angstbedingte Abwehr im Wachzustand schrittweise »löschen«. Idealerweise erhält das Kind durch die Schlaffütterung so viel Nahrung, dass es im Wachzustand nur bis jeweils an die Schwelle angstgetönter Reaktion gefüttert werden muss. Schließlich kann die Nahrungsmenge am Tag langsam wieder gesteigert werden.

Während Kinder mit sensorischer Nahrungsverweigerung in der Regel ausreichend, aber hoch selektiv essen, sind Kinder mit posttraumatischer Fütterstörung häufig zunächst nur mit Sonde zu ernähren. Eine *Sondenentwöhnung* kann unter besonderen Voraussetzungen ambulant durchgeführt werden, erfolgt jedoch meist unter stationären Bedingungen und kann hier nicht ausführlicher dargestellt werden. Dunitz-Scheer et al. (2007) beschreiben eine neue Gruppe von kleinen Patienten, die als »sondendependent« bezeichnet wird. Dies sind Kinder, die als Frühgeborene oder nach chirurgischen Eingriffen meist primär mit einer nasogastrischen Sonde versorgt und dann sekundär von der Sondenernährung abhängig wurden, da der Übergang zum selbstgesteuerten Essenlernen nicht erfolgte. Bei Sondenversorgung sollten daher immer die erwartete Dauer besprochen und sekundärpräventive Maßnahmen ergriffen werden, um eine Gewöhnung an die Sondenernährung zu verhindern.

5.6.4 Psychodynamisch-beziehungszentrierte Ebene: Eltern-Säuglings-/Kleinkind-Psychotherapie

Aufgrund der vitalen Bedeutung der Ernährung und der Sorge um das Gedeihen und Überleben sind die Eltern eines Kindes mit einer Fütterproblematik meist hoch belastet. Bei den sich mehrmals täglich wiederholenden gemeinsamen Mahlzeiten werden tief sitzende elterliche Ängste aktiviert, die nicht selten in eigenen Verlusterfahrungen ihren Hintergrund haben (▶ Abschn. 5.4.4). Die Eltern fühlen sich zutiefst infrage gestellt und haltlos (Wilken et al. 2008) und benötigen eine tragende therapeutische Beziehung, um sich eigenen Unsicherheiten, Ängsten und Ambivalenzen stellen

zu können, aber auch, um Ressourcen und Stärken bei sich selbst und ihrem Kind zu entdecken. Begleitende psychodynamisch-psychotherapeutische Gespräche sind daher unverzichtbar.

Erfahrungen, Erinnerungen und Fantasien aus der Lebensgeschichte der Eltern können in der Fütterinteraktion (vgl. auch ▶ Kap. 3), als »Gespenster« aus der elterlichen Vergangenheit auftauchen und auf der wiederkehrenden Bühne der Mahlzeiten »Regie führen« (Jacubeit 2004). Die Eltern sehen dann nicht das »reale« Kind mit seinen Stärken und Schwächen vor sich, sondern wiederholen in der Interaktion mit ihrem Baby Beziehungsmuster aus der Vergangenheit. Dies kann zu einer verzerrten/abwertenden Wahrnehmung und Fehlinterpretation der kindlichen Signale führen und eine entwicklungsgemäße Unterstützung des Kindes behindern. In diesen Fällen sollte in der elterlichen Biografie auf frühkindliche Vernachlässigung, Trennungs- und Verlusterlebnisse und traumatische Erfahrungen (Gewalt, sexueller Missbrauch) geachtet werden. Bei organischen Erkrankungen oder sensomotorischen Problemen des Kindes benötigen die Eltern ein hohes Maß an Flexibilität und Adaptationsbereitschaft, um das Kind bei der Mahlzeit angemessen zu unterstützen. Sind die Bezugspersonen selbst durch Sorgen um die Gesundheit ihres Kindes (z. B. nach Frühgeburtlichkeit), durch einen schwelenden Paarkonflikt, durch transgenerationale Konflikte (z. B. Abhängigkeits-/Autonomiekonflikte) oder eine eigene psychische Erkrankung belastet, beeinträchtigt dies ihre intuitiven Kompetenzen und überlagert die Interaktion im Fütterkontext (Jacubeit 2004). Die im Kasten beispielhaft zusammengestellten Äußerungen von Eltern stammen aus Beratungskontexten und zeigen einige psychodynamische Aspekte auf, die die Eltern-Kind-Interaktion dysfunktional (mit-)gestalten können.

> **Psychodynamische Aspekte der Fütterinteraktion**
> ▬ Angst um Leben, Gedeihen und Wachstum
>   – »Mein Kind ist schon in meinem Bauch fast verhungert und kam dann zu früh auf die Welt – und jetzt schaffe ich es immer noch nicht, es ausreichend zu ernähren.«

5

- Angst vor Verlust
  - »Mein erstes Kind hatte einen Herzfehler und hat nicht getrunken – es starb kurz nach der Geburt. Das werde ich nicht noch einmal zulassen!«
- Kontrolle/Zwang vs. Autonomie
  - »Sie will immer alleine essen – aber das kann sie doch noch gar nicht!«
  - »Ein bisschen Druck muss sein – das ist immer noch besser als die Sonde.«
- Symbiose, Selbstwert, eigene Bedürftigkeit/narzisstische Kränkung
  - »Obwohl ich mich beim Kochen wieder besonders bemüht habe, hat sie *mir* nicht gegessen.«
  - »Wenn meine Tochter schlecht gegessen hat, ist der Tag für mich gelaufen.«
- Paarkonflikte
  - »Mein Mann traut ihr zu, dass sie von alleine genug isst und das Essen selbst regeln kann – er würde sie glatt verhungern lassen!«
  - »Wie beim Essen will meine Frau auch sonst immer sagen, wo's lang geht!«
- Essstörung der Eltern
  - »Ich war früher sehr dünn, und man hat mich zum Essen gezwungen. Heute bin ich übergewichtig und habe kein Gefühl für die Mengen – mein Kind soll nicht so dick werden!« (Adipositas des Vaters)
  - »Wenn sie nicht aufgegessen hat, dann esse ich den Rest und erbreche ihn wieder.« (Bulimie der Mutter)

Bei der Beobachtung des sozialen Miteinanders während der Mahlzeiten offenbaren sich bedeutsame Interaktionsmuster und Konflikte in einer ungewohnten emotionalen Dichte; sie liegen buchstäblich »auf dem Tisch« (von Hofacker et al. 2004). Um zu erkennen, wie das Fütterproblem in die jeweilige Beziehungskonstellation eingebettet ist und welche (psycho-)therapeutische Unterstützung das Kind und seine Familie benötigen, ist die Erweiterung des therapeutischen Blickwinkels von der Dyade über die Triade hin zum komplexen familiären

Beziehungsgefüge von großer Bedeutung und die Beobachtung einer gemeinsamen Mahlzeit im therapeutischen Setting oder mithilfe eines Homevideos unabdingbar.

Fallbeispiel 4
Eine Mutter stellte ihre 1¼-jährige Tochter Clara wegen Essproblemen vor. Die Erhebung der Vorgeschichte ergab eine unauffällige Fütteranamnese bis zum Beginn des selbstständigen Essens ab dem 11. Lebensmonat. Mit zunehmenden Autonomiebedürfnissen Claras wurde die Fütter- und Esssituation dann mehr und mehr konflikthaft. Insbesondere ihr Bedürfnis, mit Essen zu mantschen, es in die Hand zu nehmen und damit zu experimentieren, war für die Mutter, die zwanghaft um Reinlichkeit bemüht war, kaum auszuhalten. Die Mahlzeiten, bei denen die Mutter versuchte, Claras Explorationsbedürfnis einzugrenzen und sie kontrolliert zu füttern, was diese vehement ablehnte, zogen sich bis zu einer Stunde hin.
Neben der Fütterproblematik bestand eine Schlafproblematik, die die Mutter belastete: Clara und ihre Mutter schliefen in einem Bett, während der Vater im Wohnzimmer schlief. Die Mutter berichtete, selbst bis zum 16. Lebensjahr mit ihrer Mutter in einem Bett geschlafen zu haben, dann mit 17 Jahren mit ihrem ersten Freund im Rahmen ihrer Berufsausbildung rasch von zu Hause ausgezogen zu sein. Heute habe sie nach wie vor eine sehr enge Beziehung zu ihrer Mutter, telefoniere täglich mit ihr. Obwohl sie selbst sich wünsche, dass Clara lerne, im eigenen Bett zu schlafen, und sie wieder mit ihrem Ehemann das Bett teilen wolle, rate ihre Mutter ihr unter Verweis auf die Gefahr, das Kind in seiner Bindungsentwicklung zu beeinträchtigen, dringend davon ab.
Die Intervention zielte zunächst auf eine Bearbeitung des transgenerationalen Autonomie-Abhängigkeits-Konflikts. Die Mutter wurde in ihren eigenen Autonomiebedürfnissen bestärkt. Mit Unterstützung des Vaters lernte Clara im Rahmen einer Schlafintervention rasch, im eigenen Bettchen ein- und durchzuschlafen. Dieser Erfolg bestärkte die Mutter in ihrem Selbstvertrauen und Selbstwertgefühl, sie grenzte sich nun ihrer eigenen Mutter gegenüber immer klarer ab. Parallel dazu fing sie an, die Autonomiebedürfnisse von

Clara und ihre aktive Beteiligung in der Esssituation positiv zu begleiten, zu unterstützen und zu genießen. In einer eigenen Psychotherapie begann sie, ihre Zwangssymptomatik zu bearbeiten.

Die Essenssituation stellt jedoch nicht nur die »Bühne« für tägliche Kämpfe und Konflikte dar, sondern ist auch ein Raum für Fürsorge und Nähe, für Regulationsprozesse und positive soziale Erfahrungen zwischen Eltern und Kind, für einen freudigen kommunikativen Austausch und für die kindliche Entwicklung von Hand- und Mundmotorik, Explorationsverhalten, Aufmerksamkeitssteuerung und Autonomiestreben. Diesen positiven Erfahrungsraum gilt es mit Eltern und Kind gemeinsam (wieder) zu gewinnen.

5.6.5 Indikationen für die ambulante und die stationäre Behandlung

Die ambulante, entwicklungspsychologisch fundierte und interaktionszentrierte *Beratung* kann durchgeführt werden, wenn
— das körperliche Wohl des Kindes (z. B. das Gedeihen) nicht oder nicht bedrohlich beeinträchtigt ist und keine Hinweise auf traumatische Vorerfahrungen des Kindes vorliegen,
— die Bezugspersonen über (noch) ausreichende psychosoziale Ressourcen verfügen und Zugang zu den eigenen intuitiven Kompetenzen haben,
— die Beziehung zwischen Eltern und Kind keine relevante Beeinträchtigung erfahren hat und keine Gefahr der Kindesvernachlässigung und -misshandlung besteht,
— die kindliche Störung nicht kontextübergreifend ist und seit maximal 3 Monaten besteht (s. auch von Hofacker et al. 2007).

Eine *Eltern-Säuglings-/Kleinkind-Psychotherapie* ist indiziert (s. auch ◘ Abb. 5.2 und von Hofacker et al. 2007), wenn
— die Fütterstörung über 3 Monate hinaus persistiert und sich nach einer entwicklungsorientierten Beratung keine wesentliche Besserung der kindlichen Symptomatik zeigt,

— weitere Interaktionskontexte betroffen sind und/oder längere störungsfreie Phasen in der kindlichen Entwicklung fehlen,
— die Fütterstörung mit dysfunktionalen, maladaptiven Interaktionsmustern und Vernachlässigungs- und Misshandlungsgefährdung einhergeht,
— sich deutliche Belastungen/Störungen in den Eltern-Kind-Beziehungen zeigen, z. B. bei Beobachtung eines feindseligen, aggressiven Umgangs, verzerrter Wahrnehmung der kindlichen Bedürfnisse mit Schuldzuschreibung, Beeinträchtigung der intuitiven elterlichen Kompetenzen und eingeschränktem emotionalem Zugang zum Kind.

Finden sich organische und/oder psychische/psychiatrische Erkrankungen (z. B. schweres Überlastungssyndrom, (postpartale) Depression, Angststörungen, Psychose) der Eltern oder schwerwiegende Paarkonflikte, sollten die Mütter/Väter in eine individuelle, z. B. psychotherapeutische/psychiatrische Behandlung oder in eine Paarberatung/-therapie vermittelt werden.

Zeigt die ambulante Therapie keinen ausreichenden Erfolg, misslingt die Umsetzung interventions- und beziehungszentrierter Interventionen im häuslichen Alltag, besteht eine ausgeprägte organische/konstitutionelle Belastung des Kindes (z. B. bei Frühgeburtlichkeit, organischer Erkrankung, schwerer Gedeihproblematik) und/oder eine schwere Psychopathologie der Eltern, so wird eine *teilstationäre oder stationäre Therapie* mit Aufnahme der Bezugsperson notwendig. Die (teil-)stationäre Aufnahme ermöglicht bei einer unmittelbaren Bedrohung des körperlichen oder seelischen Kindeswohls, bei schwerwiegender Belastung des psychosozialen Umfelds/sozialer Isolation sowie bei schwerer Interaktions- und Beziehungsstörung und/oder Erschöpfung der Eltern die engmaschige Überwachung und multimodale Therapie in einem interdisziplinären Team. Wie in Spezialambulanzen sollten auch in (Tages-)Kliniken die Fachdisziplinen Pädiatrie (insbesondere Neuropädiatrie und Gastroenterologie), Entwicklungspsychologie, nach Bedarf Logopädie, Ergotherapie, Physiotherapie und die Eltern-Säuglings-/

Kleinkind-Psychotherapie verfügbar sein. Die Mütter/Eltern können die Kontrolle der Kalorienzufuhr und des Gesundheitszustands an den Kinderarzt delegieren und erleben dies häufig als wesentliche Entlastung. Das therapeutische Team sollte besonders geschult sein, um die Mütter und Väter in ihrer hohen emotionalen Anspannung ruhig begleiten und stützen zu können und Eltern und Kind einen Entwicklungsraum für die Erfahrung von Selbstwirksamkeit, Autonomie und Kompetenz bereitzustellen. Schwere Gedeihstörungen, ausgeprägte posttraumatische Fütterstörungen und die Sondenentwöhnung werden meist unter stationären Bedingungen behandelt.

■ Eine Fallgeschichte

»Wenn das so weitergeht, dann gehen wir alle noch daran kaputt! Sein Verhalten beim Essen treibt uns noch in den Wahnsinn!« Voller Anspannung, Angst und Ärger berichten die Eltern des 2½-jährigen Simon L. von persistierenden Essschwierigkeiten, die bereits seit der Geburt (mit einem normalen Körpergewicht) bestünden.

Simon esse nur sehr wenige, ausgewählte Nahrungsmittel, behalte die Nahrung lange im Mund und »sortiere« sie dort. Was er nicht möge, spucke er wieder aus. »Zornig und aggressiv« wehre er sich gegen Fütterversuche der Eltern. Die Mutter ist stundenlang mit dem Essen beschäftigt, das unter Ablenkung oder Zwang erfolgt. Im verzweifelten Bemühen, »etwas in ihn hineinzubekommen«, laufe sie Simon durch verschiedene Räume hinterher und versuche ihn auf diese Weise »nebenbei« zu füttern.

Vor dem ersten Gesprächstermin in unserer Ambulanz hatte die Kinderärztin den Jungen zur Abklärung der Gedeihproblematik in die Kinderklinik überwiesen und den Eltern mitgeteilt, ihr Sohn befinde sich in einem bedrohlichen körperlichen Zustand und müsse »sofort über eine Sonde ernährt werden«. Sein Körpergewicht lag knapp unter der 3. Perzentile. Der Arzt der Klinik nahm jedoch zunächst Kontakt mit uns auf, da er bezüglich der Sondierung Zweifel hatte und befürchtete, diese Maßnahme könnte Simon »den letzten Rest seines Interesses am Essen nehmen«.

Die Eltern berichten *anamnestisch,* die Schwangerschaft mit Simon sei nach einer ICSI-Behandlung eingetreten. Schon in den ersten beiden Lebenswochen habe Simon schlecht getrunken. Aus Angst um sein Überleben hat Frau L. im 3. Lebensmonat ihres Sohnes begonnen, ihn mit Brei zu füttern, was er jedoch »ebenfalls abgelehnt« habe. Nur mit Mühe habe sie sein Körpergewicht auf der 3. Perzentile halten können. Die Beziehungsaufnahme nach der Geburt sei sehr belastet gewesen, da sie (die Mutter) Simon aufgrund einer Komplikation zwei Tage lang nicht habe sehen können und ihn dann als »fremd« erlebt habe. Zudem habe er vom 3. Lebenstag an »Schreiattacken« gezeigt – nur selten hätten sie entspannte und freudige Momente im Alltag mit ihrem Baby genießen können. Erst im 2. Lebenshalbjahr sei das Schreien und Quengeln des Jungen etwas zurückgegangen.

In der *Untersuchungssituation* präsentiert sich Simon als ein aufgeweckter, fröhlicher und feinsinniger Junge, der während seines wenig zentrierten und durch immer neue Impulse unterbrochenen Spiels den Eltern sehr aufmerksam zuhört und sich mit kurzen Kommentaren zu Wort meldet. Er findet einen Joghurt und beginnt diesen eigeninitiativ zu probieren. Sofort richten beide Eltern ihre Aufmerksamkeit vollständig auf Simon – unter ihren kontrollierenden und dysfunktionalen Versuchen, ihn beim Essen zu »unterstützen«, verliert er sofort das Interesse.

Zum zweiten Termin bringen die Eltern ein *Homevideo* mit, in welchem Simon zunächst unauffällig und mit Freude seine Mittagsmahlzeit isst. Bei eintretender Sättigung und nachlassendem Interesse am Essen greift die Mutter mit kontrollierenden Fütterversuchen ein. Simon schiebt schließlich wütend den Teller von sich und will den Tisch verlassen – es beginnt ein eskalierender Machtkampf.

In einer zweiten Sequenz sitzen Vater, Mutter und die Großmutter mütterlicherseits am Tisch und konzentrieren alle Aufmerksamkeit auf Simon. Nur kurze, heftige Aufforderungen vonseiten der Mutter, Simon solle endlich mit dem Essen beginnen, unterbrechen die hoch angespannte Stille am Tisch. Dabei entziehen Mutter und Großmutter Simon mehrfach den Teller, da das Essen nun kalt geworden sei und wieder erwärmt werden müsse. Schließlich führen intrusive Fütterversuche zu einem massiven Abwehrverhalten des Jungen, der das Essen schnell komplett verweigert.

Die Füttersituation gestaltet sich als ein Machtkampf zwischen Eltern und Kind, in dessen Verlauf heftige Affekte von Enttäuschung, Ohnmacht und Wut auftreten. Häufig ist auch die Großmutter beim Essen anwesend; sie bewohnt eine eigene, nicht abgeschlossene Wohnung im Haus der Familie.

In der Therapiesitzung wird die Mutter schnell laut und verbietend, während sich der Vater eher gewährend und zurückhaltend zeigt. Die elterliche Kommunikation befasst sich fast ausschließlich mit dem kindlichen Essverhalten; nahezu stündlich fragt der Vater von seinem Arbeitsplatz aus zu Hause an, was und wie viel Simon gegessen habe.

Unter psychodynamischen Aspekten relevant ist, dass Simons Mutter frühe depressive Stimmungen und eine deutliche Selbstwertproblematik beschreibt. Während der Adoleszenz habe sie nach einer Phase des Übergewichts eine Anorexie entwickelt, die inzwischen überwunden sei. Bis heute habe sie »immer für alle in der Familie gesorgt, jedoch nie genügt«. Nun erlebe sie sich als ungenügende Mutter und fühle sich besonders im Essenskontext von ihrem Sohn abgelehnt. Ihr Selbstvertrauen orientiert Frau L. intensiv am Verhalten ihres Sohnes, was zu einem ausgeprägt kontrollierenden Beziehungsmodus und einer Parentifizierung des Jungen führt: Immer wieder muss Simon der Mutter auf deren Aufforderung hin und in Übernahme der Verantwortung für ihr seelisches Wohlbefinden bestätigen: »Mama ist die Beste!«

Aus seinen biografischen Vorerfahrungen nachvollziehbar, versucht der Vater sich eher aus Konflikten herauszuhalten und erscheint im konkreten Alltagsgeschehen nur wenig präsent.

Die *Paardynamik* zeigt sich verdeckt konflikthaft: Die Eltern neigen dazu, Konflikte jenseits des Fütterkontextes zu verleugnen. Offenkundig werden Konflikte primär über Interaktionen mit Simon ausgetragen, in denen er bei Spannungen Verantwortung übernimmt und die Eltern über ritualisierte Handlungen wieder vereint.

Familiendynamisch wird eine massive Autonomie- und Abgrenzungsproblematik in Bezug auf die Großmutter und innerhalb des Paares erkennbar. Simon entzieht sich der elterlichen Grenzsetzung, indem er »einfach zur Oma hochgeht«. Es besteht eine hohe Ambivalenz bei Frau L., die sich einerseits wünscht, Simon möge auf sie »hören« und

mit Freude essen, ihn jedoch andererseits dafür bewundert, dass er sich mit Willensstärke und seinem »Nein!« durchsetzt, was ihr selbst nie gelungen ist.

Therapieverlauf In einem wechselnden Beratungssetting (Eltern/Kind; Großmutter/Mutter/ Kind; Mutter alleine) fanden sechs Sitzungen statt. Zunächst war es wichtig, *Informationen* zu anstehenden kindlichen Autonomieschritten zu vermitteln, Simons Stärken und schöne Momente im Alltag mit ihm für die Eltern erfahrbar zu machen und mit ihnen zu vereinbaren, intrusive Fütterinteraktionen zu vermeiden. Simon durfte außerhalb der Mahlzeiten mit Essbarem selbstständig experimentieren und beim Zubereiten der Mahlzeiten helfen. Währenddessen begann er, verschiedene Nahrungsmittel zu probieren. Es gelang, den Vater intensiver in den Alltag zu involvieren und gemeinsame Mahlzeiten (unter Einführung der »Essensregeln«, ▶ Abschn. 5.6.2) in der Familie zu gestalten, bei denen die Eltern Simon mehr Freiraum zugestanden. Im *Spiel* konnte der Junge zunehmend initiativ werden; unter Anleitung nahmen die Eltern ihre Kontrolle langsam zurück und unterstützten Simon mit begleitender Sprache. Der Vater zeigte sich in der Folgezeit emotional weniger starr und wirkte im Kontakt freudiger und »lebendiger«. Vater und Sohn genossen anregende und körperorientierte »Papa-Spiele«.

Unter Einbezug der gesamten Familie in die Behandlung gab es nun Absprachen, wann sich Simon bei der Großmutter aufhalten konnte und wie sich die Erwachsenen in Grenzsetzungssituationen verhalten wollten. Frau L. übernahm mehr Verantwortung. Zu ihrer Überraschung zeigte sich ihre Mutter einsichtig und bereit, die Familie zu unterstützen. In dieser positiven Atmosphäre gelangen Autonomieschritte von Frau L. gegenüber ihrer Mutter. So gestärkt, konnte sie nun auch die entwicklungsgerechten Autonomiebestrebungen ihres Sohnes adäquat unterstützen und ihm in Konfliktsituationen passend begegnen. Mit der Beobachtung, dass Simon als pfiffiger, lebensfroher Junge zeigen kann, wann er Hunger hat und wann er satt ist, verloren die Eltern langsam die Sorge um sein Überleben. Die Eltern-Kind-Beziehung zeigte sich gestärkt. Simon interessierte sich für die Mahlzeiten und hatte genügend an Gewicht zugenommen.

Sechs Monate später meldeten sich die Eltern erneut, um über aufgetretene zwanghaft anmutende Verhaltensweisen des Kindes und neue Grenzsetzungskonflikte zu sprechen. Simons Körpergewicht war stabil geblieben; die Essenssituation hatte sich weiter entspannt. Die Eltern berichteten weiterhin über einen guten Gesprächskontakt zwischen ihnen als Paar und gelingende Absprachen mit Simons Großmutter. Die von den Eltern geschilderten Probleme waren nach einer weiteren Therapiesitzung kaum noch vorhanden, und die Eltern fühlten sich im Umgang mit Simon nun ausreichend sicher.

Fazit

Fütterstörungen neigen zur Persistenz und bedeuten somit eine Gefahr für die weitere körperliche, geistige und sozial-emotionale Entwicklung des Kindes und für die Beziehungsentwicklung in der Familie. Sie sollten ernst genommen und frühzeitig erkannt und behandelt werden. Unter Berücksichtigung der Symptomtrias von kindlichen und elterlichen Belastungen und interaktionellen Auffälligkeiten dient die Therapie im interdisziplinären Kontext und auf verschiedenen, sich ergänzenden Ebenen auch der Prävention mit dem Ziel, spätere Entwicklungs- und Beziehungsstörungen zu minimieren und Eltern und Kind ein freudiges soziales Miteinander zu ermöglichen.

Literatur

Achenbach TM, Rescorla LA (2000) CBCL/1,5–5 & C-TRF/1,5–5 Profiles. Research Center for Children, Youth, and Families, Burlington

American Psychiatric Association (APA) (2013) Diagnostic and statistical manual of mental disorders, 5th ed. American Psychiatric Publishing, Washington, DC

Ammaniti M, Ambruzzi AM, Lucarelli L (2004) Malnutrition and dysfunctional mother-child feeding interactions: clinical assessment and research implications. J Am Coll Nutr 23(3): 259–271

Arvedson JC (2008) Assessment of pediatric dysphagia and feeding disorders: clinical and instrumental approaches. Dev Disabil Res Rev 14: 118–127

Benoit D (2000) Feeding disorders, failure to thrive, and obesity. In: Zeanah CH (Hrsg) Handbook of infant mental health, 2. Aufl. Guilford Press, New York, S 377–391

Bernard-Bonnin AC (2006) Feeding problems of infants and toddlers. Can Fam Physician 52: 1247–1251

Blissett J, Meyer C (2006) The mediating role of psychopathology in the relationship between unhealthy core beliefs and feeding difficulties in an nonclinical group. Int J Eat Disord 39: 763–771

Blissett J, Meyer C, Farrow C et al (2005) Maternal core beliefs and children's feeding problems. Int J Eat Disord 37: 127–134

Blissett J, Meyer C, Haycraft E (2006) Maternal and paternal controlling feeding practices with male and female children. Appetite 47(2): 212–219

Blissett J, Meyer C, Haycraft E (2007) Maternal mental health and child feeding problems in a non-clinical group. Eat Behav 8: 311–318

Brinich EB, Drotar DD, Brinich PM (1989) Die Bedeutung der Bindungssicherheit vom Kind zur Mutter für die psychische und physische Entwicklung von gedeihschwachen Kindern. Prax Kinderpsychol Kinderpsychiatr 38: 70–77

Bryant-Waugh R, Lask B (2008) Essstörungen bei Kindern und Jugendlichen. Rat und Hilfe für Eltern. Huber, Bern

Bryant-Waugh R, Markham L, Kreipe RE, Walsh BT (2010) Feeding and eating disorders in Childhood. Int J Eat Disord 43(2): 98–111

Burklow KA, Phelps AN, Schultz JR et al (1998) Classifying complex pediatric feeding disorders. J Ped Gastroenterol Nutr 27: 143–147

Chatoor I (2012) Fütterstörungen bei Säuglingen und Kleinkindern. Klassifikation: Diagnostik und Behandlung. Klett Cotta, Stuttgart

Chatoor I, Conley C, Dickson L (1988) Food refusal after an incident of cocking: a posttraumatic eating disorder. J Am Acad Adolesc Psychiatry 27(1): 105–110

Chatoor I, Ganiban J, Colin VN, Harmon RJ (1998) Attachment and feeding problems: a reexamination of nonorganic failure to thrive and attachment insecurity. J Am Acad Child Adolesc Psychiatry 37(11): 1217–1224

Chatoor I, Ganiban, J, Harrison J, Hirsch R (2001) Observation of feeding in the diagnosis of posttraumatic feeding disorder of infancy. J Am Acad Adolesc Psychiatry 40(5): 595–602

Chatoor I, Surles J, Ganiban J et al (2004) Failure to thrive and cognitive development in toddlers with infantile anorexia. Pediatrics 113(5): 440–447

Cierpka M (Hrsg) (2012) Frühe Kindheit 0–3 Jahre. Beratung und Psychotherapie für Eltern mit Säuglingen und Kleinkindern. Springer, Heidelberg

Cooper PJ, Whelan E, Woolgar M et al (2004) Association between childhood feeding problems and maternal eating disorder: role of the family environment. Br J Psychiatry 184: 210–215

Dahl M (1987) Early feeding problems in an affluent society. III. Follow-up at two years – natural course, health, behaviour and development. Acta Paediatr Scand 76(6): 872–880

Dahl M, Rydell AM, Sundelin C (1994) Children with early refusal to eat: follow-up during primary school. Acta Paediatr 83: 54–58

Dahl M, Sundelin C (1992) Feeding problems in an affluent society. Follow-up at four years of age in children with early refusal to eat. Acta Paediatr 81(8): 575–579

Davies WH, Satter E, Berlin KS et al (2006) Reconceptualizing feeding and feeding disorders in interpersonal context: the case for a relational disorder. J Fam Psychol 20(3): 409–417

Dilling H, Mombour W, Schmidt MH (2010) Internationale Klassifikation psychischer Störungen. ICD-10 Kapitel V (F), 7. Aufl. Huber, Bern

Drewett RF, Corbett SS, Wright CM (1999) Cognitive and educational attainments at school age of children who failed to thrive in infancy: a population-based study. J Child Psychol Psychiatr 40(4): 551–561

Drewett RF, Kasese-Hara M, Wright C (2002) Feeding behaviour in young children who fail to thrive. Appetite 40: 55–60

Erb L, Thiel-Bonney C, Cierpka M (2014) Zum Zusammenhang von Frühgeburtlichkeit und frühkindlichen Fütterstörungen. Ärztliche Psychotherapie und Psychosomatische Medizin 9: 19–25

Dunitz-Scheer M, Wilken M, Scheitenberger S et al (2001) Sondenentwöhnung in der frühen Kindheit. Monatsschr Kinderheilkd 149: 1348–1359

Dunitz-Scheer M, Tappauf M, Burmucic K, Scheer P (2007) Frühkindliche Essstörungen. Kinder sind keine Gefäße! Monatsschr Kinderheilkd 155: 795–803

Engel-Hoeck L van den (2008) Fütterstörungen. Ein Ratgeber für Ess- und Trinkprobleme bei Kleinkindern. Schulz-Kirchner, Idstein

Farrow C, Blissett J (2006a) Does maternal control during feeding moderate early infant weight gain? Pediatrics 118: 293–298

Farrow C, Blissett J (2006b) Maternal cognitions, psychopathologic symptoms, and infant temperament as predictors of early infant feeding problems: a longitudinal study. Int J Eat Disord 39: 128–134

Farrow C, Blissett J (2008) Controlling feeding practices. Cause or consequence of early child weight? Pediatrics 121: 164–169

Fergusson DM, Horwood LJ, Shannon FT (1985) Relationship between family life events, maternal depression and child rearing problems. Pediatrics 73: 773–788

Forsyth BWC, Canny PF (1991) Perceptions of vulnerability 3½ years after problems of feeding and crying behavior in early infancy. Pediatrics 88: 757–763

Gontard A von (2010) Säuglings- und Kleinkindpsychiatrie. Ein Lehrbuch. Kohlhammer, Stuttgart

GPGE (2007) Leitlinien der Gesellschaft für Pädiatrische Gastroenterologie und Ernährung: Gedeihstörung. AWMF Online: ▶ http://www. awmf.org/uploads/tx_szleitlinien/068-002_S1_ Gedeihstoerung_04-2007_04-2011.pdf. Zugegriffen: 26. September 2014

Groß S, Reck C, Thiel-Bonney C, Cierpka M (2007) Fragebogen zum Schreien, Füttern und Schlafen. Unveröffentlichtes Manuskript, Universitätsklinikum Heidelberg

Hagedull B, Bohlin G, Rydell AM (1997) Maternal sensitivity, infant temperament, and the development of early feeding problems. Infant Ment Health J 18(1): 92–106

Hawdon JM, Beauregard N, Slattery J, Kennedy G (2000) Identification of neonates at risk of developing feeding problems in infancy. Dev Med Child Neurol 42: 235–239

Haycraft E, Blissett J (2008) Controlling feeding practices and psychopathology in an non-clinical sample of mothers and fathers. Eat Behav 9: 484–492

Hofacker N von (2009) Frühkindliche Fütterstörungen. Neuere Entwicklungen und ihre Relevanz für die Praxis. Monatsschr Kinderheilkd 157: 567–573

Hofacker N von (2014) Fütter- und Essstörungen im Säuglings- und Kleinkindalter. In: Rosenecker J (Hrsg) Pädiatrische Differenzialdiagnostik. Springer, Berlin, S 287–291

Hofacker N von, Tortorella S, Sobanski P (2002) Fragebogen zur Ess- und Fütteranamnese. Klinikum München Harlaching, unveröffentlicht

Hofacker N von, Papoušek M, Wurmser H (2004) Fütter- und Gedeihstörungen im Säuglings- und Kleinkindalter. In: Papoušek M, Schieche M, Wurmser H (Hrsg) Regulationsstörungen der frühen Kindheit. Frühe Risiken und Hilfen im Entwicklungskontext der Eltern-Kind-Beziehungen. Huber, Bern, S 171–199

Hofacker N von, Lehmkuhl U, Resch F et al (2007) Regulationsstörungen im Säuglings- und Kleinkindalter. In: Deutsche Gesellschaft für Kinder- und Jugendpsychiatrie und -psychotherapie (Hrsg) Leitlinien zur Diagnostik und Therapie von psychischen Störungen im Säuglings-, Kindes- und Jugendalter. AWMF Online: ▶ http:// www.uni-duesseldorf.de/AWMF/ll/028-028.htm

Jacobi C, Agras WS, Bryson S, Hammer LD (2003) Bahavioral validation, precursors, and concomitants of picky eating in childhood. J Am Acad Child Adolesc Psychiatry 42(1): 76–84

Jacubeit T (2004) »Gespenster am Esstisch«. Psychodynamische Aspekte in der Behandlung von Fütterstörungen. In: Papoušek M, Schieche M, Wurmser H (Hrsg) Regulationsstörungen der frühen Kindheit. Frühe Risiken und Hilfen im Entwicklungskontext der Eltern-Kind-Beziehungen. Huber, Bern, S 263–280

Koletzko B, Armbruster M, Bauer CP, Bös K, Cierpka M, Crème RM, Dieminger B, Flothkötter M, Graf C, Heindl I, Hellmers C, Kersting M, Krawinkel M, Plöger A, Przyembel H, Reichert-Garschhammer E, Schäfer T, Wahn U, Vetter K, Wabitsch M, Weißenborn A, Wiegand S (2013) Ernährung und Bewegung im Kleinkindalter. Handlungsempfehlungen des Netzwerks »Gesund ins Leben – Netzwerk Junge Familie«, ein Projekt von IN FORM. Monatsschr Kinderheilkd 161: 1187–1200

Kotler LA, Cohen P, Davies M et al (2001) Longitudinal relationship between childhood, adolescent, and adult eating disorders. J Am Acad Child Adolesc Psychiatry 40(12): 1434–1440

Kries R von, Kalies H, Papoušek M (2006) Excessive crying beyond 3 months may herald other features of multiple regulatory problems. Arch Pediatr Adolesc Med 160: 508–511

Jacobi C, Stewart AW, Hammer L (2001) Predicting children´s reported eating disturbances at 8 years of age. J Am Acad of Child Adolesc Psychiatry 40: 364–372

Kroll M (2011) Interdisziplinäre Eltern-Kind-Behandlung von schweren komplexen Fütterstörungen. Prax Kinderpsychol Kinderpsychiatr 60(6): 452–465

Lindberg L, Bohlin G, Hagekull B, Palmérus K (1996) Interactions between mothers and infants showing food refusal. Infant Ment Health J 17(4): 334–347

Lindberg L, Ostberg M, Isacson IM, Dannaeus M (2006) Feeding disorders related to nutrition. Acta Paediatr 95(4): 425–429

Marchi M, Cohen P (1990) Early childhood eating behaviours and adolescent eating disorders. J Am Acad Child Adolesc Psychiatry 29 (1): 112–117

Mathisen B, Skuse D, Wolke D, Reilly S (1989) Oral-motor dysfunction and failure to thrive among inner-city infants. Dev Med Child Neurol 31: 293–302

Mathisen B, Worrall L, Masel J, et al (1999) Feeding problems in infants with gastro-oesophageal refl ux disease: a controlled study. J Paediatr Child Health 35: 163–169

McDermott BM, Mamun A, Najman J et al (2008) Preschool children perceived by mothers as irregular eaters: physical and psychosocial predictors from a birth cohort study. J Dev Behav Pediatr 29: 197–205

Micali N, Simonoff E, Treasure J (2009) Infant feeding and weight in the first year of life in babies of women with eating disorders. J Pediatr 154: 55–60

Miller-Loncar C, Bigsby R, High P et al (2004) Infant colic and feeding difficulties. Arch Dis Child 89: 908–912

Nelson SP, Chen EH, Syniar GM et al (1998) One-year follow-up of symptoms of gastroesophageal refl ux during infancy. Pediatrics 102(6): e67

Papoušek M (2002). Störungen des Säuglingsalters. In: Esser G (Hrsg) Lehrbuch der Klinischen Psychologie und Psychotherapie des Kindes- und Jugendalters. Thieme, Stuttgart, S 80–100

Papoušek M, Rothenburg S, Cierpka M, Hofacker N von (2004) Regulationsstörungen der frühen Kindheit. CD-basierte Fortbildung. Stiftung Kindergesundheit: ▶ http://www.kindergesundheit.de/angebot-fortbildung.html. Zugegriffen: 26. September 2014

Reba-Harrelson L, VonHolle A, Hamer RM et al (2010) Patterns of maternal feeding and child eating associated with eating disorders in the Norwegian mother child cohort study (Moba). Eat Behav 11(1): 54–61

Rommel N, De Meyer AM, Feenstra L, Veereman-Wauters G (2003) The complexity of feeding problems in 700 infants and young children presenting to a tertiary care institution. J Pediatr Gastroenterol Nutr 37(1): 75–84

Scaglioni S, Salvioni M, Galimberti C (2008) Influence of parental attitudes in the development of children eating behaviour. Br J Nutr 99(Suppl 1): 22–25

Sollid CP, Wisborg K, Hjort J, Secher NJ (2004) Eating disorder that was diagnosed before pregnancy and pregnancy outcome. Am J Obstet Gynecol 190(1): 206–210

Stein A, Woolley H, Cooper SD, Fairburn CG (1994). An observational study of mothers with eating disorders and their infants. J Child Psychol Psychiatr 35(4): 733–748

Stein A, Woolley H, McPherson K (1999) Conflict between mothers with eating disorders and their infants during mealtimes. Br J Psychiatry 175: 455–461

Stern D (1998) Die Mutterschaftskonstellation. Eine vergleichende Darstellung verschiedener Formen der Mutter-Kind-Psychotherapie. Klett-Cotta, Stuttgart

Thiel-Bonney C (2002) Beratung von Eltern mit Säuglingen und Kleinkindern. Videogestützte Verhaltensbeobachtung und Videomikroanalyse als Interventionsmöglichkeit. Psychotherapeut 47: 381–384

Thiel-Bonney C (2006) Deskriptive Daten aus dem Elternfragebogen der interdisziplinären Spezialambulanz für Eltern mit Säuglingen und Kleinkindern. Institut für Psychosomatische Kooperationsforschung und Familientherapie, Universitätsklinikum Heidelberg, unveröffentlicht

Unlü G, Aras S, Eminağaoğlu N et al (2008) Developmental characteristics of children aged 1–6 years with food refusal. Public Health Nurs 25(1): 2–9

Ward MJ, Lee SS, Lipper EG (2000) Failure-to-thrive is associated with disorganized infant-mother attachment and unresolved maternal attachment. Infant Ment Health J 21(6): 428–442

Wilken M, Jotzo M (2009) Anamnesebogen frühkindliche Fütterstörung und Sondenentwöhnung (AFS). Pädiatrisches Dysphagiezentrum, Darmstadt, unveröffentlicht

Wilken M, Jotzo M, Dunitz-Scheer M (2008) Therapie frühkindlicher Fütterstörungen. In: Borke J, Eickhorst A (Hrsg) Systemische Entwicklungsberatung in der frühen Kindheit. Facultas, Wien, S 189–208

Wolke D (2005) Fütter- und Essstörungen im Säuglings- und Kleinkindalter. In: Schlottke P, Silbereisen RK, Schneider S, Lauth GW (Hrsg) Störungen im Kindes- und Jugendalter – Grundlagen und Störungen im Entwicklungsverlauf. Hogrefe, Göttingen, S 381–417

Wolke D, Skuse D, Mathisen B (1990) Behavioural style in failure-to-thrive infants: a preliminary communication. J Pediatr Psychol 15(2): 237–254

Wolke D, Schmid G, Schreier A, Meyer R (2009) Crying and feeding problems in infancy and cognitive outcome in preschool children born at risk: a prospective population study. J Dev Behav Pediatr 30(3): 226–238

Wright CM, Parkinson KN, Drewett RF (2006) The influence of maternal socioeconomic and emotional factors on infant weight gain and weight faltering (failure to thrive): data from a prospective birth cohort. Arch Dis Child 91: 312–317

Wright CM, Parkinson KN, Shipton D, Drewett RF (2007) How do toddler eating problems relate to their eating behaviour, food preferences, and growth. Pediatrics 120(4): 1069–1075

Zero To Three (2005) Diagnostic classification of mental health and developmental disorders of infancy and early childhood: revised edition (DC:0–3R). Zero To Three Press, Washington, DC

Entwicklungsgerechtes und exzessives anklammerndes Verhalten

Kerstin Scholtes und Marisa Benz

M. Cierpka (Hrsg.), *Regulationsstörungen*, Psychotherapie: Praxis,
DOI 10.1007/978-3-642-40742-0_6, © Springer-Verlag Berlin Heidelberg 2015

Anklammerndes Verhalten stellt eine Form der interpersonellen Affektregulation dar. Angst und Furcht beeinflussen im Laufe des 1. Lebensjahres als neue Affektsysteme die Beziehungsgestaltung, und das Kind muss nun Strategien entwickeln, um mit diesen Situationen umgehen zu können. Bis ihre Fähigkeiten zur Selbstberuhigung ausreichend entwickelt sind, sind Kinder auf die Modulation von Angstaffekten und die Beruhigung durch die Eltern angewiesen. Die Begleitung im Übergang von der dyadischen Regulation hin zur Selbstberuhigung findet in interaktionellen Abstimmungsprozessen zwischen Eltern und Kind statt. Bei einer diesbezüglich »guten Passung« von Eltern und Kind zeigt sich anklammerndes Verhalten als passageres Phänomen in den ersten 3 Lebensjahren. Exzessives und persistierendes anklammerndes Verhalten belastet die Eltern-Kind-Beziehung und behindert besonders die Autonomieentwicklung des Kindes. Neben einem Verständnis für das »normale« Anklammern sollen Auslöse- und Entstehungsbedingungen des exzessiven Klammerns vermittelt werden. Am Ende des Kapitels findet sich eine Übersicht über verschiedene Behandlungsansätze.

6.1 Anklammerndes Verhalten: ein Überblick

Anklammerndes Verhalten stellt eine für Kinder früh verfügbare Möglichkeit dar, auf das Erleben von Angst zu reagieren und durch das Suchen bzw. Aufrechterhalten körperlicher Nähe Schutz und Beruhigung bei einer vertrauten Person zu finden. Insofern stellt es nicht per se eine pathologische Reaktion dar, sondern ist eine zunächst altersgerechte Möglichkeit, auf einen angsterzeugenden Umstand mit der Aktivierung von Bindungsverhalten zu reagieren. Mit dem Aufrechterhalten der körperlichen Nähe zu einer Bezugsperson gehen zumeist ein ängstlicher mimischer Ausdruck und angstvolle Vokalisierungen (z. B. Weinen, das sich bis zum panischen Schreien steigern kann) sowie die Vermeidung von Blickkontakt einher. Typische Ängste in den ersten 3 Lebensjahren sind die Angst vor plötzlichen und lauten Geräuschen sowie die Angst vor fremden Personen und unbekannten Situationen (auch bekannt als »Achtmonatsangst«),

die meist zwischen dem 6. und 9. Monat beginnt und bis zum 30. Lebensmonat anhält. Etwas später tritt die Trennungsangst auf, die ihren Gipfel im 2. und 3. Lebensjahr erreicht (Largo 2001).

Bei der Entwicklung von Fähigkeiten zur Regulation negativer Emotionen wie Angst, aber auch Frustration und Wut, sind Kinder besonders in den ersten 3 Lebensjahren auf die Koregulation von vertrauten Bezugspersonen angewiesen, an die sie sich mit ihren Bedürfnissen nach Sicherheit, Schutz, Kontakt und Kommunikation wenden können (Dornes 2001). Die Fähigkeit zur Mentalisierung, d. h. zum Einfühlen in die emotionale Verfassung ihres Kindes, ermöglicht Eltern, ihr Kind auf dem Weg zur selbstständigen Angstbewältigung – und damit auch perspektivisch zur Entwicklung von Angsttoleranz – zu begleiten. Die Eltern müssen dabei in der Lage sein, wiederholt auftauchende Spannungszustände auszuhalten, sich von der Angst des Kindes abzugrenzen und sich auch selbst zu beruhigen. Können Eltern sich nicht von der kindlichen Angst abgrenzen und geraten ebenfalls in ein Angsterleben oder projizieren eigene Ängste auf ihr Kind, entsteht ein Kreislauf aus wechselseitiger Affektansteckung bei mangelnden Beruhigungsmöglichkeiten. Anna Freud beschrieb in ihrem Konzept der Entwicklungslinien, wie »die Beherrschung der Innenwelt und die Anpassung an die Außenwelt stufenweise fortschreiten« (A. Freud 1968, S. 2183). Eine im Sinne des Passungskonzepts (Thomas u. Chess 1977) »ausreichend gute« gemeinsame Bewältigung dieser Entwicklungsaufgabe unterstützt die Entwicklung innerer Sicherheit und personenunabhängiger Möglichkeiten der Angstbewältigung.

Exzessives, persistierendes und nicht mehr entwicklungsgerecht auftretendes anklammerndes Verhalten steht im Zusammenhang mit unterschiedlichen Einflussfaktoren (▶ Abschn. 6.3.1) und kann Ausdruck einer emotionalen Regulationsproblematik, einer Entwicklungs- oder einer Beziehungs-/Bindungsstörung sein. Die in diesem Kontext dysfunktionalen Interaktionsmuster bei Eltern und Kind, die durch hohe Anspannung und Ambivalenzen in der Nähe-Distanz-Regulation gekennzeichnet sind, stellen eine enorme Belastung und Gefährdung für die Eltern-Kind-Beziehung dar.

Leitsymptome der Persistenz und übermäßigen Ausprägung von Fremdeln und Klammerverhalten (Dt. Gesellschaft für Kinder- u. Jugendpsychiatrie u. Psychotherapie 2007)

- Exzessives Klammern an die Bindungsperson ohne erkennbare Bedrohung, z. B. in Situationen geringer Anforderung
- Einfordern von permanenter Aufmerksamkeit
- Schwierigkeit oder Unfähigkeit der Bezugsperson, sich in Situationen, in denen dies angemessen wäre, ausreichend klar abzugrenzen
- Altersunangemessene Hemmung der Spiel- und Explorationsbereitschaft trotz Gegenwart der Bezugsperson mit Anzeichen ängstlicher Gehemmtheit

❯ **Exzessiv anklammerndes Verhalten im Kleinkindalter kann diagnostisch unter »Anpassungsstörungen im Sinne frühkindlicher Regulationsstörungen« (ICD-10, F43.2) gefasst werden. Aufgrund der Beobachtung, dass frühkindliche Regulationsstörungen häufig Vorläufer für Verhaltensauffälligkeiten in der späteren Kindheit darstellen (z. B. Laucht et al. 2004), kann ein anhaltendes Defizit im Bereich der Selbstberuhigung im späteren Kindes- oder Jugendalter z. B. in die Diagnose einer emotionalen Störung mit Trennungsangst (ICD-10, F 93.0) oder einer sozialen Phobie (ICD-10, F40.1) münden.**

6.2 Anklammerndes Verhalten im normalen Entwicklungsverlauf

Im Zuge der voranschreitenden körperlichen, motorischen, geistigen und sozialen Entwicklung werden Kinder im 2. Lebenshalbjahr zunehmend mit neuen Reizen und Anforderungen sowie Ansprüchen aus der Umwelt konfrontiert. Die Auseinandersetzung mit Unvertrautem führt zu kurzen oder auch länger anhaltenden Irritationen und Ängsten. Zur Bewältigung sind wiederholte Prozesse der Neuorientierung und Anpassung erforderlich.

Fallbeispiel 1
Die 8 Monate alte Antonia sitzt auf dem Schoß der Mutter, ihr den Rücken zuwendend. Eine Freundin der Mutter ist zu Besuch, sie sitzt Mutter und Kind gegenüber. Antonia beobachtet die ihr wenig bekannte Person aufmerksam und interessiert aus sicherer Distanz von ihrem Platz aus. Sie hantiert dabei mit einem Löffel, der ihr schließlich herunterfällt. Die Freundin der Mutter hebt ihn auf, nähert sich Antonia mit freundlicher Mimik und Worten und möchte ihr den Löffel wieder in die Hand geben. Antonia wird unruhig und dreht sich zur Mutter. Als die Freundin die Hände des Mädchens berührt, zeigt Antonia stärkere Abwehrbewegungen, sie windet sich auf dem Schoß der Mutter, jammert, wendet ihr Gesicht ab und krallt sich am Pullover der Mutter fest. Diese beruhigt Antonia durch Intensivierung des Körperkontakts und beruhigende Ansprache, während die Freundin sich zurückzieht. Sie übergibt der Mutter den Löffel, die ihn an Antonia weiterreicht. Antonia spielt ruhig weiter, während die »fremde Frau« weiter aus der Distanz mit der Mutter spricht. Gelegentlich unterbricht Antonia ihr Spiel und beobachtet die Freundin.

Im Beispiel demonstrieren die beiden Erwachsenen eine gute Einfühlung in Antonias Erleben und können die Beunruhigung des Kindes verstehen. Die adäquate Interpretation des kindlichen Signals »Komm mir (jetzt noch) nicht zu nahe« führte auf der sichtbaren Ebene der Interaktion dazu, dass Antonia sich beruhigen und distanzieren konnte. Wichtig ist aber auch, dass sie weiter die Möglichkeit erhielt, sich ihren Bedürfnissen folgend annähern zu können. Damit wird eine Gewöhnung an etwas oder jemand Fremdes, an Unbekanntes und Neues ermöglicht und der Entwicklung eines Vermeidungsverhaltens vorgebeugt.

Das sog. Fremdeln, auch »Achtmonatsangst« genannt, mit den typischen Reaktionen, die auch Antonia zeigt, wird oft als Zeichen für einen vor allem kognitiven Entwicklungsschritt, nämlich die Fähigkeit des Kindes, Personen zu unterscheiden, interpretiert (Largo 2001). Mit der Fähigkeit, Personen nach ihrer Bedeutung zu differenzieren, geht das bewusstere Wahrnehmen eines möglichen Verlusts von Vertrautem einher (Cierpka u. Windaus 2007). Das Erschrecken vor Unbekanntem mit oft starken kindlichen Reaktionen der Ablehnung desselben bei gleichzeitiger Suche nach Nähe zu vertrauten Personen kann jedoch auch evolutionär verstanden werden: »Mit der Angst vor fremden Leuten sorgt die Natur dafür, dass sich das Kind in den ersten Lebensjahren an diejenigen Personen hält, die zuverlässig für sein körperliches und psychisches Wohl sorgen« (Largo 2001, S. 70). Im Zusammenhang mit der lokomotorischen Entwicklung im 2. Lebenshalbjahr und der personenspezifischen Bindung treten Angst und Furcht als neue emotionale Systeme in der Interaktion auf – dies kann auch im Sinne einer Schutzfunktion für das Kind interpretiert werden (Papoušek u. von Hofacker 2004). Das »Fremdeln« kann in diesem Verständnis als Vorläufer der Trennungsangst aufgefasst werden, die ihre Hochphase im 2. und 3. Lebensjahr hat. In der Zeit vermehrter Trennungsangst können auf der Verhaltensebene häufig Unruhe und Unzufriedenheit beobachtet werden. Die Kinder erscheinen unentschlossen, nähern sich einer interessanten Person oder einem Gegenstand an, suchen dann aber wieder die Nähe der Eltern und schwanken zwischen diesen noch unvereinbar erscheinenden Polen hin und her. Es gelingt ihnen noch nicht, sich länger alleine zu beschäftigen, sie brauchen scheinbar viel Aufmerksamkeit und Zuwendung. Margaret Mahler (1975/2003) beschreibt dies in ihren Überlegungen zum Loslösungs- und Individuationsprozess. Sie unterscheidet das »Gleis der Individuation«, gekennzeichnet durch die Entfaltung von intrapsychischer Autonomie, Wahrnehmung, Gedächtnis, Erkennungsvermögen und Realitätsprüfung, vom »Gleis der Loslösung«, charakterisiert durch Differenzierung, Distanzierung, Abgrenzung und Abwendung von der primären Bezugsperson. Optimale Situationen scheinen jene zu sein, in denen das Wahrnehmen einer Trennung von Mutter oder Vater parallel läuft mit dem selbstständigen, unabhängigen Funktionieren des Kindes. Im Laufe der Entwicklung kann sich das Hin-und-hergerissen-Sein zwischen Nähe- und Autonomiewünschen im Bild einer sog. Wiederannäherungskrise zeigen (Mahler et al. 1978).

Fallbeispiel 2

Jonas, 20 Monate alt, beginnt jedes Mal zu weinen, wenn Mutter oder Vater ihn bei der Tagesmutter abholen. Die Verabschiedung am Morgen bewäl-

tigt er nach einer intensiven Eingewöhnungsphase gut. Über den Tag ist er sehr aktiv mit der Erkundung der Umgebung beschäftigt und braucht intensive Unterstützung von der Tagesmutter, um zur Ruhe zu kommen oder in den Schlaf zu finden. Die Eltern bieten Jonas stets unmittelbar körperliche Nähe an, sagen ihm, dass sie ihn während des Tages vermisst haben, und spielen dann noch einige Minuten mit ihm, bevor sie sich verabschieden und auf den Heimweg machen. Nach 3 Wochen begrüßt Jonas die Mutter erstmals strahlend, führt sie an der Hand zu einem großen Spielzeuglaster und zeigt ihr begeistert, wie man die Ladefläche kippen und entleeren kann.

Neben den kindlichen Einflüssen prägen die Beziehungswünsche und die psychischen Bedürfnisse der Eltern die Ausgestaltung dieser Phase. Cierpka u. Cierpka (2000) übertragen dies in ihrem Behandlungsmodell in das Bild der Waage: Autonomie und Verbundenheit sollen unter den Aspekten, die Eltern und Kind in die Waagschalen werfen, austariert werden (► Kap. 7). Auch die im Zuge der motorischen Entwicklung auftauchenden neuen Möglichkeiten, die Umwelt aktiv zu erkunden und Distanz zwischen sich und der Mutter oder dem Vater zu schaffen, führen oft zu einer kurzen, aber recht intensiven Phase mit vermehrtem Anklammern (Mahler 1975/2003). Bleiben die motorischen Fähigkeiten hinter dem Erkundungsdrang zurück, wirken die Kinder oft frustriert und gelangweilt. Viele Kinder drängen dann vermehrt darauf, umhergetragen zu werden, um die Objekte ihres Interesses zu erreichen. Aus diesem Bedarf heraus entsteht automatisch vermehrt Nähe zwischen Kindern und Eltern, häufig werden die Kinder als fordernd erlebt, während die Eltern sich als Transportmittel benutzt fühlen.

In unbekannten oder allgemein verunsichernden Situationen zeigen Kinder ab der Mitte des 1. Lebensjahres Rückversicherungsverhalten: Sie orientieren sich am emotionalen Ausdrucksverhalten der Eltern, um zu einer eigenen emotionalen Einschätzung einer Situation zu kommen (»Soll ich das andere Kind mal anfassen?«). Dieses als »social referencing« bezeichnete Phänomen ist in dieser Phase handlungsleitend für die Kinder (Campos u. Stenbert 1981). Im Zuge der intersubjektiven Affektabstimmung greifen emotional verfügbare Eltern intuitiv kindliche Affekte auf und spiegeln diese, ohne auf der Handlungsebene zu stark Einfluss zu nehmen. Sie lassen dem Kind mimisch, gestisch oder verbal Informationen über die affektive Einschätzung einer Situation zukommen und fördern damit sowohl die Fähigkeit zur Selbstberuhigung (»Ist das überhaupt eine Situation, in der ich Angst haben muss?«) als auch die affektive Besetzung von Handlungszielen aufseiten des Kindes.

Fallbeispiel 3

Der 9 Monate alte Robin krabbelt neugierig auf ein gleichaltriges Kind zu, durch ein Lächeln und Nicken des Vaters ermutigt. Als das interessiert erscheinende Kind sich etwas stürmisch auf ihn zubewegt, schreit Robin ängstlich auf, blickt sich nach dem Vater um und bleibt wie versteinert an seinem Platz. Der Vater registriert Robins Angst, kniet sich neben ihn, nimmt ihn beruhigend in den Arm und verbalisiert den kindlichen Zustand in anteilnehmender Intonation:»Oje, du hast nicht damit gerechnet, dass das Kind so schnell auf dich zukommt! Da bist du erschrocken.« Robin beruhigt sich und kann sich in der sicheren Nähe des Vaters dem Objekt seines Interesses wieder zuwenden.

Das im Beispiel dargestellte Aufgreifen der kindlichen Affektdynamik durch den Vater signalisiert elterliche Bezugnahme und erleichtert es dem Kind, sich seiner subjektiven Gefühlslage bewusst zu werden. Durch Stimmlage, Gesten und mimische Reaktionen verleiht der Vater dem kindlichen Affekt in einer anderen Modalität Ausdruck und trägt dadurch zur Modulation der kindlichen Erregung bei.

Neben der auch im Beispiel beschriebenen Modulation, die der affektiven Abstimmung dient (Stern 1985), bieten Eltern im Idealfall die Funktion eines »Containers« im Bion'schen Sinne (Bion 1962/1984). Damit ist die mütterliche und väterliche Bereitschaft gemeint, sich verstehend in den Zustand des Kindes einzufühlen, den unangenehmen Zustand mit auszuhalten und z. B. über das Versprachlichen des Erlebens eine Verarbeitung zu ermöglichen. Dadurch wird dem Kind die Entwicklung eines inneren Verarbeitungsraums eröffnet. Erfährt ein Kind zuverlässig, dass es regulato

rische Unterstützung findet, z. B. wenn es weint, so wird die Bezugsperson zur sicheren Basis, an die das Kind sich wenden kann. Macht das Kind vor allem die Erfahrung, dass die Bezugsperson sich abwendet, wenn es weint, wird es versuchen, negative Gefühle zu minimieren oder zu verbergen, um Zurückweisung zu vermeiden. Verhält die Bezugsperson sich auf das Weinen des Kindes hin unvorhersehbar, versuchen manche Kinder, sich die schützende Nähe durch übersteigertes Bindungsverhalten mit exzessivem Klammern, Fordern, Schreien und Trotzen zu sichern, auch wenn sie dabei Gefahr laufen, Ablehnung zu erfahren (Papoušek u. von Hofacker 2004). Manche Kinder reagieren aber auch mit Rückzug und beziehungsvermeidendem Verhalten auf inkonsistentes elterliches Verhalten und signalisieren z. B. nicht durch Weinen, dass sie Zuwendung brauchen. Gegen Ende des 1. Lebensjahres werden bei der Bewältigung von negativen Gefühlen im Zusammenhang mit Trennungssituationen im Zuge der beginnenden Ablösung von den Eltern sog. Übergangsobjekte (Winnicott 1951) bedeutsam.

6.3   Exzessives Klammern

Exzessives Klammern ist ein Hinweis auf noch nicht ausreichend bewältigte Schritte der Ablösung zwischen Eltern und Kind. Hintergrund sind meistens unbearbeitete, oft unbewusste elterliche Trennungsängste. Diese haben zur Folge, dass dem Kind auch in nicht bedrohlichen Trennungssituationen keine ausreichende Sicherheit und kein Vertrauen in seine Bewältigungsmöglichkeiten vermittelt werden. Die Eltern-Kind-Beziehung erscheint meist belastet und gefährdet. Das kindliche Funktionsniveau ist beeinträchtigt, und die Bewältigung anstehender Entwicklungsschritte ist erschwert oder gar behindert.

Fallbeispiel 4

Frau S., eine stämmige, angespannt wirkende Frau, klagt über ihre 11 Monate alte Tochter Louisa:»Ich habe keinen Moment für mich, ständig krabbelt sie mir hinterher! Und wenn ich sie in den Laufstall setze, damit ich mal in Ruhe die Geschirrspülmaschine ausräumen kann, flippt sie völlig aus. Und sie lässt sich nur von mir beruhigen. Auch nachts, mein Mann hat da keine Chance.« Louisa spielt auf dem Boden mit einem Stück Papier und schaut immer wieder zur Mutter. Nachdem die Mutter etwas ruhiger geworden ist, reagiert sie auf einzelne Versuche der Kontaktaufnahme, sie spricht Louisa z. B. an, als diese sich den Kopf anschlägt und zu weinen beginnt: »Was ist denn los? Ich bin doch da.«. Die Mutter nimmt jedoch keinen Körperkontakt auf, und es entstehen keine Momente geteilter Freude. Die Beziehung zu ihrer Tochter erlebt die Mutter als »einseitig und anstrengend«. Im weiteren Verlauf springt sie unvermittelt auf, sagt, zur Therapeutin gewandt: »Ich gehe mal eben zur Toilette«, und verlässt den Raum. Louisa bleibt wie erstarrt sitzen und schaut lange auf die Tür, durch die die Mutter verschwunden ist. Ihr Blick wandert kurz zur Therapeutin, dann beginnt sie laut zu weinen.

Symptomtrias des exzessiven Klammerns
Im Übertrag auf die Symptomtrias frühkindlicher Regulationsstörungen (Papoušek 2004; s. auch ▶ Kap. 1) stellt sich das exzessive Klammern wie folgt dar:
- **Das Kind** ist noch nicht ausreichend in der Lage, sich bei inneren Anspannungszuständen, zu denen z. B. das Erleben von Ängsten, Irritation, Frustration oder Langeweile gehört, selbstgesteuert zu beruhigen. Es ist auf die Beruhigung durch primäre Bezugspersonen, in der Regel die Eltern, angewiesen. Aus diesem Grund versucht das Kind, körperliche Nähe zu den Eltern herzustellen bzw. aufrechtzuerhalten.
- **Die Eltern** erleben, dass ihre Beruhigungs- und Ermutigungsversuche nicht ausreichend erscheinen, und leiden im Zuge der scheinbar anhaltenden Nähewünsche des Kindes an Überforderungssyndromen.
- **Dysfunktionale Interaktionsmuster** im Kontext des Beruhigens und Ermutigens halten das anklammernde Verhalten aufrecht. Unter Anspannung halten die Eltern Nähe aufrecht und schaffen keine klaren Abgrenzungskontexte.

Häufigkeit   Während für emotionale und Verhaltensstörungen im Kindergartenalter in der Literatur umfangreiche Angaben zu finden sind, sind solche Störungen im Säuglings- und Kleinkindalter zwar hinsichtlich entwicklungspsychologischer Fragestellungen diskutiert, bislang aber kaum in direktem Bezug auf klinische Störungsbilder untersucht worden (s. z. B. Belsky et al. 1996; Calkins 2002; Crockenberg u. Leerkes 2000; Laucht 2002).

In der Eltern-Säuglings-/Kleinkind-Ambulanz des Uniklinikums Heidelberg gaben 21 Prozent der Eltern, die zwischen 1999 und 2009 ihre Kinder vorstellten, Trennungsangst als einen Anmeldegrund an (Thiel-Bonney 2009). Auf der Verhaltensebene steht dies oft im Zusammenhang mit exzessivem Klammern, aber auch mit Einschränkungen des Explorationsverhaltens (Spielunlust) oder Schlafstörungen.

6.3.1   Typische Auslösesituationen und Einflussfaktoren

Angst und Furcht treten entwicklungsgerecht im Zuge der lokomotorischen Entwicklung und der Entwicklung personenspezifischer Bindung (Bowlby 1969) um den 9. Lebensmonat herum als einflussreiche Affekte in der Interaktion auf. Das Abstillen ist ein um diese Zeit häufig stattfindender äußerer Schritt der Ablösung. Das Kind ist nun nicht mehr von der alleinigen Versorgung durch die Mutter abhängig; eine räumliche Trennung wird damit möglich. Auch das Schlafen im eigenen Bett ist ein Schritt, der eine wachsende Getrenntheit erkennen lässt. Zeitgleich geht der Blick des Kindes zunehmend in die Außenwelt, es exploriert seine Umwelt. Krabbelnd und laufend kann es sich aus eigenem Antrieb von den Eltern fortbewegen und sich einen größeren Aktionsradius erobern. Dank all diesen neuen Errungenschaften sehen sich Kinder nun häufiger alleine mit Erlebnissen konfrontiert, die zunächst als bedrohlich wahrgenommen werden können und somit potenziell Angst oder Furcht auslösen. Die Fähigkeit zur bewussten Unterscheidung zwischen primären Bezugspersonen und Fremden kann beim Kind z. B. Beunruhigung auslösen, auch wenn es in den Monaten zuvor recht ungerührt erschien, wenn unbekannte Personen sich ihm näherten.

Weitere alterstypische Auslöser für Angst in den ersten 3 Lebensjahren sind soziale Trennungserfahrungen, z. B. häufige oder abrupte Wechsel von Betreuungspersonen, ein zu früher oder forcierter Eintritt in die Kinderkrippe, eine fremde Umgebung nach einem Umzug oder im Urlaub, Veränderungen in der Familienkonstellation (z. B. die Geburt eines Geschwisterkindes oder eine Trennung der Eltern) sowie tatsächliche oder gefühlte Beziehungsabbrüche (Letzteres z. B. bei einem Krankenhausaufenthalt der Mutter).

Auf physiologischer Ebene zeigt sich Angst oder Furcht in einer hohen Erregung bei gleichzeitiger Verhaltenshemmung (Papoušek u. von Hofacker 2004), die zu einer Einschränkung des Explorationsverhaltens führt. Psychophysiologisch tritt die erstmals von Cannon (1929) beschriebene »akute Stressantwort« (auch »Hyperarousal«) mit den Handlungsalternativen Kampf oder Flucht auf. Je nach den motorischen Möglichkeiten des Kindes kann das Anklammern im Sinne der Stressantwort »Flucht vor dem angstauslösenden Moment« die momentan einzig passende Reaktion darstellen. Entscheidend für die Bewältigung ist die interpersonale Regulation der kindlichen Ängste durch die Bezugspersonen (Papoušek u. von Hofacker 2004). Kagan u. Snidman (1999) sehen einen Zusammenhang zwischen der Temperamentseigenschaft der Verhaltenshemmung (»novelty inhibited«), hoher Irritabilität sowie einer geringen Fähigkeit zur Emotionsregulation und einer Begünstigung der Entwicklung von emotionalen Störungen. Möhler et al. (2008) konnten zeigen, dass eine allgemeine negative Hyperreaktivität auf unvertraute Reize in frühester Kindheit, wie z. B. vermehrtes Weinen in Reaktion auf unbekannte Ereignisse, Objekte oder Personen, mit dem Auftreten behavioraler Hemmung im 2. Lebensjahr in Zusammenhang steht. Möglicherweise verhindern frühe soziale Ängste soziales Lernen, was Folgen für den weiteren Entwicklungsverlauf erklären kann.

Ein weiterer Einflussfaktor sind die Interaktions- und Beziehungserfahrungen, die das Kind mit den Eltern macht. Nach Fonagy et al. (2004) entwickeln sich Affektregulation und Persönlichkeit über den Prozess der Mentalisierung. Im Rahmen von Interaktionen zwischen Eltern und Kind werden durch Affektspiegelungen, z. B. mimische oder vokale elterliche Antworten, affektive Zustände für das Kind kenntlich gemacht. Gefühlszustände werden dann zu Selbsterfahrungen und letztlich zu Konzepten, wenn die Eltern in dieser Rückmeldung erkennen lassen, dass es nicht um ihren eigenen Gefühlszustand geht, sondern um den des Kindes (Resch 2004). Dies setzt voraus, dass Eltern über die Fähigkeit verfügen, mentale Erfahrungen zu reflektieren und in Sprache, Affektreaktionen oder Handlungen zu übersetzen. Eltern, die aufgrund eigener (früh-)kindlicher Erfahrungen und/oder einer eigenen Angstsymptomatik in dieser Fähigkeit eingeschränkt sind, können diese Übersetzungsarbeit evtl. nicht leisten. In der Interaktion zwischen Eltern und Kind kommt es zu einer wechselseitigen Angstansteckung. Weil nicht ausreichend differenziert wird, wer denn jetzt eigentlich wovor Angst hat, können diese Eltern ihrem Kind keine beruhigenden Funktionen zur Verfügung stellen. Im Zuge einer interpersonellen Abwehr durch Parentifizierung können Elternteile unbewusst erwarten, dass das Kind *sie* beruhigt. Dies kann zu einer Verstrickung (Minuchin 1977/1997) zwischen Eltern und Kind beitragen, wodurch auf beiden Seiten Schritte in der Ablösungsentwicklung behindert werden. Eine »genügend gute Mutter« im Sinne Winnicotts (1973) wird »mit einer fast völligen Anpassung an die Bedürfnisse des Neugeborenen beginnen und sich im Laufe der Zeit immer weniger anpassen, je mehr das Kind in der Lage ist, mit dieser Entsagung fertig zu werden« (Winnicott 1973, S. 20). Das wechselseitige Anklammern von Mutter/Vater und Kind in der oben beschriebenen Angstspirale hingegen hält Kind und Eltern in einer Abhängigkeit. Dem Kind wird die Entwicklung selbstgesteuerter Möglichkeiten der Angstregulation verwehrt. Eine im psychopathologischen Sinne elterliche Abwehr durch projektive Identifikation kann ebenfalls zur Aufrechterhaltung exzessiven Anklammerns beitragen. In der Beruhigung des Kindes können die Eltern aktiv werden, während sie die eigene, auf das Kind verschobene Angst bei sich nicht mehr wahrnehmen. Eine bestehende Trennungsangst der Eltern wird im Rahmen dieser interpersonellen Dynamik abgewehrt. Die Eltern »lesen« eigene Eigenschaften oder Vorstellungen in ihr Kind hinein, die nicht zum Entwicklungsstand oder Wesen des Kindes passen (Fraiberg et al. 1975). Bedrohlich für das Kindeswohl wird dies, wenn dem Kind ein hohes Maß an Intentionalität zugeschrieben wird, wie in der folgenden Äußerung einer Mutter über ihren 5 Monate alten Sohn: »Der lässt mich nicht in Ruhe, weil er mich quälen will!« Eine Auflösung dieser verzerrten Wahrnehmung kann in aller Regel nur in einem psychotherapeutischen Setting erreicht werden.

Auf der Beziehungsebene müssen Eltern und Kind sich auf das »Paradox der Entwicklung« (Trad 1993) einlassen können. Der Erwerb neuer Kompetenzen im Bereich der emotionalen Selbstregulation kann im Familiensystem zu einem stärkeren Gefühl der Verbundenheit und Intimität führen. Andererseits kommt es entwicklungspsychologisch aufseiten des Kindes und lebenszyklisch aufseiten der Eltern zu verstärkter Autonomie und Abgrenzung voneinander. Gelingt eine Anpassung des Familiensystems, vor allem im Übergang von der Dyade zur Triade, an dieses Paradoxon nicht, steigt die Wahrscheinlichkeit einer Manifestation des anklammernden Verhaltens (Cierpka u. Cierpka 2000).

6.3.2 Worauf Sie beim Kind achten sollten

Das Kind fällt durch situationsunabhängiges häufiges Verlangen nach Körperkontakt auf. Eltern beschreiben, dass ihr Kind ihnen im wahrsten Sinne des Wortes »am Rockzipfel« hängt. Kinder, die noch gestillt werden, scheinen oft nach der Brust zu verlangen. Begleitet wird das scheinbare Fordern von Körperkontakt durch ängstliches, bisweilen sogar panisches Schreien.

Zudem steckt das Kind unangemessen viel Energie in das Erregen elterlicher Aufmerksamkeit und das Herstellen von Kontakt. Der zu Exploration und Spiel nötige Abzug kindlicher Aufmerksamkeit von den Eltern findet nicht statt. Das Kind kann sich nicht auf ein Spiel einlassen, wechselt häufig seine Beschäftigungen oder wirkt anhaltend unzufrieden, weil es zwischen Spiel und Suche nach der Nähe der Eltern hin- und hergerissen ist. Kommt Nähe oder Körperkontakt zwischen Eltern und

Kind zustande, kann beobachtet werden, dass dies oft nicht zur Beruhigung des Kindes führt und eine unzufriedene, gespannte Stimmung weiter anhält.

Das anklammernde Verhalten kann mit sozialer Gehemmtheit einhergehen. Diese ist gekennzeichnet durch eine altersunangemessene, anhaltende Hemmung der Kontaktbereitschaft in fremder Umgebung oder in der Begegnung mit fremden Personen. Die Kinder verharren oft regungslos, in hoher körperlicher Anspannung und anklammernd auf dem Arm oder Schoß der Bezugsperson. Bei Annäherungsversuchen zeigen sich verstärkte Angstreaktionen wie Abwenden oder Weinen.

Auch exzessive Trennungsangst, die über die zu erwartende Phase vermehrter Angstreaktionen auf Trennungen im 2. Lebenshalbjahr hinaus besteht, ist mit anklammerndem Verhalten assoziiert. Findet eine Trennung zwischen primärer Bezugsperson und Kind statt, kommt es zu ausgeprägten altersunangemessenen Trennungsreaktionen wie Anklammern, Schreien und panikartigem Schluchzen. Tröstungsversuche, die oft unter dem Einfluss von massiven Schuldgefühlen, Verunsicherung und Ängsten der primären Bezugsperson stattfinden, führen meistens nicht zur Beruhigung, da dem Kind in dieser Gestimmtheit keine Sicherheit vermittelt werden kann (Papoušek u. von Hofacker 2004).

6.3.3 Worauf in Gesprächen mit Eltern zu achten ist

Das Verhalten der Eltern gegenüber den kindlichen Kontaktangeboten erscheint insgesamt unsicher-ambivalent. Kindliche Signale werden oft missverstanden oder nicht als solche erkannt, und die Eltern fragen sich oft, was ihr Kind von ihnen will. Im Alltag stellen Eltern häufig ihre eigenen Bedürfnisse zugunsten der Forderungen ihres Kindes nach Nähe zurück, in dem Glauben, das Kind damit zufriedenstellen zu können. Das Ausbleiben einer positiven Reaktion des Kindes auf diesen Verzicht belastet die Beziehung. Die Kommunikation zwischen Eltern und Kind versagt, wenn Eltern das anklammernde Verhalten ausschließlich als Bindungsverhalten und nicht als Beruhigungsstrategie interpretieren. Die Bedürfnisse des Kindes nach

Koregulation (z. B. von Angst, Müdigkeit, Lange-weile) oder nach Unterhaltung werden dann nicht mehr klar erkannt und können daher nicht eindeutig beantwortet werden. Die erlebte Hilflosigkeit kann ein vermehrtes Erleben von Ärger zur Folge haben, und dieser – oft unterdrückte – Ärger führt zu einem Muster hoher, aber dysfunktionaler Responsivität. Es wirkt, als gestatteten die Eltern sich nicht, ihre Aufmerksamkeit auch nur für einen Moment vom Kind abzuziehen. Sie haben z. B. Schwierigkeiten, einem Gespräch zu folgen und ihre Aufmerksamkeit abwechselnd auf das Kind und das Gegenüber zu richten.

Bisweilen äußern die Eltern den Wunsch nach Abgrenzung und Zeit für sich, es fehlt ihnen aber jegliche Idee, wie diese Zeitfenster gefüllt werden könnten. Auch hier wird wieder Ambivalenz spürbar, und häufig liegt der Gedanke nahe, dass das Kind mit seinem Anklammern auch eine wichtige Funktion für die Eltern erfüllt. Manche Eltern schildern auch den Eindruck, dass ihr Kind dann besonders fordernd und anklammernd ist, wenn sie etwas »für sich« tun wollen (z. B. ein Telefonat führen, einen Kaffee trinken), und unterstellen dem Kind Intentionalität im Sinne von gegen sie gerichteter Aggressivität.

Die Interaktionen zwischen Eltern und Kind sind oft von einer ängstlich-aggressiv getönten Grundstimmung gekennzeichnet. Die Eltern scheinen oft physisch, aber nicht emotional verfügbar, und tun sich mit der Abgrenzung von ihrem Kind schwer. Zu beobachten sind oft ein automatisiert wirkendes Streicheln oder Schaukeln des Kindes unter wachsender Anspannung oder auch ein häufiger Wechsel zwischen fürsorglicher Zuwendung und Zurückweisung, der nicht an den Bedürfnissen des Kindes orientiert scheint.

Zum Verständnis der beobachteten Interaktionen und Kommunikationsmuster sind das Erfragen von Trennungserfahrungen der Eltern und ihr heutiger Umgang mit Abschieden und Ablösungen hilfreich. Die in der kindlichen Entwicklung auftretenden Anforderungen können verdrängte Konflikte der Eltern wiederbeleben. Bisherige Bewältigungsmechanismen der Eltern können so ins Wanken gebracht werden, was latente Ängste verstärken kann.

6.4 Behandlungsansätze

Eltern suchen oft in einer Mischung aus Hilflosigkeit, Beschämung und Wut nach Hilfe; häufig ahnen sie, dass in den Schwierigkeiten, die das Kind in bisweilen imponierender Weise nach außen trägt, eigene ungelöste Themen auftauchen (Fraiberg et al. 1975). Entscheidend für die Wahl des passenden Ansatzes ist unter anderem die Sicht der Eltern auf das Kind: Können sie das anklammernde Verhalten als Zuspitzung im Rahmen der Bewältigung einer Entwicklungsaufgabe betrachten? Sind sie bereit, dem Kind bei Bedarf zu helfen und bei allen Schwierigkeiten einen positiven Blick auf das Kind behalten? Dann profitieren sie womöglich von entwicklungspsychologischen Informationen. Stehen negative Momente zwischen Eltern und Kind deutlich im Vordergrund, und begegnen die Eltern ihrem Kind mit nur geringer Einfühlung und negativen Erwartungen? Bestehen die Schwierigkeiten länger als 3 Monate, und sind weitere Entwicklungsbereiche (z. B. Schlafen) betroffen? Dann kann eine Erarbeitung individueller Möglichkeiten zur Entwicklungs- und Beziehungsförderung im Rahmen einer psychosozialen Beratung der passende Weg sein. Reicht das Setting eines zeitlich begrenzten, niederfrequenten Beratungsangebots nicht aus, um Veränderungen umzusetzen und den Leidensdruck zu reduzieren (z. B. bei strukturellen Einschränkungen oder neurotischen Konflikten der Eltern, ausgeprägten psychosozialen Belastungen oder einer generalisierten frühkindlichen Regulationsstörung), ist eine Eltern-Säuglings-/Kleinkind-Psychotherapie indiziert.

6.4.1 Entwicklungspsychologische Informationen

Anklammern stellt eine Möglichkeit des Kindes dar, auf das Erleben von Angst zu reagieren, solange es noch keine ausreichenden selbstgesteuerten, personenunabhängigen Möglichkeiten der Selbstberuhigung zur Verfügung hat. Das Verständnis der Eltern und die Einsicht, dass ihr Kind hierbei noch auf ihre Unterstützung angewiesen ist, sind grundlegend für die Vermittlung entwicklungspsychologischer Informationen.

Die Information über den Entwicklungsstand des Kindes und bereits bewältigte Entwicklungsaufgaben und der Blick auf bereits vorhandene Fähigkeiten und nutzbare Ressourcen des Kindes (z. B.: »kann im entspannten Zustand alleine spielen«, »exploriert seine Umgebung mit Blicken«) können eine positive und unterstützende Haltung der Eltern fördern.

Bewältigung von Abgrenzungssituationen und Entwicklung von Angsttoleranz im Säuglings- und Kleinkindalter
- Vermittlung von Schutz und Beruhigung in Trennungssituationen
- Beantworten und Befriedigen kindlicher Nähebedürfnisse in Belastungssituationen
- Eindeutige Signale der Eltern, wenn eine Trennung ansteht, auch wenn es nur eine »kleine« Trennung ist (z. B.: »Ich setze mich jetzt da auf den Sessel und lese in meinem Buch. Du spielst hier noch ein bisschen weiter mit den Bausteinen. Ich komme gleich wieder zu dir.«)
- Unterstützung von kindlichen selbstgesteuerten Spiel- und Explorationsbedürfnissen durch Ermutigung und Vermittlung von Sicherheit (z. B.: »Du siehst dir ganz interessiert die große Puppe auf dem Regal an, sollen wir da mal zusammen hingehen? Ich bleibe in deiner Nähe.«)
- Einführen von Beruhigungshilfen, die personenunabhängig sind und die das Kind selbstständig erreichen kann. Diese sog. Übergangsobjekte, meist weiche Kuscheltiere, Decken oder Tücher, können stellvertretend für die Eltern eine Trost- und Beruhigungsfunktion übernehmen und bei vermehrter Angst in Zeiten elterlicher Abwesenheit wichtige Begleiter für das Kind sein.
- Zur Modulation der kindlichen Affektlage, aber auch als Unterstützung des Einfühlens in die kindliche Position dient die begleitende Sprache (z. B.: »Du weißt noch nicht so recht, was du von Onkel Willi halten sollst, da bist du erst mal vorsichtig. Guck ihn dir erst mal an, ich bin bei dir. Vielleicht magst du nachher ja mal mit ihm spielen.«)

6.4.2 Psychosoziale Beratung

Fallbeispiel 5

Der 12 Monate alte Mark klammert sich, wenn er zur Tagesmutter gebracht wird, an die Eltern, schreit verzweifelt und mit steigender Intensität und ist kaum zu beruhigen. Die Eltern sind darüber sehr erstaunt und erschrocken, da sie ihren Sohn bislang als fröhliches und unkompliziertes Kind kannten. Seit den Besuchen bei der Tagesmutter klammere er sich auch in anderen Kontexten vermehrt an sie an. Besorgt sind die Eltern auch, weil Mark ihnen im Moment sehr irritabel erscheint. Auf Trennungen und Grenzsetzungen reagiere er heftiger, als sie es von ihm gewohnt seien, und könne sich nicht selbst beruhigen, lehne aber Hilfen von Elternseite ab. Bislang hat der Junge viel Zeit zu Hause mit einem oder beiden Elternteilen und der 5-jährigen Schwester verbracht. Die Eltern schildern, dass Mark neue Situationen und Personen stets interessiert beobachte, am liebsten in der Nähe von Mutter oder Vater, und es dann erst nach einer gewissen Zeit schaffe, sich zu lösen und sich Dingen anzunähern, die ihn interessieren. Seit Beginn der Eingewöhnung bei der Tagesmutter dauere es noch länger, bis er sich Neuem zuwenden könne, oft wolle er sich auch gar nicht von ihnen lösen. Zu Hause beschäftige Mark sich alleine, »wenn er es will«. Die Mutter nutzt die Momente, in denen Mark in eine Beschäftigung vertieft ist, um sich »davonzuschleichen«. Sie ertrage das Geschrei nicht, wenn sie dem Jungen klarzumachen versuche, dass sie sich entfernen müsse. Deshalb harre sie oft ungeduldig und verärgert neben Mark aus, bis er sie nicht mehr beachte. Manchmal habe sie das Gefühl, dass Mark sie absichtlich ärgern wolle. Erfreut, aber auch etwas verunsichert berichtet die Mutter, dass Mark, der »nie ein Schmusekind war«, momentan häufig körperliche Nähe suche.

Am Rande berichten die Eltern, dass Mark nur in ihrer Anwesenheit einschlafe und die zweite Nachthälfte im Elternbett verbringe, wodurch sie sich gestört fühlten. Vor allem die Mutter sieht sich unter Druck, was die Eingewöhnung bei der Tagesmutter angeht, weil sie wieder arbeiten möchte und den Beginn ihrer Berufstätigkeit mit ihrem Arbeitgeber terminiert hat: »Bis dahin muss das mit der Tagesmutter klappen.« Gleichzeitig fragen die Eltern sich, ob sie den Jungen überfordern.

Bislang scheint Mark noch wenig Gelegenheit gehabt zu haben, Erfahrungen im Umgang mit Trennungssituationen zu sammeln. Die Eltern haben es im Alltag vermieden, klare Abgrenzungskontexte und für das Kind erkennbare Trennungssituationen herzustellen. Die Nähe-Distanz-Regulation erscheint zwischen Eltern und Kind noch nicht ausreichend abgestimmt. Mark bestimmte bisher, wann eine Distanz zwischen ihm und den Eltern entstehen durfte, die Eltern passten sich dem unter Zurückstellung eigener Bedürfnisse an. Das Finden eines guten Gleichgewichts zwischen Nähe, die Trost, Sicherheit und Beruhigung verspricht, und Autonomie, die eine Befriedigung von Neugier und Erfahrungszuwachs verheißt, ist Eltern und Kind noch nicht gelungen. Die Eltern bemerken in Zuständen emotionaler Ausgeglichenheit die Verunsicherung des Kindes. Sie ahnen, dass sich für Mark mit den von ihnen initiierten Trennungen eine Schwierigkeit auftut, die er noch nicht alleine bewältigen kann. Stehen die Eltern hingegen selbst unter Anspannung oder einem inneren Druck, ist ihnen eine solche Einfühlung schlechter möglich. Sie erleben Ärger, der vermutlich auch aus dem oftmaligen Verzicht auf eigene Wünsche zugunsten der vermuteten kindlichen Bedürfnisse gespeist wird. Die Eltern sehen Mark als Ursache ihres Ärgers und schreiben ihm eine gegen sie gerichtete Intentionalität zu. Die auch berichtete Ein- und Durchschlafstörung ist häufig mit anklammerndem Verhalten assoziiert, da es auch dabei um Schritte der Ablösung, Abgrenzung und Trennung geht, die Eltern und Kind bewältigen müssen.

In der Beratung wird – nach einer Einschätzung des bisherigen Ablösungsprozesses – vereinbart, gemeinsam mit den Eltern individuelle Möglichkeiten zu erarbeiten, Mark in Trennungssituationen altersgerecht zu begleiten. Die Frage, was die Eltern Mark und sich zutrauen, steht zunächst im Vordergrund. Die Eltern formulieren, dass sie Mark nicht das Gefühl geben wollen, von ihnen im Stich gelassen zu werden. Sie bemerken, dass Mark noch sehr auf elterliche Unterstützung angewiesen ist, um sich zu beruhigen und sich sicher zu fühlen. Um den Eltern die schrittweise Reduktion ihrer noch intensiven Hilfen zu erleichtern und Mark gleichzeitig bei der Entwicklung personenunabhängiger Möglichkeiten der Selbstberuhigung zu fördern, wird die Einführung eines Übergangsobjekts angeregt. Der Vater erinnert sich spontan an seinen »Schmusedelfin«, der ihn bis in die ersten Grundschuljahre beim Schlafen begleitet habe. Es werden gemeinsam Proberäume im Alltag entwickelt, in denen Mark und die Eltern Erfahrungen mit Abgrenzungen und Trennungen sammeln können. Dazu gehört z. B. die Gestaltung von kleinen Abgrenzungs- und Wiedervereinigungssituationen, die von den Eltern initiiert werden, und das Kenntlichmachen von Trennungen durch bewusstes Verabschieden, damit Mark sich auf die Situation einstellen kann. Die Antizipation möglichen Protestes von Mark senkt die Erwartungshaltung der Eltern und dient der Enttäuschungsprophylaxe. Da es vor allem der Mutter schwerfällt, sich von Marks Nähe suchendem Verhalten abzugrenzen, und sie seinen Forderungen oft ärgerlich und widerstrebend nachgibt, wird angeregt, dass der Vater ihr in solchen Momenten den Rücken stärkt. Die zunehmende Klarheit der Eltern in Bezug auf Abgrenzungen, aber auch Näheangebote und Verständnis für die noch bestehenden regulatorischen Schwierigkeiten des Kindes vermitteln Mark Sicherheit.

Bei Mark führt die Erfahrung, dass die Eltern weggehen, er sich aber durch eine klare Verabschiedung darauf einstellen kann und weiß, dass sie wiederkommen, im Laufe von 2 Wochen zu einer deutlichen Abnahme von Protestgeschrei und Anklammern. Das Kuscheltier, das Mark über einige Wochen ständig begleitet, wird in ein Verabschiedungsritual bei der Tagesmutter eingebunden. Mit zunehmender Gewöhnung an die Abläufe rund um den Besuch bei der Tagesmutter verliert es an Bedeutung, begleitet Mark aber weiter und »wartet« nach der Verabschiedung immer an der Garderobe auf ihn. Die Eltern berichten mit großer Zuneigung und Freude über Marks Entwicklung und äußern Stolz darauf, diese schwierige Zeit als Familie gemeinsam bewältigt zu haben. Sie trauen sich jetzt auch zu, zeitnah Veränderungen der Schlafsituation anzustoßen.

6.4.3 Eltern-Kind-Psychotherapie

Reichen entwicklungspsychologische Informationen oder psychosoziale Beratung nicht aus, um zu einer entscheidenden Veränderung der Symptomatik beizutragen, kann eine Eltern-Kind-Psychotherapie angezeigt sein. Eine beeinträchtigte oder verzerrte elterliche Wahrnehmung und Interpretation kindlichen Verhaltens stellt ebenso wie eine Generalisierung der Regulationsproblematik oder das Auftreten maladaptiver Interaktionsmuster eine Indikation dar.

Anhand des Modells der Waage nach Cierpka u. Cierpka (2000) kann das Zusammenspiel zwischen elterlichen und kindlichen Autonomie- und Nähebedürfnissen in Bezug auf das Auftreten exzessiven Anklammerns betrachtet werden. Die zentrale Annahme ist, dass Eltern und Kind gemeinsam Einfluss auf das sich einstellende Gleichgewicht und damit auf die Ausgestaltung und Persistenz der sich manifest darstellenden Symptomatik nehmen. Sowohl die Eltern als auch das Kind werfen belastende Aspekte, aber auch Ressourcen in die Waagschalen (s. hierzu auch die Abbildungen in ▸ Kap. 7).

Anklammerndes Verhalten kann aus verschiedenen Konstellationen der Eltern-Kind-Dynamik rund um Autonomie und Verbundenheit entstehen:

1. Das Kind zeigt ein hohes Autonomiebedürfnis vor dem Hintergrund eines ausgeprägten Neugierverhaltens (»novelty seeking« nach Cloninger 1987). Im Zuge seines daraus resultierenden aktiven Explorationsverhaltens gerät es immer wieder in Überforderungssituationen und ist dann auf Beruhigung durch die Eltern angewiesen. Diese wiederholte Erfahrung kann dazu führen, dass das Kind sich nicht mehr von den Eltern wegwagt, da es, um Sicherheit zu erleben, von ihrer Nähe abhängig ist, aber die Eltern diese Nähe nicht aktiv anbieten. Es kann sich auch ergeben, dass Eltern das Explorationsverhalten des Kindes eng begrenzen, da die Beunruhigung des Kindes Angst in ihnen auslöst.

2. Das Kind reagiert ängstlich auf Neues (»novelty inhibited« nach Cloninger 1987) und bleibt lieber eng mit den Eltern verbunden. Auf Ermutigungen der Eltern, sich der Umwelt zuzuwenden, reagiert das Kind mit ängstlich-anklammerndem Verhalten. In Anpassung an die Signale des Kindes machen die Eltern möglicherweise auch wenig autonomiefördernde Angebote und bleiben so in einer Verklammerung mit dem Kind.

3. Die Eltern haben ein hohes Autonomiebedürfnis und wehren damit z. B. eigene Nähebedürfnisse ab. Sie wünschen sich ihr Kind unabhängig und abgelöst. Abgrenzungen und Trennungen werden von Elternseite forciert. Erlebt das Kind dadurch Überforderung und Angst, kann es mit einem verstärkten Anklammern an die Bindungspersonen reagieren.

4. Die Eltern genießen aufgrund eigener großer Nähebedürfnisse die enge Verbundenheit mit dem Kind. Bewegungen des Kindes in Richtung Autonomie lösen Angst in ihnen aus, sie wollen es eng bei sich halten. Im Zuge einer interpersonellen elterlichen Abwehr durch projektive Identifikation erlebt das Kind die elterliche Angst als eigene Angst und reagiert mit vermehrtem Anklammern.

Fallbeispiel 6

Zunächst erscheint Frau W. allein mit dem 23 Monate alten Max in der Eltern-Säuglings-/Kleinkind-Ambulanz. Sie berichtet, dass Max zur Beruhigung stets mit den Händen an ihren Brustwarzen spielen wolle. Er fordert aus Sicht der Mutter die Brust in Situationen, in denen er verunsichert oder ängstlich ist – dann könne sie sein Bedürfnis nach Beruhigung nachvollziehen. Sie äußert: »Er hat eben auch nichts anderes als die Brust – einen Schnuller hat er noch nie genommen, und jetzt gewöhne ich ihm so was auch nicht mehr an.« Die Mutter findet Max' Verhalten zwar nachvollziehbar, aber inzwischen unpassend und beschämend. Sie schildert, dass sie dennoch stets unter wachsender Anspannung und Ärger, bisweilen sogar mit einem Ekelerleben, ausharre, bis Max von ihr ablasse. Als besonders schwierig erlebe sie Situationen, in denen sie Max Grenzen setze, er seinen Ärger ihr gegenüber durch Schreien ausdrücke, gleichzeitig aber auch immer wieder nach der Brust verlange. Sie beschreibt eine Situation aus dem Alltag: »Wir waren in einem Spielwarengeschäft. Max fing an, ausgestellte Kartons auszupacken. Ich habe es ihm verboten und ihn auf den Arm genommen. Max fing trotzig an zu schreien, alle haben mich angesehen, und ich konnte dieses schreiende Kind nicht beruhigen!

Am liebsten hätte ich mich in Luft aufgelöst. Ich habe auf ihn eingeredet, ihm irgendwelche Sachen versprochen. Aber er schrie nur ‚Brust! Brust!' Da bin ich unglaublich wütend geworden. Ich weiß gar nicht, wie wir aus dem Geschäft herausgekommen sind, ich erinnere mich nur, dass ich ihn draußen gepackt und angeschrien habe: ‚Was willst du eigentlich von mir? Lass mich doch einfach mal in Ruhe, ich bin doch dauernd nur für dich da!' Als wir wieder zu Hause waren, habe ich mich wahnsinnig geschämt, so die Kontrolle über mich verloren zu haben. Max war wie erstarrt, er hatte richtig Angst vor mir, glaube ich. Ich habe ihn lange im Arm gehalten, und als er dann in mein Dekolleté gegriffen hat, habe ich ihn gelassen.«

Im Konfliktgeschehen rund um Autonomie und Verbundenheit entspricht das Geschehen im Fallbeispiel der unter 3. beschriebenen Konstellation.

Max ist das zweite Kind der Familie. Nach langer ungewollter Kinderlosigkeit entschlossen sich die Eltern zu einer In-vitro-Fertilisation. Nach mehreren Fehlversuchen und einer Fehlgeburt wurde die Mutter schwanger, Max' älterer Bruder wurde geboren. Vier Monate nach der Geburt des ersten Kindes wurde eine erneute Schwangerschaft festgestellt. Die Mutter berichtet, dass dies sie völlig aus der Fassung gebracht habe, sie habe die Schwangerschaft nicht wahrhaben wollen und das Gefühl gehabt, die Kontrolle über ihr Leben zu verlieren. Sie habe immer schon nur ein Kind gewollt, traue sich auch immer noch nicht zu, zwei Kinder angemessen zu versorgen. Es scheint, als habe sie Max schon vor seiner Geburt angelastet, »übergriffig« zu sein, ihr Bedürfnis nach einem selbstbestimmten Leben und Unabhängigkeit zu torpedieren. Retrospektiv wird Max als exzessiv schreiender Säugling beschrieben. Auch hier erlebte die Mutter sich als dem Kind ausgeliefert, da ihre Hilfsbemühungen nicht zur Beruhigung des Kindes führten (vgl. ▶ Kap. 3). Sie habe bemerkt, dass körperliche Nähe Max beruhigen konnte, und habe ihm dies auch angeboten, aber sie habe sich dazu »gezwungen« gefühlt. An schöne Kuschelmomente könne sie sich nicht erinnern, bis heute erlebe sie bei seinem Anblick oder im körperlichen Kontakt mit ihm vor allem negative Gefühle: »Ich fühle mich, als müsste ich dann einen Schutzschild aufgeben,

etwas, das mich zusammenhält und einigermaßen angstfrei leben lässt.« Die Mutter schildert, dass sie sich durch Max fremdbestimmt fühle, weil er ihr nicht den Abstand lasse, den sie brauche.

Im Verlauf der Therapie nimmt auf Einladung der Therapeutin auch der Vater an den Begegnungen teil. Er erlebt Max in den von seiner Frau beschriebenen Situationen vor allem als ängstlich und hilflos. Aus seiner Sicht steigert sich in diesen Situationen die Erregung von Mutter und Kind wechselseitig. Den häufigen Impuls, den Jungen in den Arm zu nehmen und zu beruhigen, unterdrücke er im Beisein seiner Frau, da diese dann völlig außer sich gerate. Frau W. wirft ihrem Mann vor, Max darin zu bestärken, dass er ein Recht habe, sie körperlich so zu bedrängen. Diese Szene macht deutlich, wie verzerrt die Mutter Max wahrnimmt, wenn sie ihm ein hohes Maß an Intentionalität zuschreibt. Der Vater kann sich in Max einfühlen, dessen Beunruhigung in Abgrenzungssituationen mit der Mutter wahrnehmen und hat eine intuitive Idee zur Lösung, nämlich das Anbieten einer Beruhigungshilfe. Er stimmt der Ansicht seiner Partnerin zu, dass Max zu seiner Beruhigung noch nichts anderes als das Spielen an der Brust zur Verfügung habe. Daher sei Max aus seiner Sicht in unguter Weise an die Mutter gebunden.

Es kann erarbeitet werden, dass Frau W. zum einen große Zweifel hat, dass ihr Mann Max beruhigen kann. Zum anderen hat sie Sorge, dass es ihm *doch* gelingen könne und sie dann für Max an Bedeutung verliere. Das hier erkennbare Gatekeeping-Verhalten der Mutter (mütterliche Verhaltensweisen, die das väterliche Engagement in Erziehung und Partnerschaft beeinflussen) behindert das Nutzen väterlicher Ressourcen und die Gestaltung der Beziehung zwischen Vater und Sohn. Es kann als Ausdruck der Angst der Mutter, Kontrolle – in diesem Fall über die Beruhigung des Kindes – zu verlieren, verstanden werden. Frau W. kann im Laufe der Therapie erarbeiten, dass Max mit Abgrenzungssituationen überfordert ist und körperliche Nähe sucht, um sich zu beruhigen. Das dadurch bewirkte bewusste Wahrnehmen eigener Nähewünsche löst bei der Mutter große Angst aus, die zu einer Verstärkung kontrollierender Verhaltensweisen führt.

Frau W. begibt sich im weiteren Verlauf in eine einzelpsychotherapeutische Maßnahme. Unter Anerkennung der eigenen Belastung gelingt es ihr, Betreuungsaufgaben an ihren Mann abzugeben. Dieser erweist sich als gut in der Lage, Max' Bedürfnis nach Nähe mit einer angemessenen positiven Ermutigung zur Exploration zu verbinden, vor allem in gemeinsamen Spielsituationen. Dies ermöglicht Max die Entwicklung personenunabhängiger Beruhigungsmöglichkeiten in Trennungssituationen und trägt dazu bei, dass Irritationen und Frustrationen ihn nicht mehr so leicht entgleisen lassen. Die wachsende Autonomie des Jungen auch in neuen Situationen verstärkt vorübergehend Ängste der Mutter. Diese können jedoch als *eigene* Ängste erkannt und psychotherapeutisch bearbeitet werden.

▪ **Fazit**
Die Gestaltung von Abgrenzungen im Zuge der Autonomieentwicklung und die Bewältigung der damit einhergehenden Ängste ab dem 2. Lebenshalbjahr stellen sich als gemeinsam zu bearbeitende Anforderung an Eltern und Kind. Aufgrund der sich noch entwickelnden kindlichen Selbstberuhigungsfähigkeiten sind Bezugspersonen, in der Regel die Eltern, aber auch MitarbeiterInnen in der Kleinkindbetreuung, in dieser Übergangsphase gefordert, kindliche emotionale Zustände mitzuregulieren. Das Verständnis von anklammerndem Verhalten als zunächst adäquate kindliche Reaktion auf Angsterleben sowie Wege, um personenunabhängige Kompetenzen der Selbstregulation zu erwerben, stehen im Mittelpunkt von Beratungsansätzen. Frühkindliche Regulationsstörungen, Temperamentsfaktoren, eine mögliche Psychopathologie der Eltern sowie frühe Beziehungs- und Interaktionserfahrungen nehmen Einfluss auf den Verlauf und sind bei der Indikationsstellung zu beachten.

Literatur

Belsky J, Woodworth S, Crnic K (1996) Trouble in the second year: three questions about family interactions. Child Dev 67: 556–578

Bion W (1962/1984) A theory of thinking. Second thoughts: selected papers on psychoanalysis. Karnac, London

Bowlby J (1969) Attachment and loss. Basic Books, New York

Calkins SD (2002) Does aversive behavior during toddlerhood matter? The effects of difficult temperament on maternal perceptions and behavior. Infant Ment Health J 23: 381–402

Campos JJ, Stenberg CR (1981) Perception, appraisal, and emotions: the onset of social referencing. In: Lamb ME, Sherrod LR (Hrsg) Infant social cognition: empirical and social considerations. Erlbaum, Hillside, NJ, S 273–314

Cannon WB (1929) Bodily changes in pain, hunger, fear, and rage. Appleton Century Crofts, New York

Cierpka M, Cierpka A (2000) Beratung von Familien mit zwei- bis dreijährigen Kindern. Prax Kinderpsychol Kinderpsychiatr 49(8): 563–579

Cierpka M, Windaus E (Hrsg) (2007) Psychoanalytische Säuglings-Kleinkind-Eltern-Psychotherapie. Konzepte, Leitlinien, Manual. Brandes & Apsel, Frankfurt/Main

Cloninger CR (1987) A systematic method for clinical description and classification of personality variants. A proposal. Arch Gen Psychiatry 44: 573–588

Crockenberg S, Leerkes E (2000) Infant social and emotional development in family context. In: Zeanah CH Jr. (Hrsg) Handbook of infant mental health, 2. Aufl. Guilford Press, New York, S 60–90

Dornes M (2001) Die frühe Kindheit. Entwicklungspsychologie der ersten Lebensjahre. Fischer, Frankfurt/Main

Deutsche Gesellschaft für Kinder- und Jugendpsychiatrie und Psychotherapie (Hrsg) (2007) Leitlinien zur Diagnostik und Therapie von psychischen Störungen im Säuglings-, Kindes- und Jugendalter. Deutscher Ärzte Verlag, Köln

Fonagy P, Gergely G, Jurist EL, Target M (2004) Affektregulierung, Mentalisierung und die Entwicklung des Selbst. Klett-Cotta, Stuttgart

Fraiberg S, Adelson E, Shapiro V (1975) Ghosts in the nursery. A psychoanalytical approach to the problems of impaired infant-mother relationships. J Am Acad Child Adolesc Psychiatry 14: 387–422

Freud A (1968) Wege und Irrwege in der Kinderentwicklung. Klett, Stuttgart

ICD-10. ► http://www.dimdi.de/static/de/klassi/diagnosen/icd10/index.htm. Zugegriffen: 15. Februar 2011

Kagan J, Snidman N (1999) Early childhood predictors of adult anxiety disorders. Biol Psychiatry 46: 1536–1541

Largo RH (2001) Babyjahre. Die frühkindliche Entwicklung aus biologischer Sicht. Piper, München

Laucht M (2002) Störungen des Kleinkind- und Vorschulalters. In: Esser G (Hrsg) Lehrbuch der klinischen Psychologie und Psychotherapie des Kindes- und Jugendalters. Thieme, Stuttgart, S 102–118

Laucht M, Schmidt MH, Esser G (2004) Frühkindliche Regulationsprobleme: Vorläufer von Verhaltensauffälligkeiten des späteren Kindesalters? In: Papoušek M, Schieche M, Wurmser M (Hrsg) Regulationsstörungen der frühen Kindheit. Huber, Bern, S 339–356

Mahler M (1975/2003) Die psychische Geburt des Menschen, Symbiose und Individuation, 18. Aufl. Fischer, Frankfurt/Main

Mahler M, Pine F, Bergman A (1978) Die psychische Geburt des Menschen. Fischer, Frankfurt/Main

Minuchin S (1977/1997) Familie und Familientherapie, Theorie und Praxis struktureller Familientherapie. Lambertus, Freiburg

Möhler E, Kagan J, Oelkers-Ax R, Brunner R, Poustka L, Haffner J et al (2008) Infant predictors of behavioural inhibition. Br J Dev Psychol 26: 145–150

Papoušek M (2004) Regulationsstörungen der frühen Kindheit: Klinische Evidenz für ein neues diagnostische Konzept. In: Papoušek M, Schieche M, Wurmser H (Hrsg) Regulationsstörungen der frühen Kindheit: Frühe Risiken und Hilfen im Entwicklungskontext der Eltern-Kind-Beziehungen. Huber, Bern, S 77–110

Papoušek M, von Hofacker N (2004) Klammern, Trotzen, Toben – Störungen der emotionalen Verhaltensregulation des späten Säuglingsalters und Kleinkindalters. In: Papoušek M, Schieche M, Wurmser H (Hrsg) Regulationsstörungen der frühen Kindheit: Frühe Risiken und Hilfen im Entwicklungskontext der Eltern-Kind-Beziehungen. Huber, Bern, S 201–232

Resch F (2004) Entwicklungspsychopathologie der frühen Kindheit im interdisziplinären Spannungsfeld. In: Papoušek M, Schieche M, Wurmser H (Hrsg) Regulationsstörungen der frühen Kindheit. Frühe Risiken und Hilfen im Entwicklungskontext der Eltern-Kind-Beziehung. Huber, Bern, S 31–49

Stern D (1985) The interpersonal world of the infant. Basic Books, New York

Thiel-Bonney C (2009) Deskriptive Daten aus dem Elternfragebogen der Interdisziplinären Spezialsprechstunde für Eltern und Säuglingen und Kleinkindern. Institut für Psychosomatische Kooperationsforschung und Familientherapie, Heidelberg (unveröffentlicht)

Thomas A, Chess C (1977) Temperament and development. New York: Brunner/Mazel

Trad PV (1993) Short-term parent-infant psychotherapy. Basic Books, New York

Winnicott D (1951) Übergangsobjekte und Übergangsphänomene. In: Winnicott D (Hrsg) Von der Kinderheilkunde zur Psychoanalyse. Kindler, München, S 293–312

Winnicott DW (1973) Vom Spiel zur Kreativität. Klett, Stuttgart

Entwicklungsgerechtes und persistierendes Trotzen und aggressives Verhalten

Manfred Cierpka und Astrid Cierpka

M. Cierpka (Hrsg.), *Regulationsstörungen*, Psychotherapie: Praxis,
DOI 10.1007/978-3-642-40742-0_7, © Springer-Verlag Berlin Heidelberg 2015

Der Trotz erwächst aus Spannungszuständen, die für ein Kind unerträglich sind, meistens nach Frustrationen. Für die weitere psychische Entwicklung ist es entscheidend, wie gut es dem Kleinkind gelingt, sich in diesen emotionalen Krisen nicht nur auf die Koregulation der Eltern zu verlassen, sondern sich zunehmend selbst zu regulieren. Wenn diese Regulationsbemühungen dem Kleinkind und den Bezugspersonen »genügend gut« gelingen, spricht man von »normalem« Trotz und »normalen« Trotzanfällen in dieser Entwicklungsphase des 2. und 3. Lebensjahres. Wenn das Trotzen exzessiv wird und vor allem persistiert, sind die Interaktionen und die Beziehungen zwischen Eltern und Kind belastet. Ältere Kinder, die aggressives Verhalten zeigen und Regeln nicht einhalten können (was von den Eltern meistens als Ungehorsam empfunden wird), werden diagnostisch als Kinder mit oppositionellem Verhalten beschrieben.

7.1   Zur Definition von Trotz und Trotzanfällen

Fallbeispiel 1
Der 24 Monate alte Max verhält sich laut Auskunft seiner Mutter seit 6 Monaten zunehmend trotzig. Manchmal raste er so aus, dass er sich selbst verletze. Die Mutter ist erschöpft, ratlos und untergründig wütend. Ihre Stimme klingt belegt, als hätte sie einen Kloß im Hals. Den Ersttermin benötigt sie für sich allein, um sich zu entlasten. Erst zum zweiten Gespräch bringt sie ihren Sohn mit. Als Mutter und Kind von den Therapeuten im Warteraum begrüßt werden, ist Max in das Spiel mit seinen mitgebrachten Autos versunken. Die Mutter packt ihn relativ abrupt und nimmt ihn mit in das Therapiezimmer. Schon auf dem Arm fängt Max an zu schreien. Er zeigt mit seinen Gesten, dass er wieder ins Wartezimmer zurückwill. »Nein! Nein! Nein!«, schreit er immer wieder. Er will nicht im Therapiezimmer, sondern im anderen Raum spielen. Als seine Mutter nicht nachgibt, sondern im Therapiezimmer bleibt und sich setzt, rastet er aus und tobt, wirft sich auf den Boden, will dann wieder auf den Schoß der Mutter, dann wieder runter – rauf und runter. Er macht sich steif, wälzt sich auf dem Boden. Mit Schweißflecken unter den Armen versucht die

Mutter, den Jungen zu beruhigen. Er schlägt sie, sie streicht ihm über den Kopf. »Diesen Wahnsinn habe ich mehrere Stunden am Tag«, sagt sie, beinahe schreiend, um ihren Sohn zu übertönen. »Ich habe Angst, dass ich ihm etwas antue.«

■ **Definition**
Das Trotzen des Kleinkinds ist immer eine Reaktion auf eine entweder selbst initiierte oder von einem anderen ausgelöste Frustration. Trotzen ist beim Kind nicht von einer Absicht getragen, sondern meistens Ausdruck des Nichtgelingens der emotionalen Regulation von Frustration. Charakteristisch ist der momentane und temporäre Verlust des Kontaktes zur Umgebung. Das Kind ist »drausgebracht« (Metzger 1972), »aus der Bahn geworfen«. Die Trotzanfälle dauern meistens zwischen 30 Sekunden und 5 Minuten, bei exzessivem Trotzen auch länger. Der Trotzanfall verläuft in Phasen (Potegal u. Davidson 2003; Potegal et al. 2003):

1. Die Auslösesituation.
2. Die »Kurzschlussreaktion«, das Kind »steht neben sich«. Das sich verweigernde Verhalten geht vom verbalen »Nein!« und »Will nicht!« bis zum Kreischen und Schreien, schließlich zum Weinen und Wimmern. Am Ende steht die totale Erschöpfung des Kindes.
3. Das Drama geht zu Ende. Das Kind fühlt Erleichterung. Es sucht die Nähe von Mutter bzw. Vater.
4. Nach einem »Anfall« kommt es häufig vor, dass sich das Kind nicht mehr erinnert, was es eigentlich ursprünglich wollte.

Fallbeispiel 1
(Fortsetzung) Auch Max ist nach dem Trotzanfall wie verwandelt. Seine Mutter hatte ihn ins Wartezimmer zurückgebracht. Dort spielte er einige Minuten alleine, und sein Weinen nahm ab. Dann entschied er selbst, über den Gang zum Therapiezimmer zu gehen und dort weiterzuspielen – so, als ob es den Trotzanfall nie gegeben hätte.

Trotz sollte nicht mit anderen Formen des Nichtfolgenwollens verwechselt werden. Der *Ungehorsam* beispielsweise gehört zum oppositionellen

Verhalten und wird später besprochen. Manchmal handelt das Kind angemessener als ein Erwachsener, wenn es scheinbar ungehorsam ist, sich also willentlich verweigert. Man kann einem Kind durchaus zutrauen, dass es schon in diesem Alter manchmal recht haben kann. Bei trotzigem Verhalten sollte man immer auch bedenken, dass ein Kleinkind wegen Scheu oder Gehemmtheit mit Verweigerung reagiert.

7.2 Entwicklungsangemessenes Trotzen

7.2.1 Häufigkeiten

Angelehnt an die amerikanische Einteilung von Kindheit sind mit Kleinkindern (»toddler«) im Folgenden 13 bis 36 Monate alte Kinder gemeint.

Bei fast allen Kindern ist das Trotzen ein entwicklungsbedingtes Durchgangsphänomen. Bei 17 Monate alten Kindern tritt das Trotzen bei 80 Prozent auf, es hat einen Häufigkeitsgipfel bei den 2-Jährigen und geht dann bis zum Alter von 5 Jahren langsam zurück (Shaw et al. 2000; 2001). Offenbar gibt es hinsichtlich des normalen Trotzens keine Häufigkeitsunterschiede bei Jungen und Mädchen (Potegal u. Davidson 2003; Österman u. Björkquist 2010). Bei der Mehrzahl der Kinder fängt der Trotz zwischen dem 15. und 19. Lebensmonat an. Die zeitliche Spanne des Auftretens von Trotz ist groß und reicht von einem Jahr bis zu 5 Jahren. Zum normalen Trotzen gehören auch entwicklungsangemessen erste körperliche und verbale Aggressionen. Aggressive Verhaltensformen zeigen bis zu 80 Prozent der Kinder im Alter von 12 bis 17 Monaten; 70 Prozent aller Kinder nehmen einem anderen ein Spielzeug weg, 46 Prozent schubsen und stoßen andere, 21 bis 27 Prozent beißen, kratzen, treten, schlagen und ziehen an den Haaren (Tremblay et al. 1999). Belsky et al. (1996) fanden in einer unausgelesenen Stichprobe von 15 bis 21 Monate alten erstgeborenen Jungen immerhin bei 62 Prozent Trotzprobleme. Das Trotzverhalten nimmt üblicherweise im 4. Lebensjahr an Frequenz und Intensität ab (Potegal et al. 2003; McFarlane et al. 1954), was mit dem zunehmenden Spracherwerb in Verbindung gebracht wird (Dionne et al. 2003).

Es gibt Hinweise darauf, dass Trotzanfälle bei Kindern ein universelles Problem sind (Bhatia et al. 1990; Johnson 2003; Tomm u. Suzuki 1990; Fouts et al. 2005). Kulturelle Unterschiede im Umgang damit sind aber wesentlich.

7.2.2 Trotzen als Regulationsphänomen

Trotz oder gar Trotzanfälle gehen mit heftigen Emotionen einher, die vom Kind reguliert werden müssen. Das Kind verschafft sich durch das Trotzen mehr Zeit, um mit diesen Gefühlen fertigzuwerden. Wenn dies misslingt, kann es zum Trotzanfall kommen. Phänomenologisch hat der Trotzanfall des Kleinkinds Ähnlichkeit mit dem wütenden, nicht immer sehr rationalen Protest des Jugendlichen oder der »blinden Wut« des Erwachsenen. Intensive Emotionen geraten außer Kontrolle.

Im 2. Lebensjahr kann das Kleinkind sowohl positive als auch negative Emotionen schon besser ausdrücken und verliert bei Freude oder Wut nicht sofort die Kontrolle. Es kommen aber auch neue Gefühle wie Scham und Stolz hinzu, weil das Kleinkind sich inzwischen seiner selbst mehr bewusst ist. Das Aufkommen von Scham ist erst dann möglich, wenn das noch fragile Selbst sich den eigenen (oder fremden) Anforderungen nicht gewachsen sieht und von sich selbst enttäuscht ist. Stolz auf etwas Erreichtes oder eine neue Erfahrung ist ebenfalls sehr besonders in diesem Alter. Diese neuen Entwicklungsschritte gehen mit der Notwendigkeit einher, Emotionen zu kontrollieren und kontextabhängig zu modulieren.

Die Entwicklung der Emotionen verläuft in differenzierbaren Stufen vom Säuglings- bis zum Kleinkind- und Vorschulalter. Während sich der Säugling im 1. Lebensjahr auf eine interaktionelle, meistens dyadische Regulation seiner Emotionalität durch die Bezugspersonen (Koregulation) stützen kann, entwickelt sich das Kind nach der Säuglingszeit durch seine zunehmende Autonomie aus der dyadischen Beziehung heraus. Nach und nach wird die dyadische Regulation durch die Selbstregulation der Emotionen abgelöst. Für eine gelingende Entwicklung der Selbstregulation im Kleinkindalter ist eine sichere und unterstützende

7

Bezugsperson weiter notwendig. Zwar ist das Kleinkind schon in vielen Fällen in der Lage, mit seinen emotionalen Erregungen selbst fertigzuwerden, doch in dieser Kontinuität gibt es immer wieder Einbrüche, und das Kind benötigt kurzfristig wieder die Unterstützung der stabileren Bezugsperson, insbesondere dann, wenn es frustriert ist und die emotionale Veränderung von großem Stolz zu bitterer Enttäuschung nicht bewältigen kann.

Im 2. Lebensjahr entwickelt sich mit zunehmender kognitiver Reifung eine wachsende Kompetenz der Selbst- und Objektwahrnehmung. Das Kind lernt besser, sich selbst von anderen zu unterscheiden. Damit geht die Entwicklung von eigenen Wünschen und eigenem Willen einher. Die größere Autonomie führt zu einem neuen Bedürfnis nach Wirkmächtigkeit beim Kleinkind. Es freut sich auf neue Herausforderungen und ist stolz auf eigene Leistungen. Der Erwerb neuer Kompetenzen führt zu größerem Unabhängigkeitsstreben, das Kind will jetzt mehr selbst machen oder auch selbst haben. Diese Zunahme des Ich-bewussten Wollens (Bischof-Köhler 1998) resultiert in den Interaktionen mit den Eltern oder mit Gleichaltrigen in einer größeren Selbstbehauptungstendenz, die durchaus konflikthaft sein kann.

Für die Eltern bedeuten die neuen Entwicklungsschritte des Kindes auch neue Verunsicherungen. Die Unabhängigkeitstendenzen aktivieren Trennungsängste. Da das Kind vielen Herausforderungen noch nicht gewachsen ist und manchmal auch in seiner Sicherheit gefährdet ist, bleibt es immer noch abhängig von der Hilfestellung und den Grenzsetzungen der Eltern. Zusammengefasst: Im 2. Lebensjahr geht es nicht mehr um Autonomie *oder* Nähe und Verbundenheit, sondern um Autonomie in Balance *mit* Verbundenheit.

Dies ist auch für die Eltern eine Zeit der Transformation, die mit Krisen einhergehen kann. In der Phase der zunehmenden Autonomie ihres Kindes müssen sich Eltern in besonderem Maße in das »Paradox der Entwicklung« (Trad 1993, S. 23) einfühlen können: Führt der Erwerb neuer Kompetenzen im System »Eltern und Kind« einerseits zu einem stärkeren Gefühl der Verbundenheit und Intimität, kommt es andererseits (entwicklungspsychologisch beim Kind und lebenszyklisch bei den Eltern) zu einer verstärkten Autonomie und damit zur Abgrenzung voneinander. Wenn sich das

System an dieses Beziehungsparadoxon anpassen kann, werden dem Kleinkind ein weiterer entwicklungspsychologischer Schritt zur Objektkonstanz und den Eltern neue Beziehungsqualitäten in der Partnerschaft ermöglicht.

Kinder brauchen in dieser affektiv schwierigen Phase, in der aggressives Verhalten immer häufiger auftritt, stabile Bezugspersonen und Eltern, die sich abstimmen und absprechen und die phasentypischen Schwierigkeiten empathisch aus der kindlichen Perspektive betrachten können. Die Erfahrungen der Beteiligten in den Eltern-Kind-Interaktionen führen zu einem intersubjektiven System, das durch die Erfahrungswelt im Umgang mit Macht und Ohnmacht, Kontrolle und Unterwerfung hergestellt wird. Die Verinnerlichung dieses intersubjektiven Systems erweitert die von Stern (1992) beschriebenen »relational patterns« um die Themen Macht und Ohnmacht bzw. Kontrolle und Unterwerfung.

7.2.3 Auslösesituationen

Frustrationen ergeben sich im Alltag ständig. Sie werden ausgelöst, weil ein Kind in seinem Vorhaben gestört wird, seine Bedürfnisse nicht erfüllt werden oder es sich mit einem Vorhaben übernommen hat und von sich selbst enttäuscht ist. Es handelt sich um Konflikte zwischen kindlichem Wunsch und elterlichen Absichten. Müdigkeit oder Hunger können die Spannungstoleranz für das Meistern der Frustration zusätzlich vermindern. Beispiele:

- Ein Kind ist ins Spiel vertieft und rastet aus, wenn die Eltern sagen: »Komm, wir müssen los!«
- Anziehen, Waschen, Zähneputzen werden als Akte elterlicher Machtausübung empfunden.
- Das Kind trödelt beim Anziehen, und die Eltern drängeln.
- Das Kind lässt sich im Auto nicht festschnallen, obgleich seine Sicherheit dies erfordert.
- Die Eltern wollen das Kind im Kindergarten abholen, das Kind möchte gern noch bleiben.
- Das Kind ist müde und will ins Bett – und will zugleich nicht.

Meistens tritt das Trotzen in vertrauter Umgebung auf, manchmal aber auch in der Öffentlichkeit – dann kann es wegen der Beschämungssituation für die Eltern besonders belastend sein. Interessanterweise tritt der Trotz in Gegenwart von Erwachsenen, nicht jedoch gegenüber gleichaltrigen Kindern auf.

7.2.4 Informationen und entwicklungspsychologische Beratung für die Eltern

Eltern sollte man bewusst machen, dass das Trotzen ein vorübergehendes Phänomen ist. Sie brauchen für die Trotzphase Geduld und Gelassenheit sowie eine gewisse Geschicklichkeit und Fantasie, um die Kinder in ihrem Aufmerksamkeitsfokus abzulenken. Wenn das Kind nicht durch sein reizsuchendes Verhalten überstimuliert ist, hilft meistens ein neuer, spannender Reiz, um mit dem Kind aus der Situation zu entfliehen. Plötzlich sind Schmerz und Wut wie weggeblasen. Eltern müssen eine entsprechende Haltung dem Kind gegenüber aufbauen und Lösungen für Konfliktsituationen entwickeln. Deshalb ist es auch sehr ratsam, mit den immer wiederkehrenden Konfliktsituationen vorausschauend umzugehen.

Hilfreich ist auch eine Neugier auf Grenzerfahrungen. Wenn Eltern dem Trotzen als kindlicher Machtdemonstration etwas abgewinnen können, halten sie selbst mehr Spannung aus. Ein Interesse an »großen Gefühlen« wie Stolz und Wut überbrückt anstrengende und belastende Phasen in der Beziehung.

> **Praxis**
>
> Für Eltern ist es wichtig, zu verstehen, dass das trotzige Verhalten ihres Kindes keine Ablehnung bedeutet. Das 2- bis 3-jährige Kind kann und will jetzt mehr, aber erfährt, dass es eben noch nicht alles kann, und es kann noch nicht so, wie es gerne will oder möchte. Und es fehlt ihm an Ausdauer und Geduld. Es liebt seine Eltern und möchte im »Trotzanfall« das Gefühl erfahren, auch mit heftigen, unkontrollierten und manchmal auch sehr wütenden Emotionen angenommen zu werden. Insofern ist Trotz vom Ungehorsam klar zu unterscheiden. Normaler Trotz geht nicht mit einer ADHS einher.

7.3 Exzessives Trotzen und persistierende Trotzanfälle

Fallbeispiel 2

Frau F. kommt in die Beratung, weil ihr 20 Monate alter Sohn Julian immer wieder »ausraste«. Das komme 2- bis 3-mal am Tag vor. Die Anlässe seien meistens nichtig. Er wolle dann einfach nicht so, wie sie wolle. Wenn sie darauf bestehe, dass jetzt z. B. Essenszeit sei, er aber noch weiter spielen wolle, fange er an zu toben. Er werfe dann Spielsachen in seinem Zimmer herum und schlage und trete mit seinen Fäusten und Füßen gegen die Wand oder die Tür. Wenn sie ihn beruhigen wolle und auf ihn zugehe, schlage er auch sie. Er sage dann zu ihr: »Geh weg!« Hinter verschlossener Tür beruhige er sich dann langsam. Besonders das abendliche Einschlafen sei schwierig. Julian schlafe, begleitet von langwierigen Ritualen und Geschrei, nur auf dem Arm ein. Erst dann könne er ins Bett gelegt werden. Wenn Julian einen seiner »Anfälle« habe, werde sie nach wenigen Minuten so wütend, dass sie Angst vor sich selbst bekomme. Dies sei der vorrangige Grund, weshalb sie jetzt um Hilfe nachsuche. Bislang habe sie ihre Wut und Ohnmacht immer »heruntergeschluckt«, aber jetzt sei sie am Ende mit ihrer Kraft.

7.3.1 Definition

Unangemessen häufiges, lang anhaltendes und intensives Trotzen, das manchmal wie ein »Trotzanfall« erscheint, belasten das Kind und die Eltern. In den Trotzphasen ist das Kind hoch erregt, zornig und neigt zu aggressiven, (auto-)destruktiven Handlungen. Es ist »außer sich« und kann sich nicht selbst beruhigen. Oft kommen die Eltern nach aggressiven Handlungen des Kindes gegenüber Objekten oder – häufiger – Personen zur Beratung: Das Kind hat z. B. ein anderes Kind in der Kinderkrippe gebissen oder lässt keine Gelegenheit aus, das jüngere Geschwister zu schubsen oder zu treten. Manche Kinder schlagen in einer autodestruktiven Handlung den Kopf gegen die Wand oder den Boden. Dieses aggressive Verhalten kommt bei fast allen Kindern im Trotzalter vor und nimmt zunächst zu und dann wieder ab.

Exzessives Trotzen muss nicht pathologisch sein. Wenn allerdings den Eltern die emotionale Regulation des Kindes in diesen Krisen nicht gelingt, persistiert die maladaptive Interaktion. Dann besteht das Risiko, dass das exzessive Trotzen später in oppositionelles Verhalten übergeht.

7.3.2 Häufigkeiten

Exzessives Trotzen und häufige, lang anhaltende »Trotzanfälle« sind bei Kindern im Alter zwischen 15 und 30 Monaten der häufigste Anlass für eine Beratungsanfrage. In unserer Eltern-Säuglings-/Kleinkind-Sprechstunde am Universitätsklinikum Heidelberg (vgl. Cierpka 2012, ▶ Kap. 30) stellen 27 Prozent der Eltern ihr Kind wegen exzessiven Trotzens und häufiger und intensiver Trotzanfälle vor. Exzessives Trotzen (definiert als mindestens 3 Trotzanfälle pro Tag mit jeweils mindestens 15 Minuten Dauer) fanden Needlman et al. (1991) bei 6,8 Prozent der untersuchten 3-Jährigen. In anderen Studien lagen die Zahlen zwischen 5 und 20 Prozent (Chamberlin 1974; MacFarlane et al. 1954; Richman et al. 1982). In dieser Altersgruppe leiden Jungen häufiger als Mädchen unter exzessivem Trotzen (Ounstedt u. Simons 1978).

Wenn das Trotzen und die Trotzanfälle persistieren, ist das Trotzen meistens mit oppositionellem Verhalten verbunden. Papoušek u. von Hofacker (2004) weisen mit Recht darauf hin, dass dieses aggressive Verhalten im engeren Sinne nicht destruktiv gemeint ist. Das Kind will nicht verletzen, sondern die Aufmerksamkeit der Bezugspersonen haben und seinen Willen durchsetzen. Nicht das Auftreten der Aggression im 2. Lebensjahr stellt das Problem dar, sondern die Faktoren, die dazu beitragen, dass die aggressiven Handlungen persistieren und zunehmend vom Kind instrumentalisiert werden. Das Kind lernt sehr schnell, dass es sich mit aggressiven Handlungen Vorteile verschaffen kann, wenn es keine Grenzen gesetzt bekommt.

7.3.3 Schweregrad, beeinflussende Faktoren, Prognose

Mit Papoušek u. von Hofacker (2004) sehen wir die Verhaltensauffälligkeit des exzessiven Trotzens

in einer Linie mit den Regulationsstörungen des Säuglingsalters. Wie das exzessive Schreien ist das exzessive Trotzen eine Extremvariante der emotionalen Verhaltensregulation. Nicht das Auftreten an sich, sondern die Persistenz kann zum Problem werden.

Wenn man sowohl die Seite des Kindes als auch die der primären Bezugspersonen sowie die Interaktions- und Beziehungsgestaltung zwischen beiden einbezieht (Papoušek u. von Hofacker 2004), lässt sich das exzessive Trotzen ebenfalls mit einer Symptomtrias (▶ Kap. 1) beschreiben.

Die Symptomtrias des exzessiven Trotzens
- **Schwierigkeit(en) des Kindes,** im Sinne einer frühkindlichen Anpassungs- und Entwicklungsaufgabe mit der Emotionsregulation von heftigen Affekten (Enttäuschung, Wut), insbesondere nach Frustrationen, fertigzuwerden.
- Psychophysisches **Überforderungssyndrom der Mutter/des Vaters/beider Eltern** im Umgang mit einem »schwierigen«, trotzenden Kleinkind; Belastungen durch eigene Schwierigkeiten im Umgang mit Macht und Ohnmacht, Kontrolle und Unterwerfung, dem Grenzensetzen und/oder mit eigenen heftigen Affekten können hinzukommen.
- **Dysfunktionale Interaktionsmuster** im direkten Umgang mit den Verhaltensauffälligkeiten des Kindes, die zu deren Aufrechterhaltung oder Verstärkung beitragen und zu einer Eskalation führen können. Diese interaktionellen Schwierigkeiten von Eltern und Kind können mit dem Modell der Balance von Autonomie und Verbundenheit beschrieben werden.

7.3.4 Diagnostik

Ein Zugang zur Einschätzung eines trotzigen Kindes besteht in der Beobachtung seines Spiels im Erstgespräch. Einblicke in die Art der Kommunikation und die Beziehung zwischen Eltern und Kind sind durch die Beobachtung der Interaktion von Eltern und Kind im Konsultationszimmer möglich.

Auch die erzieherischen Kompetenzen der Eltern lassen sich durch die Beobachtung ihres Umgangs mit dem Kind einschätzen. Psychodynamisch ist die Übertragungs-Gegenübertragungs-Dynamik schnell im Raum. Eigene Ohnmachtsgefühle der Therapeuten verweisen auf die Gefühle von Eltern und Kind. Aufkommende eigene Aggressionen und Überlegungen zur Grenzsetzung können für die Arbeit mit der Familie nutzbar gemacht werden. An Szenen, die unbewusstes szenisches Verstehen möglich machen, mangelt es meistens nicht.

Die Prognose ist abhängig vom Grad der Beeinträchtigung des kindlichen Funktionsniveaus. Auch das Temperament des Kindes beeinflusst als konstitutioneller Faktor das Trotzen. Kinder mit hoher affektiver Reaktionsbereitschaft zeigen eine höhere Erregungsintensität und eine Neigung zur Impulsivität (Rothbart et al. 1994). In der Inanspruchnahmeklientel der Münchner Sprechstunde (Wurmser et al. 2004) unterscheidet sich die Teilgruppe der besonders trotzigen Kinder von den übrigen Kindern in dieser Altersgruppe vor allem in Bezug auf die Temperamentsdimension »Unruhe/Schwierigkeit«. Mittelwertunterschiede fanden sich bei den 2-Jährigen auch bezüglich der Dimensionen »Hartnäckigkeit« und »Probleme im Sozialkontakt«.

Auch die Einschätzung der Sprachentwicklung ist wichtig. Wenn das Kind zu wenig spricht, kann es seine Bedürfnisse nicht angemessen äußern und ist schneller frustriert. Eine forcierte Sprachentwicklung und ein überwiegend verbaler Erziehungsstil der Eltern können das Kind überfordern. Beides kann zu vermehrtem Trotzen beitragen.

Der Schweregrad des exzessiven Trotzens ist darüber hinaus von der Dauer der aktuellen und vorausgegangenen Regulationsstörungen abhängig (Persistenz). Wie bei den Regulationsstörungen im Säuglingsalter korreliert die Ernsthaftigkeit des Problems mit der Anzahl der Störungsbereiche (Pervasivität). Wenn Ein- und Durchschlafstörungen (s. Fallbeispiel 2) bzw. Fütterstörungen hinzukommen, ist das Problem gravierender.

Rasch überforderte Eltern können nur eingeschränkt zur emotionalen Regulation der kindlichen Krisen beitragen. Überforderte Mütter von Jungen scheinen besonders zu aversivem Verhalten zu neigen (Calkins 2002). Im Verhalten sind diese Eltern meist impulsiv und unkontrolliert oder nachgiebig »um des lieben Friedens willen« und dadurch inkonsequent und inkonsistent in ihren Verhaltensantworten. In der Partnerschaft sind sie sich im Hinblick auf den erzieherischen Umgang mit dem Kind nicht einig. Autoritär-kontrollierende Väter tragen zu einer schlechteren Prognose nur dann bei, wenn sich auch die Mütter diesem Erziehungsstil anschließen (Belsky et al. 1996). Anzumerken ist jedoch, dass es an Forschung über den Beitrag der Väter bislang mangelt.

Ist die Selbstregulationsfähigkeit des Kindes in extremem Ausmaß eingeschränkt, kann dies zu einer Überforderung der Eltern in Bezug auf ihre intuitive Kommunikationsfähigkeit und die ihnen zur Verfügung stehenden Regulationshilfen führen. Die ungünstigste Prognose haben affektiv leicht erregbare Kinder, die zu häufigen Trotzanfällen neigen, mit Eltern, die aufgrund ihrer belasteten Biografie geringere Möglichkeiten der emotionalen Modulation haben. Wenn die Eltern frühere, im Säuglingsalter aufgetretene Regulationsstörungen ihres Kindes erfolgreich bewältigen konnten, ist dies ein Hinweis für eine günstige Prognose. Fühlen Eltern sich nicht von ihrem Kind abgelehnt und gelingt es ihnen, eine warmherzige, emotional positive Beziehung zu ihm aufrechtzuerhalten, sind dies laut einer Langzeitstudie von Olson et al. (2000), in der »Trotzkinder« bis zu ihrer Adoleszenz beobachtet wurden, die besten Prädiktoren für ein Nichtauftreten externalisierenden Verhaltens.

7.3.5 Behandlungsansätze

In unserem Behandlungsmodell (Cierpka u. Cierpka 2000; s. unten) verstehen wir *Autonomie/ Abgrenzung* und *Intimität/Verbundenheit* als die beiden Schalen einer Waage, auf die die Eltern mit ihren unbewussten und bewussten Erwartungen und Projektionen Lasten verteilen und so das Gleichgewicht beeinflussen (◘ Abb. 7.1).

Ein Kind drückt mit seiner Autonomietendenz bzw. seiner Tendenz zur Verbundenheit eine der Waagschalen nach unten. In ◘ Abb. 7.1 drücken bzw. ziehen Kind und Eltern gleichermaßen an bzw. in die Waagschalen von Autonomie und

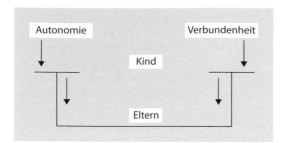

◘ Abb. 7.1 Idealtypische Balance zwischen Autonomie und Verbundenheit bei Eltern und Kind

Verbundenheit (die Vektoren sind gleich lang). In den allermeisten Fällen werden die Waagschalen jedoch auf unterschiedlicher Höhe liegen und die Vektoren unterschiedlich lang sein. Eltern können mit ihren negativen frühen Erfahrungen, die sie selbst zu einer forcierten Selbständigkeit zwangen, durch (unbewusste) Erwartungen an das Kind an der Waagschale ziehen. Kinder mit »Novelty-seeking«-Temperament (Kagan 1997; vgl. Cierpka 2012, ▶ Kap. 3) können eine Autonomietendenz haben und die linke Waagschale entsprechend nach unten drücken. Auf der anderen Seite können Eltern, die früher eine ängstlich-gebundene Beziehung zu ihren eigenen Eltern hatten, Verbundenheit auch von ihrem Kind erwarten und dadurch an der rechten Waagschale ziehen. Aber auch ein Kind kann durch ein eher gehemmtes Verhalten (»novelty inhibited«) auf die Waagschale rechts drücken. Wenn die Balance zwischen Autonomie und Verbundenheit gestört ist und die Waage zu einer Seite kippt, löst dies beim Kind Trennungs- bzw. Selbstverlustängste aus. Dann muss es befürchten, im Nähe-Distanz-Konflikt entweder durch zu forcierte Autonomie das Objekt zu verlieren oder bei zu großer Verbundenheit mit dem Objekt zu verschmelzen und das Selbst zu verlieren.

Informationsvermittlung, Beratungs- und psychotherapeutische Ansätze müssen sowohl auf die aktuelle, belastende Situation eingehen als auch das Ziel verfolgen, dass es zu keinem persistierenden trotzigen Verhalten in Verbindung mit aggressiv-oppositionellem Verhalten kommt. Die therapeutische Unterstützung ist nach Dauer und Intensität gestuft und reicht von der Information über die Beratung bis zur Psychotherapie.

Die eingehende *Information* und *entwicklungspsychologische Beratung* versucht den Eltern eine positiv unterstützende Haltung und Einstellung dem Kind gegenüber zu vermitteln (s. oben). Wichtig ist, dass die Eltern verstehen, dass es in den spannungsreichen Situationen meistens nicht um eine inhaltliche Auseinandersetzung geht, der sie sprachlich begegnen sollten, sondern darum, dass sie selbst ruhig bleiben, Auswege aus der Situation zeigen und eindeutig bleiben. So könnten Therapeuten beispielsweise sagen:

- »Es geht nicht darum, wer der Stärkere ist. Ihr Kind hat Schwierigkeiten, die Situation zu meistern!«
- »Sein Tun ist nicht gegen Sie gerichtet!«
- »Die Wut des Kindes darf sich nicht auf Sie übertragen. Lassen Sie Dampf ab, aber nicht gegenüber Ihrem Kind!«
- »Konnten Sie feststellen, unter welchen Umständen Ihr Kind *nicht* zum Trotzen neigt?«

Eine *psychosoziale Beratung* ist dann notwendig, wenn die »guten gemeinsamen Momente von Eltern und Kind« in den Hintergrund getreten sind und die negativen Erfahrungen überhandnehmen. Meistens ist dann das gesamte System Familie schon erheblich belastet. In der psychosozialen Beratung geht es vorwiegend um die gemeinsame Erarbeitung von entwicklungs- und beziehungsfördernden Lösungen für Eltern und Kind. Wenn eine zeitlich begrenzte symptombezogene Beratung möglich erscheint, reicht oft eine relativ geringe Anzahl von Kontakten aus. Im Fokus stehen dann die Besprechung und das Einüben von veränderten Interaktionen zwischen Eltern und Kind, damit sich das Trotzen und die Trotzanfälle in Frequenz und Intensität verringern. Die Sprachkompetenz des Kindes spielt eine herausragende Rolle. Karp u. Spencer (2004) setzen an der noch mangelnden Sprachkompetenz der Kinder an. Die Eltern sollen ihrem Kind dessen Emotionen spiegeln und diese »verwörtern«. Auf diese Weise tragen sie dazu bei, dass ihr Kind seine Bedürfnisse besser artikulieren kann, wodurch Frustrationen vermieden werden. Allerdings sollten Eltern ihr Kind nicht durch verbale Erklärungsversuche und inhaltliche Auseinandersetzungen überfordern. Kinder unter 3 Jahren benötigen in ihrer kleinkindlichen Erfahrungswelt

Eltern, die sie anleiten und ihnen zeigen, was sie von ihnen möchten oder nicht möchten.

■ **Kommunikation**

Worauf im Gespräch mit den Eltern zu achten ist: In Bezug auf den Umgang mit Trotzanfällen können die Eltern dahingehend beraten werden, dass sie schon im Vorfeld versuchen sollten, die bekannten Trotz auslösenden Situationen zu meiden. Die folgenden Fragen sind hierfür hilfreich:

- Wie und in welcher Form zeigt sich das Trotzen? Bei welchen Anlässen? Bei welchen Personen? Gibt es einen Auslöser? Gibt es Ausnahmen?
- Wo tritt der Trotzanfall auf? Gibt es bestimmte wiederkehrende Situationen, die zur Eskalation führen?
- Was sind die Hypothesen der Eltern?

Dem Kind können in der emotionalen Krise durch Ablenkung, Verschieben des Aufmerksamkeitsfokus und Verändern des Kontexts Brücken gebaut werden. Die Eltern werden darüber informiert, dass sie autoaggressive Handlungen konsequent nicht beachten sollten, wenn die Sicherheit des Kindes nicht gefährdet ist, was in den allermeisten Fällen der Fall ist. Dadurch wird das negative Verhalten des Kindes nicht mehr durch die erhöhte Aufmerksamkeit der Eltern in dieser Situation belohnt. Stattdessen kann mit den Eltern überlegt werden, welches positive Verhalten sie in diesem Moment beim Kind verstärken könnten, um es von diesen autodestruktiven Handlungen abzubringen. Ziel der Intervention ist es, erwünschtes Verhalten zu unterstützen und unerwünschtes Verhalten nicht zu beachten.

■ **Fallstricke in der Praxis**

Bei aggressivem Verhalten gegenüber anderen sollte dies sofort angesprochen werden (»Nein, Julian, ich will nicht, dass du mich beißt. Das tut mir weh!«). Es empfiehlt sich, dabei auf die Augenhöhe des Kindes zu gehen, um dem Satz durch Blickkontakt mit dem Kind mehr Nachdruck zu verleihen. Nach der Krisensituation sollte versucht werden, dem Kind eine positive Beziehungserfahrung zu vermitteln, um das positive Verhalten des Kindes entsprechend zu loben. Die Eltern müssen wissen, dass sich aggressives Verhalten nicht von einem Moment auf den anderen verändern lässt. Zu einer Veränderung kommt es durch ihre konsistente und konsequente Haltung dem Kind gegenüber.

Manchmal eskaliert die Interaktion so stark, dass das Misshandlungsrisiko eine sofortige Distanzierung zwischen Elternteil und Kind notwendig macht. Häufig ist es hilfreich, wenn die Mutter bzw. der Vater das Zimmer verlässt, um die Affekte abzukühlen und die Kontrolle wiederzuerlangen. Nur nach entsprechender Beruhigung kann man nach alternativen Lösungen für die festgefahrene Situation suchen.

Die inzwischen eingefahrenen negativ eskalierenden Interaktionszirkel können während der Beratung besprochen werden. Hierzu ist die Arbeit mit Videoaufnahmen und einem Videofeedback zu einer Spielszene zwischen Eltern und Kind sehr hilfreich (vgl. Cierpka 2012, ▶ Kap. 29). Nach dem Hinweis auf die gelungenen Szenen können die dysfunktionalen Szenen miteinander angeschaut und analysiert werden. Das Gewahrwerden der eigenen Gefühle (Wut, Ohnmacht, Trauer, Enttäuschung) hilft den Eltern meistens dabei, über ihre (unbewussten) Erwartungen an das Kind nachzudenken. Häufig sehen sie im Videofeedback auch die Hilflosigkeit ihres Kindes, was dann zu einer anderen, positiveren und stärker unterstützenden Einstellung beiträgt und die Negativismen dämpft.

Psychodynamische Therapeuten werden in der Beratungssituation auf die eigenen Übertragungs- und Gegenübertragungsgefühle achten, um sich besser in Kind und Eltern einfühlen zu können. Sie werden diese aber nicht interpretierend und deutend einsetzen.

Die Abstimmung des Erziehungsverhaltens unter den Eltern findet bei häufigen und schweren Partnerschaftskonflikten oft nicht statt. In strukturierten Elternkursen können Eltern im Sinne der primären Prävention in ihren elterlichen Kompetenzen gefördert werden. Auf Videofeedback basierende Kurse für 1-bis 3-Jährige wurden von einer niederländischen Gruppe erarbeitet und in einer Vergleichsstudie auch überprüft (van Zeijl et al. 2006). Die Autoren boten sechs Sitzungen im Haus der Familie an und konnten in ihrer Studie zeigen, dass sich das Interaktionsverhalten zwischen Eltern und Kind signifikant verbesserte.

Eine längerfristige *Eltern-Kind-Psychotherapie* ist meist dann indiziert, wenn die »Dosis« der Beratung zu gering ist, um Veränderungen in der elterlichen Haltung, den erzieherischen Kompetenzen und dem maladaptiven Interaktionsstil herbeizuführen. In diesen Fällen sind die Eltern meist aufgrund ihrer eigenen (früh-)kindlichen Erfahrungen nicht in der Lage, die lösungsorientierten Ansätze einer Beratung kontinuierlich umzusetzen. Sie sind entweder mit sich selbst und mit ihrer Partnerschaft so beschäftigt, dass ihnen der Blick aufs Kind und dessen Bedürfnisse verstellt ist, oder sie nehmen dessen Verhalten aufgrund ihres eigenen Erlebens so verzerrt war, dass sie die Signale des Kindes als unangemessen interpretieren und entsprechend inadäquat reagieren. Bearbeitet werden vor allem die emotionalen Erfahrungen der Eltern und ihre im Kontext der Trotzanfälle ausgelösten Affekte. Zu achten ist auf die erlernten (dysfunktionalen und leidvollen) Konfliktlösungsmuster der Eltern, die häufig auch mit Gewalterfahrungen einhergehen.

7.4 Kleinkinder mit aggressivem Verhalten

Bereits 2- bis 3-Jährige können aggressives Verhalten zeigen, z. B., wenn sie sich selbst oder andere häufiger verletzen, wenn es ihnen schwerfällt, sich an die Vorgaben der Eltern zu halten, und wenn sie beginnen, »ungezogen« zu wirken. Nach dem 3. Lebensjahr kann dieses Verhalten auch aufsässig und provokativ-trotzig sein, dann spricht man von oppositionellem Verhalten. Bei Kleinkindern verwenden wir die diagnostische Bezeichnung »aggressiv-oppositionelles Verhalten« noch nicht.

Fallbeispiel 3
Als Anmeldungsgrund gibt Frau U. das aggressive Verhalten ihres 26 Monate alten Sohnes Paul an. Sie meide den Spielplatz, seitdem Paul dort eine 2-Jährige in die Backe gebissen habe, weil er ein Spielzeug nicht bekam. Sie werde mit ihrem Sohn nicht mehr fertig. Frau U. glaubt, dass sie »nicht mehr die Führung« habe. Manchmal tue Paul genau das Gegenteil von dem, was sie von ihm verlange.

Wenn sie ihm sage, er solle aufräumen, nehme er Dinge aus den Regalen und werfe sie umher. Wenn er seinen Willen nicht bekomme, fange Paul an zu schreien und versuche nach ihr zu schlagen und zu treten. Bei den geringsten Frustrationen werfe er sich auf den Boden und schlage seinen Kopf so fest auf den Untergrund, dass er blaue Flecken und Beulen davon bekomme. Frau U. hat die Erfahrung gemacht, dass sie Paul nach einiger Zeit beruhigen kann, wenn er erschöpft ist und intensiven Körperkontakt zu ihr sucht. In letzter Zeit reagiert sie jedoch extrem angespannt und aggressiv auf Pauls Ausbrüche. Sie schlägt ihn auch, »aber nicht ins Gesicht«, wie sie betont. Sie ist sich sicher, dass ihm das nicht schadet. Er müsse spüren, dass es auch Grenzen gebe. Diese Situationen setzen sich auch in der Nacht fort, wenn Paul bis zu 5-mal aufwacht, schreit und teilweise auch um sich schlägt. Frau U. schildert weinend, wie sehr die häufigen Auseinandersetzungen mit Paul an ihren Nerven zerren und einen normalen Alltag nahezu unmöglich machen. Und sie habe keinerlei Hilfe, »von niemandem!«.

Paul sei schon in den ersten Lebensmonaten ein Schreikind gewesen. Frau U. berichtet, das Schlafen sei schon immer ein Problem gewesen und Pauls nächtliches Schreien habe sie von Anfang an sehr belastet. Tagsüber sei Paul jedoch phasenweise ein sehr »sonniger« Säugling gewesen. Er habe sie ständig angelacht und »Quatsch« mit ihr machen wollen. In den letzten Monaten sei Paul weniger freundlich. Er lächle sie kaum noch an und sei überwiegend schlecht gelaunt und fordernd.

7.4.1 Definition

Als aggressives Verhalten bezeichnet man verschiedene Formen aggressiven und verweigernden Verhaltens:

- aggressives Verhalten gegenüber Geschwistern in der Familie und gegenüber Gleichaltrigen außerhalb der Familie,
- Wutausbrüche und aggressives Verhalten gegenüber Eltern oder anderen Erwachsenen (meist bei Grenzsetzungen),
- beginnendes Nichtbefolgen von Regeln und Grenzsetzungen.

Für die Eltern steht meist der Ungehorsam im Vordergrund. Ungehorsam unterscheidet sich von Trotz dadurch, dass das »ungehorsame« Kind den Eindruck vermittelt, es *könne* sich anders verhalten, *wolle* aber nicht. Postuliert wird, dass sich das Kind willentlich entscheidet, Widerstand zu leisten. Wenn die Eltern das trotzige und aggressive Verhalten als Ungehorsam deuten, entwickelt sich häufig ein Machtkampf zwischen Eltern und Kind. Die Eltern haben dann den Eindruck, ihr Kind »tanze« ihnen »auf der Nase herum«, und nehmen an, dass das »ungehorsame« Kind ihnen seinen Willen aufzwingen will.

Zur Interpretation des aggressiven Verhaltens von Kindern in diesem Altersabschnitt kann eine Differenzierung zwischen frühem und spätem Trotz hilfreich sein. Der *frühe Trotz* ist nicht Mittel zum Zweck, sondern der Versuch des Kindes, seine Spannung zu regulieren. Das Kind kann sich in dieser Entwicklungsphase nicht anders verhalten. Der *späte Trotz* vermischt sich mit negativem und aggressivem Verhalten, das vom Kind zunehmend auch willentlich eingesetzt wird, um Wünsche durchzusetzen.

> ❯ Aggressives Verhalten muss nicht per se pathologisch sein. Bei den meisten 2- bis 3-jährigen Kindern handelt es sich um ein vorübergehendes phasentypisches Verhalten. Für unter 3-jährige Kinder ist die in der Definition von Aggression enthaltene Absichtskomponente strittig, weil die meisten dieser Kinder ihr aggressives Handeln noch nicht im vollen Umfang verstehen können. Entscheidend sind deshalb die Kriterien Persistenz und Pervasivität und das Leiden von Kind und Eltern, wenn sie keinen Ausweg aus den maladaptiven Interaktionszirkeln finden.

7.4.2 Diagnose

Eine entsprechende Diagnose ist im DC:0–3 (Zero-to-Three 2005) nicht gelistet. Die Diagnose einer oppositionellen Verhaltensstörung ist erst für Kinder ab dem 3. Lebensjahr sinnvoll. Eine Diagnose kann dann zur Identifizierung einer Gruppe von hoch gefährdeten Kindern beitragen, deren beson-

ders aggressives Verhalten mit hoher Wahrscheinlichkeit persistiert, wenn die Kinder und ihre Eltern keine Hilfe erfahren.

7.4.3 Häufigkeiten

Die mithilfe der Behavior Checklist CBCL/2–3 erhobenen Prävalenzraten von Verhaltensauffälligkeiten bei 2- bis 3-jährigen Kleinkindern liegen sowohl in den USA (Achenbach 1992) als auch in den Niederlanden und in Deutschland (Fegert 1996) bei ungefähr 12 Prozent, davon 2,3 Prozent mit aggressivem Verhalten. In der Mannheimer Risikokinderstudie, einer Längsschnittstudie an einer risikobelasteten Kohorte, liegt die Prävalenzrate erwartbar höher, d. h. bei 19,1 Prozent: 23,8 Prozent bei den Jungen, 15,4 Prozent bei den Mädchen (Laucht 2002). Dieses Geschlechterverhältnis wird durch die Studie von Rockhill et al. (2006) bestätigt (dort 2:1). Wichtig ist, dass die Prävalenzraten bei älteren Kindern offenbar auf 2 bis 3 Prozent zurückgehen (Rockhill et al. 2006).

7.4.4 Beeinflussende Faktoren und Prognose

Wie beim exzessiven Trotzen findet man multiple prä-, peri- und postnatale organische und psychosoziale Belastungsfaktoren (Rockhill et al. 2006), die die selbstregulatorische Kompetenz des Kindes mit aggressivem Verhalten beeinträchtigen.

Die Studienlage (Shaw et al. 2000; Crockenberg u. Leerkes 2002) zeigt, dass neben dem Geschlecht (Jungen), einem unsicheren Bindungsverhalten (Typ D) und einem »schwierigen« Temperament vorwiegend psychosoziale Belastungsfaktoren wie dissoziales Verhalten des Vaters, Depression oder andere psychische Erkrankungen der Mutter, Partnerschaftskonflikte, schwieriges soziales Milieu, Gewalterfahrungen des Kindes und/oder desorganisierter Bindungsstil das persistierende aggressive und oppositionelle Verhalten der Kinder bedingen und aufrechterhalten. Die Studienergebnisse der letzten Jahre zu den Risikofaktoren für Kinder in multipel belasteten Familien (vgl. Cierpka 2012, ▶ Kap. 7) zeigen, dass vermeintlich konstitutionell-biologische Faktoren wie das Temperament oder Störungen im Serotoninhaushalt durch Umgebungsbedingungen schon in der pränatalen Zeit mitverursacht werden. Aggressives Verhalten scheint überwiegend durch Umgebungsbedingungen, im Wesentlichen durch dysfunktionale Interaktionen zwischen Eltern und Kind, bedingt zu sein. In hoch belasteten Familien entwickelt sich signifikant häufiger ein externalisierendes Verhalten schon bei 2-jährigen Kindern (Sidor et al. 2013). Die Bemühungen des Kindes, seine heftigen negativen Emotionen und seine Aggression selbst zu regulieren, scheitern im Kontext der Beziehung zu den primären Bezugspersonen. Diese Annahme wird auch durch die Ergebnisse einer Studie von Papoušek u. von Hofacker (2004) unterstützt. Während die Autoren in der Teilgruppe der Trotzkinder im Vergleich zu einer nichtklinischen Vergleichsgruppe höhere Werte auf der Temperamentsdimension »Unruhe/Schwierigkeit« fanden, konnten sie diese Ergebnisse in der Teilstichprobe mit den aggressiv-oppositionellen Kindern nicht finden. Bei diesen Kindern sind die Umgebungsbedingungen für die ätiologische Betrachtung deutlich gewichtiger.

Kinder mit aggressiv-oppositionellem Verhalten haben eine schlechtere Prognose in ihrer sozial-emotionalen Entwicklung als andere Kinder, weil sie unter Langzeitwirkungen zu leiden haben, die zu einer Beeinträchtigung auf allen Ebenen führen können. Rund 60 Prozent dieser Kinder sind auch im späteren Kindesalter noch verhaltensauffällig (Campbell 1995; Laucht 2002). Deshalb sind im Sinne der Prävention frühe Hilfen und frühe therapeutische Maßnahmen notwendig (vgl. Cierpka 2012, ▶ Kap. 38)

7.4.5 Interventionsansätze

Für den Einsatz von Psychopharmaka gibt es für Kinder in dieser Altersgruppe keine Indikation. Nur psychotherapeutische Ansätze sind erfolgreich. Die folgenden Interventionsmöglichkeiten kommen überwiegend bei über 3-jährigen Kindern zur Anwendung. Sie können jedoch auch bei Kindern ab 2 Jahren mit entsprechenden Modifikationen eingesetzt werden.

■ **Verhaltenstherapie**
Häufig findet sich ein spezifischer Teufelskreis der negativen Gegenseitigkeit in den Interaktionen, den Patterson (1982) als »coercive cycle« beschrieben hat:
— Auf das aversive Verhalten des Kindes folgt das Gewährenlassen der Eltern,
— bis die Eltern ihre aufgestaute Wut nicht mehr kontrollieren können,
— das Kind strafen und bedrohen und zur Unterwerfung zwingen,
— was wiederum aversives Verhalten auslöst und die Situation eskalieren lässt.

Dieses dysfunktionale Kommunikationsverhalten kann durch Veränderungen des elterlichen Verhaltens durchbrochen werden. Inhaltlich werden folgende Verhaltensänderungen angestrebt:
— Aufbau und Unterstützung prosozialer Verhaltensweisen,
— freundliche, klare Grenzsetzung bei aggressivem Verhalten und Anleitung zu prosozialem Verhalten,
— Verständnis für die negativen Affekte des Kindes und Akzeptanz des Kindes bei gleichzeitig deutlicher Ablehnung des aggressiven Verhaltens,
— Abbau von harschem, verbal oder physisch disziplinierendem elterlichen Verhalten, da solches als relevantes negatives Modell für das kindliche Verhalten dient,
— Aufbau und Unterstützung des Empfindens von Selbstwirksamkeit und des Selbstwerts.

Neben der verhaltenstherapeutischen Kleinkindtherapie von McDonough (1995; ▶ Kap. 9) gibt es viele Elterntrainings (Übersicht bei Sonuga-Barke et al. 2006; Steinhoff et al. 2006; Greenhill et al. 2008) wie die Parent-Child-Interaction-Therapy (PCIT; nach Hembree-Kigin et al. 1995). Dies sind 10 bis 15 Sitzungen umfassende Kurztherapien für Eltern von 2- bis 7-jährigen Kindern, in denen die Eltern durch Vermittlung von psychoedukativen Inhalten und Einüben von funktionaleren Verhaltensweisen lernen, das Sozialverhalten ihrer Kinder zu ändern. Diese Programme sind mehr auf Disziplin, Regeln und Grenzensetzen fokussiert. Die Evidenzlage für diesen Ansatz ist gut, und die

Studien zeigen gute Effektstärken (Thomas u. Zimmer-Gembeck 2007; Larsson et al. 2009).

▪ **Familientherapie**

Da beim aggressiv-oppositionellen Verhalten der unmittelbare Beziehungskontext, meistens die Familie, für die Entstehung und Aufrechterhaltung der Probleme maßgebend ist, macht es Sinn, an den Alltagsproblemen und täglichen Herausforderungen im familiären Zusammenleben anzusetzen und zielgerichtet konkrete Veränderungen in diesem Zusammenleben vorzunehmen. In vielen Erziehungsberatungsstellen wird entsprechend gearbeitet.

▪ **Psychodynamisch-interaktionelle Eltern-Kind-Psychotherapie**

Kinder im Alter von 2 bis 3 Jahren sind sehr engagierte Teilnehmer in der Therapie. Sie gestalten die Interaktion mit den Eltern und Therapeuten aktiv mit. Nicht nur der Spracherwerb, auch die Fähigkeit, sich im Spiel mitzuteilen, eröffnet diagnostische und therapeutische Möglichkeiten. Viele der therapeutischen Interventionen konzentrieren sich deshalb unmittelbar auf den Zusammenhang zwischen Beziehungsstörung und Symptom, der sich im Hier und Jetzt darstellt.

Das behandlungstechnische Vorgehen entspricht im Wesentlichen dem klassischen psychodynamischen Arbeiten, ergänzt durch eine systemische Perspektive und verhaltenstherapeutische Strategien. In unserem Behandlungsmodell für 2- bis 3-jährige Kinder mit aggressiv-oppositionellem Verhalten spielt sehr häufig die psychodynamische Arbeit an zwei intrapsychischen und interpersonellen Konflikten eine herausragende Rolle, die auch das »dominante Thema« (▶ Kap. 11) darstellen. Entscheidend für die therapeutische Arbeit ist die Wiedererlangung einer Balance im Konflikt *Intimität/Verbundenheit* und *Autonomie/Abgrenzung* und im Konflikt *Kontrolle/Macht* und *Unterwerfung/Ohnmacht*. Wie weiter oben skizziert, begreifen wir die spannungserzeugenden Konfliktanteile als die zwei Waagschalen einer Waage, auf die Eltern mit ihren unbewussten und bewussten Erwartungen und Projektionen Lasten ablegen und so das Gleichgewicht beeinflussen. Eltern können aufgrund eigener Erfahrungen die Verbundenheit oder die

Autonomie, die Kontrolle oder die Unterwerfung unangemessen stark oder unangemessen früh fördern bzw. behindern. Kinder können durch ihre Temperamentsvariablen das Problem potenzieren, indem sie z. B. eher autonomiesuchend oder eher autonomiegehemmt sind. Diese dialektische Betrachtung erlaubt die schematische Darstellung von unterschiedlichen Beziehungsmustern (Cierpka u. Cierpka 2000). Im Folgenden illustrieren wir dieses therapeutische Vorgehen anhand des schon eingeführten Fallbeispiels von Frau U. und ihrem Sohn Paul.

Fallbeispiel 3

(Fortsetzung) Die dominanten Themen, definiert als die die Beziehungsdynamik bestimmenden Repräsentanzen, inszenieren sich im Erstgespräch mit Frau U. und Paul rasch. Während die 35-jährige Mutter über Pauls Verhalten klagt, erkundet Paul das Zimmer und schaut sich die Spielsachen an. Immer wieder kehrt er mit einem Spielzeug zur Mutter zurück, um es ihr zu zeigen. Sprachlich hat Paul noch Schwierigkeiten, sich verständlich zu machen. Die Mutter ist sehr in das Gespräch vertieft und entlastet sich emotional bei den Therapeuten, sodass sie auf Paul nicht weiter eingeht. Nach einigen Minuten kommt er wieder zu ihr, um sie mit sich zu ziehen. Sie soll ihm offensichtlich ein Spielzeug von einem oberen Regal holen oder mit ihm spielen. Unwirsch sagt sie: »Lass mich doch!«, daraufhin tritt er nach ihr, trifft sie aber nicht. Wir fragen Frau U.: »Haben Sie eine Idee, was er gerade wollte?« »Nein, ich weiß nicht.« Wir: »Er zog Sie ja am Arm, er muss doch etwas vorgehabt haben …« »Ich weiß es nicht, ich weiß es einfach nicht, er ist immer so!« Und nach einer Pause des Überlegens: »Vielleicht wollte er mit mir spielen. Aber er muss doch sehen, dass ich gerade spreche. Er gibt dann nie nach, er will sich immer durchsetzen!«

Obwohl das Sprechzimmer fremd ist, erkundet Paul in positiver Stimmung das Terrain. Er ist es gewohnt, beim Explorieren allein gelassen zu werden. Als es ihm langweilig wird, soll er sich gedulden. Frau U. geht mit ihm nicht wie mit einem Kleinkind um, das zunächst Vertrauen in die fremde Umgebung finden muss, sondern wie mit einem Jugendlichen. Wenn er zu ihr kommt, sieht sie nicht seinen Wunsch nach Nähe, sondern er stört dann

7

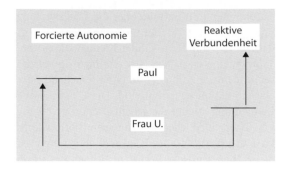

◻ Abb. 7.2   Frau U. fordert mehr Autonomie von Paul, er wünscht sich mehr Verbundenheit

»mit Absicht«. Diese unterstellte Intentionalität ist aber für einen 2-Jährigen nicht altersgerecht. Es fällt der Mutter schwer, sich in die kindlichen Bedürfnisse einzufühlen und ihm zu helfen, in ein Spiel zu finden. Sie forciert seine Autonomie und vernachlässigt sein Bindungsbedürfnis. Er reagiert mit Wut und versucht ihre Aufmerksamkeit über das Treten zu erzwingen (◻ Abb. 7.2). Frau U.s Vorwürfe gegenüber Paul bestimmen weiter das Gespräch. Paul wird zunehmend frustriert, legt sich zu ihren Füßen auf den Boden und schaukelt mit dem Körper. Plötzlich schlägt er mit dem Kopf gegen das Tischbein – er erschrickt und hat sich offenbar auch wehgetan. Frau U. greift nach unten – wir denken, sie will ihn durch Berühren mit der Hand trösten, aber sie nimmt ihm ein Spielzeug weg. Erst da fängt Paul an zu schreien und »rastet aus«. Er versucht noch, sich selbst zu regulieren, indem er sich auf den Bauch dreht und seinen Körper auf dem Boden reibt, aber es gelingt ihm nicht.

In der Gegenübertragung identifizieren wir uns mit dem Schmerz, der Ohnmacht und Hilflosigkeit von Paul und können seine maßlose Wut auf die Mutter nachempfinden, im Schmerz nicht angenommen und getröstet zu werden. Unsere (nicht geäußerte) Aggression auf Frau U. löst sich auf, als wir ihre Lebensgeschichte hören und erfahren, wie sehr sie selbst vernachlässigt und misshandelt wurde.

Frau U. wurde als Kind von ihrem Vater, der in großen Mengen Alkohol konsumierte, körperlich misshandelt. Sie beschreibt eine Szene, in der er ihr blaue Flecken und Blutergüsse beibrachte, weil sie in die Hose gemacht hatte. Beim Erzählen weint

sie, und ihre Wut und Hilflosigkeit werden spürbar. Ihre Mutter sei ihr in solchen Situationen nicht zur Hilfe gekommen und habe sie nie geschützt. Sie hat einen älteren und vier jüngere Brüder, die nie so viele Schläge von ihrem Vater bekamen. Sie sei immer als »das schlimmste« der Kinder betrachtet worden. In der Pubertät sei sie von ihrem Vater als »Schlampe« bezeichnet worden. Am liebsten würde sie ihre Kindheit vergessen. Das gelingt ihr aber nicht, weil Paul sie immer wieder an ihre Gefühle von Ohnmacht, Hilflosigkeit und Wut heranführt. Er erinnert sie immer wieder an das kleine, geschundene Mädchen von damals. Sie darf die Ohnmacht und den Schmerz bei ihm nicht wahrnehmen, so wie ihre Eltern diese Gefühle auch bei ihr nicht wahrgenommen haben.

An Paul werden viele Erwartungen delegiert. Paul ist parentifiziert. Er soll sie in ihrer Einsamkeit unterstützen. Ihre Sehnsucht, von einem »Mann« verstanden zu werden und Angenommensein zu erleben, entspricht nicht Pauls Bedürfnissen. Es kommt zu massiven Enttäuschungen und entsprechender Wut. Paul wird dann ein »störendes« Kind, wie sie selbst es war, wenn er Fürsorge für sich einfordert. Von ihrem früheren alkoholkranken Ehemann und – nach der Scheidung – anderen Männern erfuhr Frau U. wiederholt Gewalt. Sie wollte aber trotzdem immer Mutter werden. Sie erzählt, dass sie beim Anschauen von Werbung, in der Babys vorkamen, zu weinen begonnen habe, da sie sich so sehr auf ein Baby gefreut habe. Als sie von einem neuen Partner schwanger wurde, freuten sich Frau U. und nach ihren Angaben auch der Kindsvater anfänglich sehr auf das Kind. Aufgrund von Komplikationen in den ersten Schwangerschaftsmonaten wurde Frau U. ausführlicher ärztlich untersucht, und dabei wurde festgestellt, dass sie HIV-positiv ist. Pauls Vater war nicht infiziert, d. h., dass sie die Erkrankung ohne ihr Wissen vermutlich schon mehrere Jahre in sich trug. Pauls Vater verließ Frau U. drei Tage nachdem diese von ihrer Erkrankung erfahren hatte. Frau U. war während der Schwangerschaft sehr verzweifelt und mit dieser großen Belastung völlig auf sich gestellt. Sie hatte massive Ängste um die Gesundheit des Kindes, das zu ihrer großen Erleichterung jedoch ohne das Virus geboren wurde.

Während des 7. Schwangerschaftsmonats wurde Frau U. mitgeteilt, dass sie einen Sohn bekommen würde. Vorher war man aufgrund der Ultraschallbilder von einem Mädchen ausgegangen. Frau U. hatte aufgrund ihrer negativen Erfahrungen mit Männern Angst davor, einem Jungen als Mutter nicht gerecht zu werden, weil sich ein Junge später ebenfalls zu einem gewalttätigen Mann entwickeln könnte. Die Mitteilung, dass sie einen Sohn erwartete, war für sie aufgrund ihrer Furcht vor männlicher Dominanz und Gewalt so schockierend, dass sie nach der Geburt das Kind einige Tage lang nicht behalten wollte. Offensichtlich ist sie auch heute noch sehr ambivalent in Bezug auf die Frage, ob sie zu Paul stehen oder ihn ablehnen soll.

Die ein Jahr dauernde, einmal die Woche stattfindende Mutter-Kind-Therapie verfolgt zwei Ziele. Zum einen soll Frau U. Unterstützung und Anleitung in Spielinteraktionen mit Paul erfahren, weil sie »mit ihm nicht spielen kann«, so wie man mit ihr »auch nie gespielt« habe. Diese Interventionen im Hier und Jetzt des Spiels fördern positive Interaktionen und sichern die Bindung von Paul an seine Mutter. Ihre eigene Spannungstoleranz verbessert sich zunehmend, seit Frau U. eine Tagesmutter gefunden hat, sodass sie wieder halbtags arbeiten gehen kann und »wieder Luft« bekommt. Zum anderen geht es um die tiefenpsychologische Bearbeitung der traumatischen Erfahrungen von Frau U. und die Auflösung der Parentifizierung von Paul. Vor allem die Spaltungen zwischen ihrem Täter- und Opferverhalten, zwischen Kontrolle und Unterwerfung stehen im Mittelpunkt der borderlinespezifischen psychodynamischen Therapie (Pedrina 2010).

> **Praxis**
>
> Besonders wichtig ist es, die Eltern von Kindern, die ein aggressives Verhalten zeigen, psychotherapeutisch zu unterstützen, damit diese Kinder im Umgang mit ihren Aggressionen nicht langfristig beeinträchtigt bleiben. Für die Entwicklung von aggressivem Verhalten und dessen Kontrolle ist die Altersspanne zwischen 1 und 3 Jahren ein sensibles Zeitfenster, das verstärkt für präventive Ansätze in Betracht gezogen werden sollte.

■ **Fallstricke in der Praxis**

Da viele Eltern Misshandlungs- und Vernachlässigungserfahrungen, oft auch verbunden mit Gewalterfahrungen, gemacht haben, gibt es eine zweite Waage, die aus den Waagschalen Täter/Macht und Opfer/Ohnmacht gebildet wird. Die die Nähe-Distanz-Konflikte überlagernde Macht-Ohnmachts-Dynamik führt oft zu Eskalationen in der Eltern-Kind-Dynamik. Therapeutisch geht es meistens um die Bearbeitung von Trennungs- oder Kontrollverlustängsten, die sich aus den Vorgeschichten der Eltern ergeben.

Fazit

Kleinkinder zwischen 12 und 36 Monaten werden zunehmend autonomer. Sie entdecken sich als eigenständige Person und geraten häufiger mit den Regeln der sozialen Umwelt in Konflikt (Emde 1984). Wenn sie sich den Wünschen und Forderungen der Eltern widersetzen und verstärkt »Nein!« sagen, fordert dies neue Antworten der Eltern heraus. Ein respektvoller Umgang der Eltern mit dieser Herausforderung bedeutet, abzuwägen, wie permissiv oder wie dominierend sie auf das trotzige Neinsagen eingehen. Wenn Eltern und Kind diese neue familiäre und individuelle Entwicklungsaufgabe meistern, erfahren beide neue Spielräume und Entwicklungsmöglichkeiten. So verstanden ist das Trotzen und sind die »Trotzanfälle« ein transitorisches Phänomen. Wenn Kinder den Regeln und Grenzsetzungen der Eltern folgen, machen sie sich zunehmend die Ziele der Erwachsenen zu eigen. Dies wird umso leichter gelingen, je ruhiger und konsistenter sinnvolle Bitten und Aufforderungen an das Kind herangetragen werden. Die Kinder internalisieren letztendlich die Werte und Normen ihrer Familie.

Vom normalen Trotzen über das exzessive Trotzen bis zum aggressiven Verhalten wurde in diesem Kapitel ein Stufenkonzept dargestellt, das sowohl ein dimensionales Erklärungs- als auch ein Behandlungskonzept bedeutet. Es rückt die emotionale Regulation beim Kind und bei den Bezugspersonen in den Mittelpunkt. In dieser Linie – der Abfolge der Abschnitte in diesem Kapitel vom normalen zum dysfunktionalen Interaktionsverhalten entsprechend – gelingt es den Eltern immer weniger, dem Kind bei intensiven negativen Emotionen die notwendige interpersonelle Emotionsregulation zur Verfügung zu stellen. Die Interaktionen der trotzigen Kinder mit ihren Eltern zentrieren sich um die aggressive Selbstentfaltung, die meistens von heftigen Affekten begleitet wird. Das Kind benötigt für die Kontrolle seiner heftigen Affekte zunächst die interpersonelle Begrenzung und das Containment in der Beziehung, um sich zunehmend besser selbst emotional regulieren zu können.

Literatur

Achenbach TM (1992) Manual for the child behavior checklist/2–3 and 1992. University of Vermont, Burlington, VT

Belsky J, Woodworth S, Crnic K (1996) Trouble in the second year: three questions about family interactions. Child Dev 67: 556–578

Bhatia M, Dhar N, Singhal P, Nigam V (1990) Temper tantrums: prevalence and etiology in a non-referral outpatient setting. Clin Pediatr 29: 311–315

Bischof-Köhler D (1998) Zusammenhänge zwischen kognitiver, motivationaler und emotionaler Entwicklung in der frühen Kindheit und im Vorschulalter. In: Keller H (Hrsg) Lehrbuch Entwicklungspsychologie. Huber, Bern, S 325–377

Calkins SD (2002) Does aversive behavior during toddlerhood matter? The effects of difficult temperament on maternal perceptions and behavior. Infant Ment Health J 23: 381–402

Campbell SB (1995) Behavior problems in preschool children: A review of recent research. J Child Psychol Psychiatry 36: 113–149

Chamberlin R (1974) Management of preschool behavior problems. Pediatr Clin North Am 21(1): 33–47

Cierpka M (2012) Frühe Kindheit 0–3 Jahre. Beratung und Psychotherapie für Eltern mit Säuglingen und Kleinkindern. Heidelberg, Springer

Cierpka M, Cierpka A (2000) Beratung von Familien mit zwei- bis dreijährigen Kindern. Prax Kinderpsychol Kinderpsychiatr 49: 563–579

Crockenberg S, Leerkes E (2000) Infant social and emotional development in family context. In: Zeanah CH Jr (Hrsg) Handbook of infant mental health. Guilford Press, New York, NY

Dionne G, Tremblay R, Boivin M, Laplante D, Pérusse D (2003) Physical aggression and expressive vocabulary in 19-month-old twins. Dev Psychol 39: 261–273

Emde RN (1984) The affective self: continuities and transformations form infancy. In: Galenson E, Tyson RL (Hrsg) Frontiers of infant psychiatry. Basic Books, New York, S 38–54

Fegert J (1996) Verhaltensdimensionen und Verhaltensprobleme bei zweieinhalbjährigen Kindern. Prax Kinderpsychol Kinderpsychiatr 45: 83–94

Fouts HN, Hewlett BS, Lamb ME (2005) Parent-offspring weaning conflicts among the Bofi farmers and foragers of Central Africa. Curr Anthropol 46: 29–50

Greenhill LL, Posnerk K, Vaughan BS, Kratochvil CJ (2008) Attention deficit hyperactivity disorder in preschool children. Child Adolesc Psychiatr Clin N Am 17(2): 347–366

Hembree-Kigin TL, McNeil CB, Eyberg S (1995) Parent-child interaction therapy. Springer, New York, NY

Johnson A (2003) Families of the forest: the Matsigenka Indians of the Peruvian Amazon. University of California Press, Berkeley, CA

Kagan J (1997) Temperament and the reactions to unfamiliarity. Child Dev 68: 139–144

Karp H, Spencer P (2004) The happiest toddler on the block: the new way to stop the daily battle of wills and raise a secure and well-behaved one- to four-year-old. Random House, New York, NY

Larsson B, Fossum S, Clifford G, Drugli MB, Handegård BH, Mørchm WT (2009) Treatment of oppositional defiant and conduct problems in young Norwegian children: results of a randomized controlled trial. Eur Child Adolesc Psychiatry 18(1): 42–52

Laucht M (2002) Störungen des Kleinkind- und Vorschulalters. In: Esser G (Hrsg) Lehrbuch der klinischen Psychologie und Psychotherapie des Kindes- und Jugendalters. Thieme, Stuttgart, S 102–118

MacFarlane J, Allen L, Honzik MP (1954) A developmental study of the behavior problems of normal children between twenty-one months and fourteen years. University of California Press, Berkeley, CA

McDonough SC (1995) Promoting positive early parent-infant relationships through interaction guidance. Child Adolesc Psychiatr Clin N Am 4: 661–672

Metzger W (1972) Frühkindlicher Trotz. Karger, Basel

Needlman R, Stevenson J, Zuckerman B (1991) Psychosocial correlates of severe temper tantrums. J Dev Behav Pediatr 12(2): 77–83

Olson SH, Bates JE, Sandy JM, Lanthier R (2000) Early development precursors of externalizing behavior in middle childhood and adolescence. J Abnorm Child Psychol 28(2): 119–133

Österman K, Björkquist K (2010) A cross-sectional study of onset, cessation, frequency, and duration of children's temper tantrums in a nonclinical sample. Psychol Rep 106(2): 448–454

Ounsted MK, Simons CD (1978) The first-born child: toddlers' problems. Dev Med Child Neurol 20(6): 710–719

Papoušek M, Hofacker N von (2004) Klammern, Trotzen, Toben – Störungen der emotionalen Verhaltensregulation des späten Säuglingsalters und Kleinkindalters. In: Papoušek M, Schieche M, Wurmser H (Hrsg) Regulationsstörungen der frühen Kindheit: Frühe Risiken und Hilfen im Entwicklungskontext der Eltern-Kind-Beziehungen. Huber, Bern, S 201–232

Patterson GR (1982) Coercive family processes. Castalia, Eugene, OR

Pedrina F (2010) Mütter mit Persönlichkeitsstörungen und ihre Kinder: frühe psychotherapeutische Interventionen. 16. Wissenschaftliche Konferenz der VakJP, Frankfurt

Potegal M, Davidson RJ (2003) Temper tantrums in young children: 1. Behavioral composition. J Dev Behav Pediatr 24: 140–147

Potegal M, Kosorok M, Davidson RJ (2003) Temper tantrums in young children: 2. Tantrum duration and temporal organization. J Dev Behav Pediatr 24: 148–154

Richman N, Stevenson J, Graham P (1982) Pre-school to school: a behavioral study. Academic Press, London

Rockhill CM, Collett BR, McClellan JM, Speltz ML (2006) Oppositional defiant disorder. In: Luby JL (Hrsg) Preschool mental health: a guide for practitioners. Guilford Press, New York, NY, S 80–114

Rothbart MK, Derryberry D, Posner MI (1994) A psychobiological approach to the development of temperament. In: Bates JE, Wachs TD (Hrsg) Temperament: individual differences at the interface of biology and behavior. American Psychological Association, Washington, DC, S 37–86

Shaw DS, Gilliom M, Giovanelli J (2000) Aggressive behavior disorders. In: Zeanah CH Jr (Hrsg) Handbook of infant mental health. Guilford Press, New York, NY, S 397–411

Shaw DS, Owens EB, Giovanelli J, Winslow EB (2001) Infant and toddler pathways leading to early externalizing disorders. J Am Acad Child Adolesc Psychiatry 40: 36–43

Sidor A, Fischer C, Cierpka M (2013) Early regulatory problems in infancy and psychopathological symptoms at 24 months: a longitudinal study in a high-risk sample. J Child Adolesc Behav 1: 116. doi:10.4172/jcalb.1000116

Sonuga-Barke EJS, Thompson M, Abikoff H, Klein R, Miller Brotman L (2006) Nonpharmacological interventions for preschoolers with ADHD: the case for specialized parent training. Infants Young Child 19(2): 142–153

Steinhoff KW, Lerner M, Kapilinsky A (2006) Attention-deficit/hyperactivity disorder. In: Luby JL (Hrsg) Handbook of preschool mental health. Guilford Press, New York, NY, S 63–79

Stern DN (1992). Die Lebenserfahrung des Säuglings. Klett-Cotta, Stuttgart

Thomas R, Zimmer-Gembeck MJ (2007) Behavioral outcomes of Parent-Child Interaction Therapy and Triple P-Positive Parenting Program: a review and meta-analysis. J Abnorm Child Psychol 35(3): 475–495

Tomm K, Suzuki K (1990) The Kan-No-Mushi: an inner externalization that enables compromise? Australian and new Zealand Journal of Family Therapy 11: 104–105

Trad PV (1993) Short-term parent-infant psychotherapy. Basic Books, New York.

Tremblay RE, Japel C, Perusse D, McDuff P, Boivin M, Zoccolillo M, Montplaisir J (1999) The search for the age of onset of physical aggression: Rousseau and Bandura revisited. Crim Behav Ment Health 9: 8–23

Wurmser H, Papoušek M, Hofacker N von, Leupold S, Santavicca G (2004) Langzeitrisiken persistierenden exzessiven Säuglingsschreiens. In: Papoušek M, Schieche M, Wurmser H (Hrsg) Regulationsstörungen der frühen Kindheit. Huber, Bern, S 311–338

Zero To Three (2005) Diagnostic classification: 0–3. Zero to Three: National Center for Infants, Toddlers, and Families, Washington, DC

Zeijl J van, Mesman J, Ijzendoorn MH van (2006) Attachment-based intervention for enhancing sensitive discipline in mothers of 1- to 3-year-old children at risk for externalizing behaviour problems: a randomized controlled trial. J Consult Clin Psychol 74(6): 994–1005

»Spielunlust« in früher Kindheit: Regulationsprobleme von Aufmerksamkeit und Spiel

Mechthild Papoušek

M. Cierpka (Hrsg.), *Regulationsstörungen*, Psychotherapie: Praxis,
DOI 10.1007/978-3-642-40742-0_8, © Springer-Verlag Berlin Heidelberg 2015

In der Behandlung frühkindlicher Regulationsstörungen kommt der Regulation von Spiel und Aufmerksamkeit eine doppelte Bedeutung zu: als wichtiger Faktor im Aufbau kindlicher Selbstregulation und Resilienz und als Quelle positiver Beziehungserfahrungen. Bei einem Drittel der in einer Spezialambulanz für frühkindliche Regulationsstörungen vorgestellten Kinder findet sich ein auffälliges Defizit im eigenständigen wie auch im gemeinsamen Spiel, das mit Spielunlust und Misslaunigkeit, Aufmerksamkeitsproblemen und motorischer Umtriebigkeit einhergeht. Anhand von Fallbeispielen, klinischen Studien und videogestützten Beobachtungen werden in diesem Beitrag Erscheinungsbild und Entstehungsbedingungen des Störungsbildes sowie spielbezogene Diagnostik und spieltherapeutische Interventionen praxisnah dargestellt. Abschließend werden häufig gestellte Fragen nach möglichen entwicklungspsychopathologischen Zusammenhängen von früher »Spielunlust« und ADHS diskutiert.

8.1 Klinisches Erscheinungsbild der frühkindlichen Spielunlust

Fallbeispiel 1

Fabian wird von seiner Mutter im Alter von 17 Monaten wegen einer Ein- und Durchschlafstörung, Essproblemen, exzessivem Klammern und Trotzen vorgestellt. Tagsüber komme er nicht zur Ruhe, habe »Ameisen unterm Po«, sei zappelig und unfähig, sich eine Weile allein zu beschäftigen, klammere sich stattdessen »unheimlich anhänglich« an sie oder fordere permanent jammernd ihre Aufmerksamkeit und ein abwechslungsreiches Bespielungsprogramm und laufe gelangweilt, ziellos und nörgelnd herum. Wenn sie sich trotz Erschöpfung zu gemeinsamem Spiel aufraffe, verlaufe dies freudlos, Fabian bleibe nicht bei der Sache, sei rasch frustriert, gebe auf und laufe weg. Auch sei er ein »Sturschädel«, trotze viel und provoziere die Eltern oder seinen zwei Jahre älteren Bruder Ben.

Die Schwangerschaft war durch einen Unfall, extreme Schlaflosigkeit der Mutter und multiple familiäre Stressbelastungen erschwert. Aufgrund von vorzeitigem Fontanellenschluss, Schiefhals und neuromotorischer Unreife, anfänglicher Trink-

schwäche, Gedeihstörung und anhaltender Essunlust und persistierenden Schreiproblemen war Fabian in der Wahrnehmung der Mutter schon früh zum Sorgenkind geraten, das immer neue Ängste weckte und vor allem vor dem »schwierigeren«, eifersüchtigen, oft handgreiflich aggressiven Bruder zu schützen war.

Die Mutter wirkt übernächtigt, ängstlich-angespannt und erregbar. Sie fühlt sich hilflos, überfordert und plagt sich mit Selbstvorwürfen, als Mutter zu versagen und immer wieder auszurasten. Der Vater, schon als Kind ein »unruhiger Geist« mit Verdachtsdiagnose ADHS, sei nur begrenzt verfügbar, fühle sich ebenso hilflos wie sie und erschwere die Situation durch gelegentliches jähzorniges Eingreifen. Der Familienfrieden sei infolge eskalierender Erziehungskonflikte gestört.

Fabian leidet an einer pervasiven Regulationsstörung mit persistierenden Schrei-, Schlaf- und Fütterstörungen in Kombination mit exzessivem Klammern, sozialer Ängstlichkeit und Trotzen. Darüber hinaus bietet er das Erscheinungsbild einer auffälligen *Explorations- und Spielunlust*, die mit *Misslaunigkeit*, rastloser und zielloser *motorischer Umtriebigkeit* und *Problemen der Aufmerksamkeitsregulation* in Form von Reizhunger, Ablenkbarkeit und mangelnder Ausdauer einhergeht. Dies sind Auffälligkeiten, die an Vorläufer einer ADHS denken lassen, viele ähnlich betroffene Eltern beunruhigen und manche Ärzte allzu früh zur Verdachtsdiagnose ADHS oder sogar zu einer Stimulanzientherapie veranlassen.

8.1.1 Klagen der Eltern: Worauf bei der Anamnese zu achten ist

Eltern von Säuglingen klagen, ihr Baby lasse sich keinen Moment ablegen, sei ständig unzufrieden und quengelig, verlange schreiend, auf den Arm genommen zu werden. Es signalisiere ein Bedürfnis nach Nähe, kuschele sich aber nicht an und komme erst zur Ruhe, wenn die Eltern mit ihm auf dem Arm mit freier Sicht in die Umgebung herumlaufen. Eltern von Kleinkindern klagen, ihr Kind könne sich keinen Moment allein beschäftigen, sei gelangweilt, hänge ihnen ständig am Bein, fordere ihre Aufmerksamkeit und abwechslungsreiches Be-spaßen. Neues Spielzeug sei im Nu uninteressant. Spielsachen würden nur aus dem Schrank gerissen und herumgeworfen. Zu ausdauernder Beschäfti-gung reizten allein das Fernsehen sowie alles Ver-botene wie Computer, Steckdosen oder Fernbedie-nung, meist im Sinne provokativen Agierens, um die Aufmerksamkeit der Eltern zu gewinnen. An ruhiges Spiel sei nicht zu denken. Gemeinsames Spielen sei wenig belohnend, das Kind verhalte sich passiv und lustlos, habe kein Sitzfleisch, gehe kaum auf Anregungen ein, lasse sich durch Kleinigkeiten ablenken oder gebe frustriert auf.

Dies trägt auch bei den Eltern zu einer Spie-lunlust bei. Aus purer Erschöpfung fällt es ihnen selbst oft schwer, sich aufzuraffen, um mit ihrem Kind zu spielen. Sie geben an, sich einfallslos, aus-gebrannt, leer und antriebslos zu fühlen, selbst von Unruhe getrieben und dem Temperament und Be-wegungsdrang ihres Kindes nicht gewachsen zu sein; daheim falle ihnen die Decke auf den Kopf. Sie fühlen sich unter Druck, nur ja nichts von den unzähligen Förderprogrammen zu versäumen, auch wenn der Terminkalender bereits mit täglich neuen Attraktionen gefüllt ist. Bemerkenswert viele Mütter oder Väter haben bzw. nehmen sich keine Zeit, mit ihrem Kind zu spielen, messen dem Spiel keine Bedeutung zu oder können sich nicht erin-nern, in ihrer Kindheit je selbst gespielt zu haben. Nicht wenige Eltern fürchten eine erbliche Belas-tung ihres Kindes, da Mutter, Vater oder ein an-deres Verwandtschaftsmitglied in der Kindheit als Zappelphilipp aufgefallen oder gar wegen ADHS in Behandlung waren.

8.1.2   Entstehungsbedingungen im Rahmen pervasiver Regulations- und Beziehungsstörungen

Das beschriebene Erscheinungsbild der »Spiel-unlust« entsteht vorzugsweise im Rahmen von meist im Säuglingsalter beginnenden, persistie-renden und pervasiven Regulationsstörungen der frühen Kindheit. In eigenen Untersuchungen von 590 Säuglingen und Kleinkindern, die konsekutiv wegen Regulationsstörungen im Alter zwischen 4 bis 30 Monaten in der Münchner Sprechstunde

für Schreibabys vorgestellt und behandelt wurden, zeigte sich das Erscheinungsbild der Spielunlust bei 35 Prozent der Fälle, und diese stellten sich in Bezug auf Persistenz, Pervasivität und Belastungs-grad als die am schwersten Betroffenen heraus (Papoušek 2004). Über 90 Prozent der Kinder dieser Teilgruppe hatten bereits in den ersten Le-bensmonaten exzessiv geschrien. Die Spielunlust war je nach Alter in 80 bis 90 Prozent der Fälle mit langwierigen Schlafstörungen, in 40 Prozent mit anhaltenden Fütter- und Essstörungen sowie im Kleinkindalter mit besonders hohen Raten von exzessivem Trotzen und aggressiv-oppositionellem Verhalten assoziiert.

Insgesamt zeichnet sich die Teilgruppe der re-gulationsgestörten Säuglinge und Kleinkinder mit »Spielunlust« gegenüber der klinischen Restgruppe durch ein Zusammentreffen von besonders hoher konstitutioneller Belastung im Bereich der kindli-chen Erregungssteuerung und Reizverarbeitung, häufigerer und schwererer Beeinträchtigung der psychischen Verfassung der Mutter, höheren Raten innerfamiliärer Beziehungskonflikte und mit dem Alter des Kindes zunehmenden Gefährdungen und Störungen der Mutter-Kind-Beziehung aus. Zu klären bleibt im Einzelfall, ob und wie welche der einzelnen Faktoren zu reizhungrig-umtriebigem Explorations- und Spielverhalten des Kindes, zu dysfunktionalen Kommunikationsmustern im ge-meinsamen Spiel und einem eklatanten Mangel an positiven Spielerfahrungen beitragen.

8.2   Spiel und Aufmerksamkeit im normalen Entwicklungsverlauf

8.2.1   Spielbedürfnis und Selbstwirksamkeit

In klinischen und theoretischen Konzepten der Entwicklungspsychopathologie hat das Spiel – im Schatten der Bindungsforschung – bemerkenswert wenig Beachtung gefunden. Wie die Bindung ge-hört es zu den biologisch angelegten Grundbedürf-nissen des Kindes und verkörpert die elementare Lebensform, in der das Kind vom Säuglingsalter an den Großteil seiner Wachzeit verbringt. Im Zu-stand wacher Aufmerksamkeit, unter stressfreien

Bedingungen, aus innerer Motivation und Eigeninitiative und ohne äußere Zweckbestimmung folgt das Kind seinem Bedürfnis, sich mit der sozialen und gegenständlichen Umwelt vertraut zu machen, sie zu begreifen, auf sie einzuwirken, Regelhaftes und Voraussagbares zu entdecken und diese Erfahrungen zu integrieren (H. Papoušek 2003). Das kindliche Spielverhalten ist angelegt als selbstreguliertes implizites Lernen (Largo u. Benz 2003). Im Spiel erprobt und übt das Kind seine reifenden sensomotorischen, perzeptiven und integrativen Fähigkeiten und baut seine innere Erfahrungs- und Vorstellungswelt auf. Treibende Kräfte sind seine biologisch angelegten inneren Motivationen, beginnend mit der *Neugier* gegenüber allem, was neu, unbekannt oder fremd ist und Anreize bietet für seine Aufmerksamkeit, sein früh erwachendes *Bedürfnis nach Eigenaktivität, Selbstwirksamkeit* und *Urheberschaft* und, im Zuge der weiteren motorischen und kognitiven Entwicklung, seine *Explorations-, Erfolgs- und Kompetenzbedürfnisse* (Heckhausen 1973).

8.2.2 Spiel und Aufmerksamkeitsregulation

Spielerische Zwiegespräche, Alleinspiel und gemeinsames Spiel sind während der neurobiologischen Reifungsphase der Aufmerksamkeitssysteme (Spitzer 2002) für die Entwicklung der Aufmerksamkeitsregulation die wichtigsten frühkindlichen Lernkontexte (Ruff u. Rothbart 1996).

In den ersten Lebenswochen wird die Aufmerksamkeit als *allgemeine Aufnahmebereitschaft* vor allem über die basale Regulation von Erregung und Beruhigung und die Organisation von Verhaltenszuständen gesteuert (Papoušek 2009). Zustände wacher Aufmerksamkeit sind noch selten und flüchtig. In den spielerischen Zwiegesprächen der Eltern mit dem Baby ist das Repertoire des intuitiven Kommunikationsverhaltens reich an Verhaltensmustern, deren Intensität und Variabilität auf die Signale von Aufnahmebereitschaft, Ermüdung und Toleranzgrenzen des Babys abgestimmt werden und seine Aufmerksamkeit anregen und modulieren. Dank der elterlichen Regulationshilfen lernt der Säugling, seine visuelle Aufmerksamkeit

zu fokussieren, aufrechtzuerhalten und sein Erregungsniveau selbst durch Blickzuwendung und -abwendung zu regulieren.

Im Zuge eines ersten Entwicklungsschubes im 3. Monat kommt es zur Zunahme und Stabilisierung aktiv aufmerksamer Wachzustände. Die Entwicklung der *selektiven Aufmerksamkeit* beginnt in Form sog. Orientierungsreaktionen (OR). Auslösbar durch alles, was im Blickfeld neu ist oder überraschend vom bereits Vertrauten abweicht, zentriert die OR, einem Scheinwerfer gleich, Sinneswahrnehmung und integrative Prozesse auf den neuen Reiz (Spitzer 2002), während die allgemeine Erregung und Spontanmotorik gehemmt werden und die Herzrate messbar gesenkt wird (Sokolov 1960). Sobald der Reiz an Neuheitswert verliert und habituiert wird, können konkurrierende Ablenkungsreize die Aufmerksamkeit auf sich ziehen. Klingt die OR jedoch ab, ohne dass etwas Neues in Sichtweite ist, kann ein als unangenehm empfundener Zustand von geringer Erregungsintensität, von »Langeweile«, entstehen.

Die reifenden Hirnfunktionen stellen schon im 2. Trimenon wirksamere Regulationshilfen zur Aktivierung und Aufrechterhaltung der Aufmerksamkeit bereit. Die Entwicklung des Greifens ermöglicht dem Säugling, beim manuellen, oralen und visuell koordinierten tätigen Explorieren neue Eigenschaften und Details von Gegenständen zu entdecken. Dazu kommen zunehmend kognitive Anreize wie das Entdecken von Regelhaftigkeiten, das Wiederentdecken von Vertrautem, Erwartungen und Antizipation. Wie die Mobile-Experimente von Watson (1972) zeigen, wird ausdauernde Aufmerksamkeit durch Selbstwirksamkeitserfahrung und die damit verbundenen inneren Motivationsprozesse erreicht. Die motivierende Erfahrung der Selbstwirksamkeit setzt offenbar die Habituationsmechanismen außer Kraft und scheint durch assoziierte Hemmungsprozesse vor Ablenkung zu schützen.

Weitere Reifungs- und Entwicklungsschritte im Spiel erscheinen im Spiel in Zusammenhang mit den Fähigkeiten zu intentionalem, zielorientiertem Handeln, zur Handlungsplanung und zur Ausführung sequenzieller Handlungen. Die dafür erforderliche Aufmerksamkeitsspanne benötigt wirksame inhibitorische Kontrollfunktionen, die zum einen ein vorschnelles Habituieren zielrelevanter Reize hemmen und zum anderen mögliche Orientierungsreaktionen auf ablenkende innere und äußere Reize sowie auf störende affektive und motorische Impulse blockieren. Dies wird durch die beginnende neurobiologische Reifung des präfrontal angesiedelten Aufmerksamkeitssystems und seiner Vernetzungen gewährleistet (Spitzer 2002). Triebkräfte der Aufmerksamkeitsregulation sind dabei wiederum innere Motivationen: Selbstwirksamkeitsbedürfnisse in Bezug auf die Realisierung eigener Handlungsziele, Erfolgs- und Kompetenzbedürfnisse sowie Belohnungserwartung und Bedürfnisse nach sozialer Akzeptanz.

8.2.3 Eltern-Kind-Kommunikation im gemeinsamen Spiel

In Anbetracht der Bedeutung der kindlichen Selbstwirksamkeit im Spiel besteht die Rolle der Eltern vor allem darin, eine sichere, anregende, greifbare und erkundbare Umgebung mit altersangemessenen Anreizen für die kindliche Aufmerksamkeit und Eigenaktivität im Alleinspiel zu gestalten und das Kind vor Reizüberflutung, Überforderung und physischen Gefahren zu schützen. Im gemeinsamen Spiel kommt dem Gelingen der Kommunikation eine zentrale Rolle zu, da sie es ermöglicht, für die Eigenaktivität des Kindes einen responsiv abgestimmten Rahmen zu schaffen, in dem es seine heranreifenden Fähigkeiten selbstwirksam erproben und einüben kann. Hier kommt das Repertoire der intuitiven elterlichen Kommunikationsfähigkeiten mit seinen immanenten spielerischen Elementen und Regulationshilfen zum Tragen (Papoušek 2003).

Voraussetzung gelingender Kommunikation ist allerdings die elterliche Bereitschaft, sich mit ungeteilter Aufmerksamkeit und emotionaler Verfügbarkeit auf die Spielinitiativen und die aktuelle Erfahrungswelt des Babys einzulassen und sich von seinen Signalen und Reaktionen intuitiv leiten zu lassen, die Aufschluss geben über Aufnahmebereitschaft und Toleranzgrenzen, Überforderung oder Unterforderung, Aufmerksamkeitsfokus und Spielthema, affektives Erleben und Motivation, Fähigkeiten und Schwierigkeiten. Emotionale Abstimmung, spielbegleitendes Sprechen und kleine Regulationshilfen in abgestimmtem Maß und im richtigen Moment unterstützen die kindliche Selbstwirksamkeit und Ausdauer im Spiel. Das gegenseitige Abstimmen eines gemeinsamen Aufmerksamkeitsfokus ermöglicht Eltern und Kind, ihre Absichten, Interessen und Gefühle zu teilen, im Spiel zu kooperieren, auf Tätigkeiten oder Gegenstände Bezug zu nehmen, ihre Bedeutung zu erleben, sie sprachlich zu symbolisieren und so einen gemeinsamen Erfahrungshintergrund für Sprachverständnis und Wortschatzentwicklung aufzubauen.

Damit kommt dem gemeinsamen Spiel auch eine zentrale Rolle bei der Entwicklung von intersubjektiver emotionaler Bezogenheit, geteilter Intentionalität, sozialer Kognition und Empathie zu. Langfristig bilden gemeinsames Spiel und Alleinspiel eine Ressource für den Aufbau tragfähiger Eltern-Kind-Beziehungen ebenso wie für den Aufbau kindlicher Resilienz. So gewinnt die Weiterentwicklung zum Symbol- und Rollenspiel in Bezug auf anstehende Entwicklungs- und Beziehungsthemen neue Funktionen der »Daseinsbewältigung« (Oerter 2003; Papoušek 2001), während die Weiterentwicklung zum gemeinschaftlichen Spiel mit anderen Kindern wichtige Aufgaben zum Aufbau prosozialer, impulsivitätshemmender, empathischer und selbstreflexiver Fähigkeiten erfüllt (Panksepp 2007; Renz-Polster 2011).

8.2.4 Spiel und Bindungssicherheit

Die Bereitschaft und Fähigkeit des Kindes, sich auf Exploration und Spiel einzulassen, setzt körperliches und seelisches Wohlbefinden, Gefühle von Geborgenheit und emotionaler Sicherheit voraus (Largo u. Benz 2003). Spiel- und Bindungsbedürfnisse stehen damit in einer elementaren Wechselbeziehung (Grossmann u. Grossmann 2004): Wird das Bindungssystem mit den Bedürfnissen nach Nähe und emotionaler Sicherheit durch Hunger, Müdigkeit, Krankheit, Verunsicherung, Ängste, Trennung oder andere emotionale Belastungen aktiviert, wird im gleichen Zuge das Explorationssystem gehemmt. Neugier, Explorations- und Unternehmungslust entfalten sich erst, wenn die Nähe-

und Sicherheitsbedürfnisse des Kindes gestillt sind. Unsicher-ambivalente oder desorganisierte Bindungsrepräsentanzen beeinträchtigen die Fähigkeiten zum Alleinspiel oder gemeinsamen Spiel und wirken sich in der weiteren Entwicklung nachhaltig auf Ausdauer und Aufgabenorientierung aus (Crockenberg u. Leerkes 2000). Umgekehrt trägt gelingendes gemeinsames Spiel zum Aufbau positiver Bindungsbeziehungen bei.

Regulatorische Entwicklungsaufgaben im Spiel (0 bis 3 Jahre)

- Regulation von Reizzufuhr und Reizverarbeitung
- Greifen, manuelles, orales, visuelles Explorieren
- Regulation von selektiver, fokussierter Aufmerksamkeit
- ausdauernde Aufmerksamkeit im Spiel
- Selbstwirksamkeit, Eigenaktivität
- intentionales, zielorientiertes Handeln
- geteilte Aufmerksamkeit, Absichten, Gefühle, Kooperation
- Aufbau eines intersubjektiven bedeutungtragenden Erfahrungshintergrundes

---

8.3 Diagnostik der »Spielunlust«: Beobachtung von Alleinspiel und gemeinsamem Spiel

Für die speziell auf frühkindliche Regulationsprobleme von Spielmotivation und Aufmerksamkeit ausgerichtete klinische Diagnostik stehen noch keine standardisierten und validierten Erhebungs- und Auswertungsverfahren zur Verfügung. Standardisierte Fragebögen zum kindlichen Temperament (Bates et al. 1979) und Verhaltenschecklisten für den Altersbereich von 1,5 bis 5 Jahren geben Aufschluss hinsichtlich Art und Ausprägung konstitutioneller Regulationsprobleme des Kindes und Hinweise auf klinisch relevante Frühsymptome von externalisierenden und internalisierenden Verhaltensproblemen (z. B. CBCL/1½–5; Döpfner et al. 2000). Methoden zur systematischen Messung der sensorischen Erregbarkeit und Reizverarbeitung in Bezug auf die einzelnen Sinnesmodalitäten sind wissenschaftlich von Interesse, aufgrund ihres Aufwandes in der Beratungspraxis jedoch nicht durchführbar, es sei denn als Grundlage der Sensorischen Integrationstherapie in der ergotherapeutischen Praxis.

Den Kern der spielbezogenen Diagnostik bilden beiläufige und strukturierte Beobachtungen des *Explorations- und Spielverhaltens im Alleinspiel* und der *Kommunikation im gemeinsamen Spiel* sowie Analysen der Mechanismen und Prozesse, durch die die Störung in der Alltagsarena ausgelöst, aufrechterhalten oder verstärkt wird. Sie dienen dazu, konkrete Ansatzpunkte für eine gezielte spieltherapeutische Beratung, Anleitung und Psychotherapie zu erkennen.

8.3.1 Beiläufige Beobachtungen während Beratungsgesprächen

Erste Aufschlüsse geben beiläufige Beobachtungen des kindlichen Explorations- und Spielverhaltens und der Verteilung der elterlichen Aufmerksamkeit während der Anamnese- und Beratungsgespräche.

Fallbeispiel 1

(Fortsetzung) Während des Anamnesegesprächs beginnt Fabian nach kurzer Anlaufzeit, rastlos die mit Spielzeug gefüllten Regale und den gesamten Untersuchungsraum zu erkunden. Nach kurzem Inspizieren wirft er die Spielsachen auf den Boden, öffnet neugierig Schränke und Türen und klettert auf Stühle und Bänke, was die Mutter in erregter Habachtstellung hält. Nach etwa 15 Minuten wird er lustlos, gelangweilt und beginnt klammernd und jammernd die Aufmerksamkeit der Mutter einzufordern, indem er an ihr zerrt und unzufrieden auf ihrem Schoß herumturnt. Die Mutter sucht vergeblich, ihre Aufmerksamkeit gegenüber Fabians forderndem Verhalten abzugrenzen und ihn halbherzig streichelnd zu beschwichtigen, schwankt dabei ambivalent zwischen Fürsorglichkeit, wachsendem Ärger und ihrem dringlichen Bedürfnis, der Therapeutin ihre Nöte mitzuteilen. In den Interaktionen zwischen Fabian und seiner Mutter ist eine enge, angespannte Bezogenheit spürbar, ohne dass beide im Kontakt zur Ruhe kommen.

Fabian offenbart schon beim Ersttermin seine Probleme von motorischer Umtriebigkeit und neugiergetriebenem oberflächlichem Reizhunger, der nach geraumer Zeit in lustlose Langeweile umschlägt und ihn ruhelos die Aufmerksamkeit der Mutter einfordern lässt. Die Mutter ist in ihrem Abgrenzungsverhalten unsicher-ambivalent, unfähig, ihre Aufmerksamkeit klar dem Gespräch zuzuwenden und Fabian eine Weile Alleinspiel an ihrer Seite zuzutrauen.

8.3.2 Strukturierte videogestützte Beobachtung

Für eine vertiefende Diagnostik und Therapie haben sich Videoaufzeichnungen während einer eigens anberaumten gemeinsamen diagnostisch-therapeutischen Spielstunde von Mutter (oder Vater) und Kind bewährt, einer Spielsituation mit dreigeteiltem Ablauf (jeweils mindestens 10 Minuten):
- freies gemeinsames Spiel von Mutter und Kind,
- zeitlich begrenztes Alleinspiel des Kindes, während sich die Mutter wie in dringenden Anforderungssituationen daheim im selben Raum abgrenzen soll, um eine aufmerksamkeitsbindende Aufgabe (z. B. Ausfüllen eines Fragebogens) durchzuführen,
- Wiederaufnahme des gemeinsamen Spiels.

Die Aufzeichnungen werden, vorzugsweise beim Folgetermin, zum gemeinsamen Betrachten (Videofeedback) von zuvor ausgewählten Sequenzen und für die daran anknüpfende Therapie genutzt (▶ Kap. 10).

8.3.3 Worauf beim gemeinsamen Spiel und in der Abgrenzungssituation zu achten ist

Die Verhaltensanalyse des gemeinsamen Spiels und der Abgrenzungssituation fokussiert darauf, anhand kindlicher und elterlicher Verhaltensmerkmale mindestens eine Sequenz von gelingender Kommunikation sowie Sequenzen dysfunktionaler Kommunikation zu identifizieren (◘ Tab. 8.1).

Beobachtungen im Kontext persistierenden Schreiens

Fallbeispiel 2

Die Mutter der 9 Monate alten Lea sucht Hilfe wegen eskalierender Schreiprobleme und Anklammerungsverhalten. Lea kann frei sitzen, zeigt jedoch motorisch noch keine Ansätze zu eigenständigem Erkundungsverhalten, schreit und klammert stattdessen, sobald die Mutter sich auch nur einen Moment von ihr zu lösen sucht, und fordert permanente Aufmerksamkeit und passive Unterhaltung. Die erschöpfte Mutter weiß sich nicht mehr zu helfen. Das Schreien sei inzwischen unerträglich, der reine Horror (»Das kotzt mich an, abends bin ich auf 180!«).

Videogestützte Beobachtung: Im gemeinsamen Spiel wendet sich die Mutter freundlich der vor ihr sitzenden Lea zu, die die wenigen um sie herum liegenden Spielsachen nach und nach interessiert aufzunehmen und zu explorieren beginnt. Eine gelingende Kommunikation findet sich nur in einem Augenblick, in dem die Mutter im Spiegel Leas offene Blickzuwendung erwidert und freudig kommentiert. Sonst folgt die Mutter ihren eigenen Spielideen: Ohne Beachtung von Leas Initiativen zieht sie in rascher Folge ein Plastikbilderbuch aus Leas Aufmerksamkeitsfokus weg, rollt ihr einen Ball zu, kreiselt mit einem Gegenstand nach dem anderen auf dem Boden, bis Lea mit vollen Händen verwirrt und in ihrem Selbstwirksamkeitsbedürfnis gehemmt um sich blickt. In der Abgrenzungssituation setzt die Mutter Lea mit Blick in den Spiegel auf die Spielmatte, rückt die Spielsachen fürsorglich in greifbare Nähe, hockt sich, jeden Moment zum Aufstehen bereit, hinter sie und ermuntert sie zum Spielen. Lea dreht sich prompt zur Mutter um und klammert sich schreiend an ihren Kleidern fest. Die Mutter sucht sich, anfangs noch freundlich, zu lösen, worauf Lea schreiend protestiert und die Mutter sich schließlich befreit und mit lautstark ärgerlichem »Jetzt spiel!« in einen 2 Meter entfernten Sessel fallen lässt. Das Schreien eskaliert, bis die Mutter es nicht mehr aushält und sich frustriert wieder auf die Spielmatte setzt. Lea stoppt ihr Schreien wie mit einem Schalter, erneut bereit, sich bespielen zu lassen.

◘ Tab. 8.1 Merkmale, auf die beim gemeinsamen Spiel und in der Abgrenzungssituation zu achten ist

	Kindliches Verhalten	Elterliches Verhalten
Gemeinsames Spiel*	**Sensorische Erregbarkeit und Reizverarbeitung:** – *Aufnahmebereitschaft* – *Selbstregulation: Ausblenden von Überreizung* – Überforderung, Überreiztheit – neugiergetriebener Reizhunger – extreme Reizoffenheit, Überempfindlichkeit **Spielmotivation und Spielverhalten:** – *selbstwirksame Initiativen, Eigenaktivität* – *explorierendes Spiel* – *absichtsvolles, zielorientiertes Spiel* – Passivität – Langeweile, Lust- und Ziellosigkeit – vorzeitiges Aufgeben **Emotionalität:** – *Spielfreude, konzentrierter Ernst und Eifer* – unangemessener Ernst, Ärger, Langeweile – Resignation, Enttäuschung **Motorische Organisation:** – motorische Unruhe, Zappeligkeit – »Ameisen unterm Po«, mangelndes Sitzfleisch – von Reizhunger getriebener Bewegungsdrang **Aufmerksamkeit:** – *Aufnahmebereitschaft* – *Ausdauer* – *selektive, fokussierte Aufmerksamkeit* – Ablenkbarkeit, fluktuierende Aufmerksamkeit	***Ausprägung der intuitiven Kommunikation:*** – *ungeteilte Aufmerksamkeit* – *emotionale Verfügbarkeit* – *Ammensprache, mimisches Spiegeln u. a.* ***Abstimmung auf kindliche Signale*** von: – *Aufnahmebereitschaft, Toleranzgrenzen* – *Übermüdung, Überreiztheit, Überforderung* – *Initiative, Eigenaktivität, Selbstwirksamkeit* – *Fokus der Aufmerksamkeit* – *Emotionalem Erleben, Spielfreude, Aufregung* – *Entwicklungsstand, Fähigkeiten* – *Schwierigkeiten, Hilfebedarf zur Selbsthilfe* **Abstimmungsprobleme:** – eigene Agenda – Förderdruck, Leistungserwartung – Überstimulation – überfürsorgliches Eingreifen – Kontrollierend-direktives Verhalten – Übergriffigkeit – verzerrte Wahrnehmung **Probleme der Ausprägung:** – Einschränkung – depressive Hemmung – Blockade – Unechtheit, übertriebenes, wie aufgesetztes, – stereotypes mimisch-stimmliches Verhalten
Alleinspiel während Abgrenzungssituation	***Spielbereitschaft, Ausdauer*** ***Qualität der Kontaktaufnahme mit Mutter:*** – aufmerksamkeitsforderndes Verhalten – Bindungsverhalten: Weinen, Anklammern – ärgerlich-aggressives Verhalten – provokatives Verhalten	**Blick- und körperliche Ausrichtung:** – zur Aufgabe – zum Kind **Eindeutigkeit der Botschaft an das Kind** – im Wechsel mit kindlichem Kontaktverhalten **Wechsel von/Mischung aus** – überfürsorglicher Zuwendung – Ärger, Strenge, Zurückweisung – Nachgeben, Resignation, Gewährenlassen

*Positive Merkmale sind kursiv, dysfunktionale Merkmale normal gedruckt

Leas Selbstwirksamkeitsbedürfnisse können im Spiel mit der Mutter nicht befriedigt werden, wohl aber durch ihr unangemessenes, instrumentell forderndes Schreien und Klammern, in dem sich passive Hilflosigkeit und lautstarker Protest mischen. Die Mutter schwankt in ihren prompten Reaktionen ambivalent zwischen Fürsorglichkeit und eskalierendem Frust bis zum plötzlichen Durchbruch von strenger Zurückweisung und Wut.

Bei persistierend schreienden Säuglingen ist die frühe Regulation von Reizaufnahme und Reizverarbeitung in der Regel erschwert (Papoušek 2009; Rothbart et al. 1994). Unruhig-überreizte Zustände überwiegen, ruhig-aufmerksame Wachzustände werden nur selten nach dem Schlaf und am ehesten in aufrechten, das Vigilanzsystem aktivierenden Körperpositionen mit Blick auf wechselnde visuelle Reize erreicht. Persistieren die Schreiprobleme über den 3. Monat hinaus, so bleiben in der Regel der Drang in die Vertikale und ein Verlangen nach visuellen Reizen bestehen. Die Kinder fordern, quengelnd oder schreiend, mit freiem Blick in die Umwelt herumgetragen zu werden, aufrecht auf dem Schoß zu sitzen oder zu stehen und mit immer neuen Reizen unterhalten und bespielt zu werden. Diesen Säuglingen entgehen jedoch die positiven Selbstwirksamkeitserfahrungen beim tätigen selbstwirksamen Greifen und Explorieren mit Händen, Mund und Augen in entspannter Rücken- oder Bauchlage, beim Erkunden des eigenen Körpers und Erproben reifender motorischer Fähigkeiten. Im weiteren Verlauf kann das eigenaktive Fortbewegen und Erkunden durch Umdrehen, Kriechen, Krabbeln und Hochziehen beeinträchtigt werden.

Negative Selbstwirksamkeitserfahrungen machen die Kinder dagegen mit ihrem erprobten instrumentellen Schreien, auf das die Eltern, für die das Schreien längst ein Horror geworden ist, mit promptem Hochnehmen (»damit a Ruh' is«) und oft genervtem Herumtragen, frühzeitigem Hinsetzen und ständig neuen Spielangeboten reagieren. Das Muster setzt sich fort, sobald die Kinder gelernt haben, sich fortzubewegen, den Eltern auf Schritt und Tritt folgen, sich an deren Beinen hochziehen und quengelnd Unterhaltung einfordern.

Beobachtungen beim umtriebig-reizhungrigen Kleinkind

Manche der vormals persistierend schreienden Säuglinge erwerben im Zuge solcher Teufelskreise eigene Strategien zur Überwindung misslaunig-unruhiger Affektzustände und Langeweile, indem sie sich selbst mit immer neuen erregungsintensiven Reizen stimulieren (»sensation seeking«) und abwechslungsreiche, passiv konsumierbare Unterhaltung (Fernsehen) einfordern. Passiv aufgenommene, intensive, aber meist kurzlebige Reizangebote und die dadurch ausgelösten Orientierungsreaktionen versetzen das Kind kurzzeitig in einen positiven Zustand fokussierter Aufmerksamkeit, der aber habituationsbedingt rasch wieder in den gelangweilten Unruhezustand zurückfällt. Langfristig verbleibt das Spielniveau auf einer oberflächlichen Ebene der neugiergesteuerten Reizverarbeitung. Für das Erproben und Einüben von Selbstwirksamkeit und reifen Spielmotivationen gibt es keinen Erfahrungsspielraum, ebenso wenig wie für die Regulation von Aufmerksamkeit und Ausdauer während der beginnenden Reifung der Aufmerksamkeitssysteme.

Wie die videogestützte Diagnostik bei Fabian und seiner Mutter zeigt, wird das Problemverhalten durch dysfunktionale Kommunikationsmuster beim gemeinsamen Spiel und beim Abgrenzen aufrechterhalten.

Fallbeispiel 1

(Fortsetzung) Im *gemeinsamen Spiel* auf der Spielmatte finden Fabian und seine Mutter anfangs kurz in ein abgestimmtes Spiel mit einer Steckpyramide. Fabian ergreift aus dem Stand die von der sitzenden Mutter angebotenen Ringe und steckt sie in wahlloser Folge auf die Pyramide, was die Mutter in freundlicher Zuwendung kommentiert. Als er jedoch am Ende die volle Pyramide hochhebt, umdreht, die Ringe fallen lässt, auf einen der Ringe beißt und wegläuft, reagiert die Mutter enttäuscht: »Och, machst du alles kaputt?« Sie sucht Fabians Aufmerksamkeit mehrmals durch freundliches Einladen, Rufen, Vormachen und Zureichen der Ringe für die Steckpyramide zu gewinnen. Fabian, der von Unruhe und Neugier getrieben den Raum erkundet, ohne bei etwas zu verweilen, stolpert schließlich lustlos auf die Pyramide zu, tritt mit dem

Fuß dagegen und wirft die angebotenen Ringe ziellos in den Raum. Resigniert fordert ihn die Mutter auf, die Ringe zurückzuholen. Fabian ergreift stattdessen die Pyramide und schlägt damit auf den Spiegel. Die Mutter zieht ihn mit streng erhobenem Zeigefinger und eindeutigem »Nein!« zurück, worauf Fabian unbeeindruckt das Schlagen wiederholt. Auch ein erneutes, aber schwaches »Nein« bleibt ohne Reaktion. Während der gesamten Spielsituation ist die Mutter gedämpft freundlich, zeigt Ansätze zur Grenzsetzung, wirkt jedoch emotional wenig präsent, kaum spürbar für das Kind, beantwortet Fabians umtriebiges und provokatives Verhalten mit Resignation und Enttäuschung und lässt ihn schließlich gewähren.

In der erwünschten *Alleinspielsituation* sucht die Mutter sich klar auf den Fragebogen zu konzentrieren, der aber Fabians Neugier weckt. Die erneute Aufforderung der Mutter, er solle auf der Spielmatte weiterspielen, geht ins Leere. Fabian beginnt zu jammern, sucht Kontakt, indem er seinen Kopf in den Schoß der Mutter legt und mehrfach mit dem Kopf schlägt. Ein genauer Blick auf das nonverbale Aufforderungsverhalten der Mutter zeigt deutlich ihre wachsende Zwiespältigkeit: Sie weist vorgebeugt mit ausgestrecktem Zeigefinger auf die Spielmatte, während sie gleichzeitig seinen Körper mit dem anderen Arm umfängt und an sich zieht. In plötzlicher Entschlossenheit bringt sie ihn schließlich zur Matte zurück und setzt sich ostentativ wieder auf ihren Platz. Fabian beginnt daraufhin, die Mutter durch provozierendes Verhalten (schlägt mit Blick zur Mutter auf den Spiegel) aus der Abgrenzung zu locken. Tatsächlich steht die Mutter zweimal auf, schimpft und setzt ihn auf die Matte zurück. Als sie daraufhin resigniert sitzen bleibt, versucht Fabian die Mutter kläglich weinend vom Sessel wegzuzerren, bis sie ihn schließlich auf den Schoß zieht und in ihren Armen zärtlich tröstet.

Beobachtungen beim ungefiltert reizoffenen Kleinkind

Fallbeispiel 3

Ganz anders das Verhalten des 18 Monate alten Florian: Aufgeweckt und gut gelaunt erkundet er alles Neue im Raum mit begeistertem Interesse, ergreift explorierend gleichzeitig mehrere Spielsachen und folgt mit den Augen weiteren Geschehnissen im Raum, nimmt dabei auch Kontakt zu den Eltern und Untersuchern auf, all dies jedoch rastlos, wie getrieben und außer Atem vor Aufregung, wobei ihm noch dazu kein Geräusch auf dem Flur oder auf der Straße entgeht. Um ihn zur Ruhe kommen zu lassen, setzt sich die Mutter als Regulationshilfe zu ihm auf die Matte, was ihn befähigt, sich in ein ausdauerndes Spiel zu vertiefen.

Die Eltern, die Florian wegen Schlaf- und Fütterstörungen und Erregungszuständen mit Erbrechen vorstellten, bestätigen seine Übererregbarkeit durch Geräusche und berichten über erregtes Abwehrverhalten und Schreien bei körperlicher Einschränkung, beim Wickeln, im Autositz und im Hochstuhl. Ein typisches Schreikind sei er nicht gewesen, vielmehr ein Sonnenschein. Er schreie und erbreche jedoch immer dann, wenn ihn die Gefühle übermannten, bei jeder Form von Aufregung, beim Schreien wie bei freudiger Begeisterung und Lachen. Auf der Straße laufe er wie in Trance davon, in seiner begeisterten Erregung kaum zu bändigen. Dank verständnisvoller, einfühlsamer Regulationshilfen (Fokus auf nur ein Spielzeug, Wegräumen ablenkender Gegenstände) sei er daheim durchaus in der Lage, mit Mutter oder Vater ausdauernd und motiviert zu spielen, für kurze Zeiten auch allein. Die Mutter trägt Sorge für regelmäßige Auszeiten auf einer reizarmen »Ruheinsel« mit Kuschelkissen, Kuscheltier und Schnuller. Die Eltern verzichten inzwischen auf Besuche bei anderen Familien oder Reisen zu den Großeltern, da Fabian, nachdem er das Übermaß von Eindrücken in sich aufgesogen habe, anschließend jedes Mal außer sich geraten sei, lange nicht mehr in den Schlaf gefunden habe und nachts mehrfach schreiend aus Träumen aufgewacht sei. Beide Eltern verfügen über bemerkenswerte intuitive Kompetenzen und eine flexible Nähe-Distanz-Regulation in der Beziehung zu Florian.

Bei einem Teil der Kinder fällt, wie bei Florian, vom Säuglingsalter an eine ausgeprägte Hyperreagibilität und Reizoffenheit auf, als Ausdruck einer generell erhöhten Erregbarkeit bzw. erniedrigter Reizschwellen in einem oder mehreren Sinnesbereichen (Berührung, Bewegungseinschränkung,

Geräusche, Gerüche). Sie imponieren als besonders aufgeweckte, neugierige »Augenkinder«, die die Umwelt unselektiert, quasi mit weit ausgefahrenen Antennen, wahrnehmen, sodass ihnen keine Bewegung im Raum, kein Hintergrundgeräusch entgeht. Da sie unfähig sind, unwichtige Reize auszublenden, zu habituieren und abzuschalten, sind sie hochgradig ablenkbar, geraten rasch an ihre Toleranzgrenzen und reagieren bis ins Kleinkindalter auf ein Überangebot von neuen Eindrücken in fremder Umgebung oder ein Überangebot von Spielzeug mit extremer Überreiztheit, »Ausrasten« und Schlafstörungen. Um ihre Aufmerksamkeit selektiv fokussieren zu können, benötigen sie ein reizarmes Umfeld und besondere Regulationshilfen (»Ruheinseln«), wie Florians Eltern sie aufgrund ihres einfühlsamen Verständnisses für seine Probleme kompetent und wirksam eingesetzt haben.

Beobachtungen der Kommunikation im gemeinsamen Spiel und in Abgrenzungssituationen

Die Mehrzahl der Mütter kommt trotz Erschöpfung den permanenten Forderungen der Kinder nach Beschäftigung nach. Diese Mütter lassen den Haushalt liegen, stellen eigene Bedürfnisse hintan und versuchen täglich über viele Stunden, ihr Kind herumzutragen oder mit Spielzeug aller Art zufriedenzustellen und zu »bespaßen«. Oft geht es dabei aber nur darum, das unerträglich gewordene Quengeln und Schreien endlich abzustellen, das sie bis zum Überdruss mit ihrem Versagen konfrontiert und Gefühle von Verletzung, hilflosem Ausgeliefertsein, Ängsten oder auch ohnmächtiger Wut aufleben lässt. Weder das anfängliche Herumtragen noch die gemeinsam verbrachten Spielzeiten können das Kind in der erhofften Weise zufriedenstellen und werden auch von der Mutter nicht als erfüllend und befriedigend erlebt. Das Kind bleibt dabei passiv, quengelig, rasch gelangweilt und unersättlich nach immer neuen Reizen. Im Alltag lassen darüber hinaus volle Terminkalender, übervolle Spielzimmer und laufende Fernseher weder Kind noch Eltern zur Ruhe kommen, und es fehlt an Erholungspausen und Schlaf.

Was folgt, ist ein Mangel an gelingender Kommunikation und positiver emotionaler Bezogenheit

im Spiel, zu dem sowohl die kindlichen Verhaltensprobleme als auch die elterlichen Belastungen in unterschiedlichen Facetten beitragen (◘ Tab. 8.1; Fallbeispiele 1 und 2). Die Eltern sind in ihrem intuitiven Kommunikationsverhalten wie auch in ihrer emotionalen Präsenz und Verfügbarkeit blockiert oder gehemmt, wirken angespannt, lustlos, wie ausgebrannt, selbst einfallslos, gelangweilt oder verdeckt feindselig; gelegentlich erscheint ihr Verhalten unnatürlich stereotyp, forciert freundlich, wie aufgesetzt, oder sie verstummen, absorbiert von Sorgen und ungelösten Konflikten. All dies führt zu einem Mangel an responsiver kontingenter Abstimmung auf die genuinen Spielbedürfnisse des Kindes, seine Signale und Regulationsprobleme.

Erschöpft übersehen viele Eltern auch in positiven Momenten die subtilen Zeichen von Befriedigung und Freude über ein gelingendes Spiel und können weder wahrnehmen noch wertschätzen, was ihr Kind bewegt, seinen Spieleifer und angestrengten Ernst, seine Bewegungslust, die unvermeidbaren kleinen Enttäuschungen und Misserfolge wie auch Stolz und Freude am Gelingen. Sie berauben damit sich selbst und ihr Kind einer Quelle positiver Beziehungserfahrungen.

Misslingt die Abstimmung auf die Aufnahmebereitschaft und die Toleranzgrenzen des Kindes, auf Zeichen von Ermüdung oder Überreiztheit, entsteht ein dysfunktionales Muster von Überstimulation, Überforderung und kindlicher Abwehr. Eltern mit hohen Leistungserwartungen, Förderdruck oder Kontrollbedürfnissen tun sich schwer, dem Kind die Initiative zu überlassen. Sie folgen ihrer eigenen Agenda, neigen zu direktiv-kontrollierendem Verhalten, durchkreuzen die zielorientierte Eigenaktivität des Kindes und reagieren auf dessen Rückzug oder Abwehr mit Zudringlichkeit und Übergriffigkeit. Bei besonders verunsicherten Eltern orientiert sich die eigene Agenda im Spielangebot eher an Altersnormen, Elternratgebern, dem Spielzeugmarkt oder dem Entwicklungsstand gleichaltriger Kinder als am spontanen Interesse und an Feedbacksignalen des eigenen Kindes, sodass es leicht zu Unter- oder Überforderung kommt.

Folgen die Eltern im gemeinsamen Spiel ihrer eigenen Agenda, ohne sich auf den Fokus der kindlichen Aufmerksamkeit und Spielintention einzulassen, wird das Kind entmutigt, verliert die Lust, zieht sich verwirrt in seine passive Rolle zurück (Fallbeispiel 2), läuft gelangweilt weg, oder es kommt zu eskalierenden Konflikten, die in einem impulsiven Trotzanfall enden (Fallbeispiel 1). Selbstwirksamkeits- und Erfolgserlebnisse bleiben auch dann aus, wenn überfürsorgliche oder ungeduldige Eltern den Erfolg einer Spielhandlung durch vorschnelles Eingreifen oder unerbetene Hilfen vorwegnehmen. Die Aufmerksamkeit bricht ab, und das Kind gibt entmutigt oder frustriert auf.

Die beschriebenen dysfunktionalen Muster hemmen auf unterschiedliche Weise die biologisch angelegten Spielmotivationen und lassen die intuitiv abgestimmte elterliche Unterstützung von Selbstwirksamkeit, Zielorientierung, Erkundungslust, Erfolgs- und Kompetenzmotivation und ausdauernder Aufmerksamkeit vermissen.

8.4 Beratung und Therapie in der Praxis

Die multifaktorielle Genese der »Spielunlust« im Rahmen pervasiver Regulationsstörungen erfordert ein entwicklungsdynamisches systemisches Gesamtbehandlungskonzept mit gestuftem Behandlungsplan, in den je nach Dringlichkeit alle Störungsbereiche einbezogen werden.

Die auf das Spiel ausgerichtete Entwicklungsberatung, spieltherapeutische Anleitung und psychodynamische Kommunikations- und Beziehungstherapie hat ein dreifaches Ziel:
- die kindliche Eigenaktivität, Spielmotivation und Ausdauer im Spiel zu stärken,
- einen Erfahrungsraum für positive emotionale Beziehungserfahrungen zu schaffen (zum Aufbau und zur Stärkung einer sicheren Bindungsbeziehung) und
- den Eltern einen emotionalen und mentalen Zugang zur Erfahrungswelt ihres Kindes zu öffnen und ihnen zu ermöglichen, diese wahrzunehmen, zu verstehen und empathisch mitzuerleben (Wollwerth de Chuquisengo u. Papoušek 2004).

Zu den unterstützenden Rahmenbedingungen gehört eine *empathisch-wertschätzende Grundhaltung und therapeutische Beziehung* als sichere Basis für

Eltern und Kind und als Voraussetzung für einen *stressfreien Spielraum*, in dem sich Eltern und Kind auf ein Erleben positiver Gegenseitigkeit und emotionaler Bezogenheit einlassen können.

8.4.1 Spielbezogene Entwicklungsberatung

Die Entwicklungsberatung sucht das Verständnis der Eltern für die Bedeutung des kindlichen Spiels und die Bedürfnisse des Kindes nach Eigenaktivität und Selbstwirksamkeit zu wecken. Das gemeinsame Spiel soll als Quelle positiver Beziehungserfahrungen erfahrbar gemacht und seine Bedeutung für die Aufmerksamkeitsregulation (▶ Abschn. 8.2) erkannt werden. Dabei orientiert sich die Beratung am Entwicklungsstand des Kindes und seinen individuellen Stärken und Schwierigkeiten.

Zentrales Thema ist der Ablauf des Alltags, auf den sich die Klagen der Eltern beziehen und für den gemeinsam mit den Eltern die folgenden Empfehlungen und ihre Umsetzung konkret besprochen werden.

Beratungsthemen
- Strukturieren des Tagesablaufs mit ausreichend Schlaf, regelmäßigen Erholungspausen, gemeinsamer Kuschelecke als Ruheinsel und Bewegung in frischer Luft.
- Einüben von kurzen gemeinsamen Spielzeiten mit uneingeschränkter Aufmerksamkeit im Wechsel mit Zeiten zum Alleinspiel.
- Im Kontext persistierenden Schreiens (Fallbeispiel 2) automatisches Hochnehmen des Kindes vermeiden, Nähe- und Erkundungsbedürfnisse unterscheiden. Auf Wickeltisch oder Bodenmatte die horizontale Körperlage spielerisch schmackhaft machen, Körperspiele, Anregen von Selbstwirksamkeit beim Greifen und Erkunden. Beim Herumtragen Beziehung aufnehmen, gemeinsam die Umwelt erkunden.
- Bei situationsunangemessenem Klammern und elterlichen Abgrenzungsproblemen

Einüben von kurzen Alleinspielepisoden, während sich die Mutter in Sichtweite des Kindes auf eine Alltagsarbeit konzentriert, um danach ebenso fokussiert wieder mit dem Kind zu spielen.

- Bei umtriebigem Reizhunger (Fallbeispiel 1) wie auch bei extremer Reizoffenheit (Fallbeispiel 3) gegensteuern durch Schutz vor Reizüberflutung und Überstimulation, Gestaltung des Spielraums mit wenigen verfügbaren Spielsachen (Entrümpeln, alternierendes Wegräumen von Spielsachen, allabendliches gemeinsames Aufräumen).

- Sich freimachen von »Bespielungszwang« und Beschäftigungsprogrammen, die dem schnelllebigen Zeitgeist und gesellschaftlichem Förderdruck geschuldet sind.

- Genügend Zeit und Entspannungspausen für die Erfüllung elterlicher Grundbedürfnisse einräumen.

8.4.2 Spieltherapeutische Anleitung, Kommunikations- und Beziehungstherapie

Wenn die Umsetzung der Beratungsinhalte im häuslichen Alltag nicht gelingt, die Eltern sich zum Spielen nicht in der Lage fühlen oder Vorbehalte gegenüber einer Videoaufzeichnung haben, wird für das Wahrnehmen und Erleben des Spiels im Hier und Jetzt Zeit für gemeinsames Spielen auf der Spielmatte eingeräumt (»floortime«). Dabei wird die Mutter darin unterstützt, sich für kurze Zeit mit ungeteilter Aufmerksamkeit und Emotionalität auf das Spiel mit ihrem Kind einzulassen und sich von seinen Initiativen leiten zu lassen. Der Therapeut greift in seiner Rolle als teilnehmender Beobachter emotional responsiv spontane Episoden kindlicher Selbstwirksamkeit, positiver Gegenseitigkeit und gelingender Abstimmung auf. Er sucht der Mutter die Augen zu öffnen: für ihr Kind mit seinen liebenswerten Eigenschaften, seinen Fähigkeiten, Spielbedürfnissen und Schwierigkeiten ebenso wie für die Momente intuitiv gelingender emotionaler Abstimmung. Er stärkt damit die Mutter im Selbst-

vertrauen in ihre intuitiven Kompetenzen und im Zutrauen zu ihrem Kind.

Gelingt dies nicht, kann die Mutter auf der Spielmatte mit dem Therapeuten als Rückhalt zunächst versuchen, die spontane kindliche Eigenaktivität »abwartend und staunend zu beobachten« (Cohen et al. 2003; ▶ Kap. 9). Dabei wird die Mutter sensibilisiert, die Signale ihres Kindes wahrzunehmen und seine Motivationen, Vorlieben, Interessen, Entwicklungsthemen und Stärken zu erkennen, verstehen zu lernen und wertzuschätzen. Wichtig ist, aufkommende negative Befindlichkeiten der Mutter direkt anzusprechen und empathisch auf mögliche aufgestaute negative Affekte und vernachlässigte Grundbedürfnisse einzugehen.

Trotz solcher Unterstützung gelingt es hochgradig belasteten und depressiven Müttern oft nicht, sich emotional auf ein Spiel mit ihrem Kind einzulassen. Hier setzt die *tiefenpsychologisch orientierte psychotherapeutische Arbeit* an, mit dem Ziel, elterliche Hemmungen und Blockaden aufzulösen und Zugang und Zutrauen zu den verschütteten intuitiv-spielerischen Kompetenzen zu bahnen (Papoušek u. Wollwerth de Chuquisengo 2006).

Praxis

Der konkrete Kontext des Spiels bietet eine willkommene Schnittstelle zwischen der Interaktionsebene und den Repräsentationen, zwischen dem Hier und Jetzt und der Vergangenheit. Er bietet Ansatzpunkte, um evozierte störende Affekte und Impulse, belastende Erinnerungen und innere Bilder oder auslösende Momente im Verhalten des Kindes anzusprechen und an verzerrte Wahrnehmungen, projektive negative Zuschreibungen und unbewusste Reinszenierungen, die »Gespenster« aus der elterlichen Beziehungsvorgeschichte, heranzukommen.

Ziel der psychotherapeutischen Arbeit ist es, selbstreflexive Funktionen und Mentalisierung in Bezug auf das reale Kind mit seinen aktuellen Bedürfnissen zu unterstützen. So bieten Spielsituationen im Hier und Jetzt konkrete Ansatzpunkte für psychodynamisch orientierte beziehungstherapeutische Gespräche.

8.4.3 Videofeedback in der Spiel- und Beziehungstherapie

Als hoch wirksam bei spieltherapeutischer Anleitung und psychodynamisch fundierter kommunikationszentrierter Spiel- und Beziehungstherapie hat sich der Einsatz von Videofeedback erwiesen (Papoušek 2000; Papoušek u. Wollwerth de Chuquisengo 2006; ▶ Kap. 10). Es erlaubt auf einzigartige Weise, vorab aufgezeichnete gelungene und dysfunktionale Spiel- und Abgrenzungssituationen im Schutz der therapeutischen Beziehung unmittelbar wiederzubeleben, bei Momentaufnahmen positiver emotionaler Verbundenheit zu verweilen, sie wiederholt zu betrachten, jederzeit dazu zurückzukehren, aufkommenden – auch ambivalenten – Gefühlen, inneren Bildern und Erinnerungen Raum und Zeit zu geben und das Erlebte im Bewusstsein zu verankern, wechselweise einfühlsam die Perspektive des Kindes und der Eltern einzunehmen, verzerrte Wahrnehmungen und projektive Zuschreibungen zu entdecken, unter Rückbezug zum realen Kind aufzulösen und Mentalisierungsprozesse anzustoßen.

Bewährt hat sich ein dreistufiges Vorgehen, das ausnahmslos mit einer positiv abgestimmten Sequenz beginnen sollte, gefolgt – je nach Zeit und Belastbarkeit der Eltern unmittelbar oder zu einem späteren Termin – von der therapeutischen Bearbeitung einer dysfunktionalen Sequenz und einer nochmaligen Belebung der positiven Sequenz mit Verankerung der Gefühle positiver Verbundenheit.

8.4.4 Indikationen für individuelle Psychotherapie und Ergotherapie

Bei behandlungsbedürftigen psychischen Störungen der Eltern kann die spieltherapeutische Kommunikations- und Beziehungstherapie eine *individuelle Psychotherapie* oder *Paartherapie* nicht ersetzen. Wenn es ihr gelingt, selbstreflexive Funktionen und Mentalisierung der Eltern wirksam anzuregen,

kann sie jedoch die Motivation des betroffenen Elternteils zu einer individuellen Psychotherapie oder beider Eltern zu einer Paartherapie unterstützen, mit dem Ziel, die »Gespenster in ihrer unterirdischen Bleibe« dauerhaft vom erneuten Eindringen in die Beziehung zum Kind fernzuhalten (Fraiberg et al. 1975).

Bei ausgeprägten Problemen der kindlichen Reizwahrnehmung und Reizverarbeitung, bei Kindern mit extremer Reizoffenheit (Fallbeispiel 3) ebenso wie bei Kindern mit neugiergetriebenem Reizhunger (Fallbeispiel 1) hat sich eine ergänzende *Ergotherapie* zur Unterstützung der sensorischen Integration sehr bewährt.

8.5 Fallstricke in der Praxis

8.5.1 Probleme im Behandlungsplan

Im Rahmen pervasiver Regulationsstörungen kann sich das Aufstellen eines Stufenplans als schwierig herausstellen. Bei ausgeprägter Schlafstörung kann das kumulative Schlafdefizit die Wachbefindlichkeit, Regulationsfähigkeiten und Spielbereitschaft von Kind und Eltern so empfindlich stören, dass die Behandlung der Schlafstörung vorzuziehen ist. Umgekehrt können jedoch die Eltern-Kind-Beziehungen bereits so angespannt und konfliktbelastet sein, dass es sinnvoller erscheint, mit der Kommunikations- und Beziehungstherapie auf der Ebene des gemeinsamen Spiels zu beginnen, da diese über die Überwindung der Spielunlust hinaus auch einen Erfahrungsraum positiver Bezogenheit öffnen kann und bestehende Schlafprobleme, Abgrenzungs- oder Grenzsetzungskonflikte sich auf dieser Basis leichter lösen lassen.

8.5.2 »Keine Zeit zum Spielen«

Fütter- und Gedeihstörungen können den Alltag rund um die Uhr derart beherrschen, dass für Spielaktivitäten buchstäblich keine Zeit übrig bleibt. Gerade in solchen Fällen sollte jedoch zur Entlastung der meist hoch angespannten Fütterinteraktionen die Aufmerksamkeit auf die kindlichen Spielbedürfnisse gelenkt werden und die Behandlung der

Fütterinteraktion durch eine Kommunikations- und Beziehungstherapie auf der Ebene des gemeinsamen Spiels ergänzt werden.

8.5.3 Gegenwind durch gesellschaftliche Trends

»Keine Zeit zum Spielen« – das Phänomen frühkindlicher Spielunlust scheint auch unabhängig von klinisch relevanten Störungen als »Null-Bock-Syndrom« der frühen Kindheit weit verbreitet und durch Zeitgeist und gesellschaftliche Faktoren begünstigt zu werden. Amerikanische Autoren (De-Grandpre 2002) sprechen von der »Schnellfeuerkultur« oder den »beschleunigten Gesellschaften« der Postmoderne. Sie verweisen damit auf Schnelllebigkeit und Hektik einer Lebensweise mit übervollen Terminkalendern, verplanter Freizeit und Mangel an Muße und Erholung, auf die medienbedingte Informationsflut mit ihren sensationellen Reizen und der raschen Abfolge von kaum integrierbaren Informationen, auf die Überhäufung der Kinder mit erregungsintensiven Fertigspielzeugen und der Eltern mit Ratgebern und Förderprogrammen und auf neue Formen einer durch Fernsehen, Internet und Handy geprägten raschen, aber oberflächlichen Kommunikation und Informationsverarbeitung, die »Fastfoodgehirne« produziere und in den gewandelten Familienstrukturen die Eltern-Kind-Kommunikation bei gemeinsamen Mahlzeiten und gemeinsamem Spiel verkümmern lasse.

8.6 »Spielunlust« im Kleinkindalter und Entwicklungspsychopathologie von ADHS

Aufgrund des hohen Leidensdrucks bei Kindern und Eltern und der meist belasteten Beziehungen verdient das Syndrom der »Spielunlust mit Misslaunigkeit und Bewegungsunruhe« volle Aufmerksamkeit und Behandlung. Ob dem Mangel an positiven Spielerfahrungen darüber hinaus ein spezifischer Voraussagewert in Bezug auf ADHS zukommt, muss noch in gezielten prospektiven Langzeitstudien geklärt werden (Wolke et al. 2002). Entwicklungspsychopathologische Zusammenhänge werden vor allem durch drei klinische Aspekte nahegelegt: zum einen durch die überraschend übereinstimmende multifaktorielle Genese mit ähnlicher Gewichtung von neurobiologischen, konstitutionellen, psychosozialen und beziehungsrelevanten Faktoren (Carey 2002; Döpfner et al. 2000; Laucht et al. 2004; Moll u. Rothenberger 2001), zweitens durch eine auffällige Verwandtschaft der Verhaltensprobleme im Bereich von Aufmerksamkeit, Motorik und Affektregulation (Papoušek 2004) und drittens durch die zu erwartenden Folgen eines Mangels an altersgemäßer Spielerfahrung (z. B. Crockenberg u. Leerkes 2000; Panksepp 2007).

Fazit

Dieses Kapitel zielt nicht darauf ab, das Phänomen der frühkindlichen Spielunlust zu pathologisieren und schon Kleinkinder mit der Diagnose einer Early Onset Attention Deficit Hyperactivity Disorder (EOADHD; Dunitz-Scheer et al. 2001) zu versehen. Es geht vielmehr darum, Fachleuten und Eltern die adaptiven Funktionen des Spiels als Resilienzfaktor der kindlichen Entwicklung und der Eltern-Kind-Beziehungen nahezubringen. Unter den Einflüssen des »Zeitgeistes« ebenso wie im Rahmen frühkindlicher Regulationsstörungen sind die wichtigsten Voraussetzungen des Spiels aufseiten von Eltern und Kind zunehmend gefährdet. Bei den »spielunlustigen« Kindern fehlen häufig Geborgenheit, Zeit und Muße und ein Umfeld, in dem es den Eltern gelingt, sich im Spiel aufmerksam und mit emotionaler Anteilnahme und intuitiver Responsivität auf die Kommunikation mit ihrem möglicherweise »schwierigen« Kind und seine Selbstwirksamkeitsbedürfnisse einzulassen. Je früher es gelingt, Entstehungsbedingungen der Spielunlust auf die Spur zu kommen, umso besser können Beratung und Therapie auf der Ebene des gemeinsamen Spiels aktuell und, wie zu vermuten ist, auch langfristig präventiv wirksam werden.

Literatur

Bates JE, Freelan CA, Lounsbury ML (1979) Measurement of infant difficultness. Child Dev 50: 794–803

Carey WB (2002) Is ADHD a valid disorder? In: Jensen PS, Cooper JR (Hrsg) Attention deficit hyperactivity disorder: State of the science; best practices. Civic Research Institute, Kingston, NJ, S 1–14

Cohen NJ, Muir E, Lojkasek M (2003) »Watch, Wait and Wonder« – ein kindzentriertes Psychotherapieprogramm zur Behandlung gestörter Mutter-Kind-Beziehungen. Kinderanalyse 11: 58–79

Crockenberg S, Leerkes E (2000) Infant social and emotional development in family context. In: Zeanah C (Hrsg) Handbook of infant mental health, 2. Aufl. Guilford Press, New York, S 60–90

DeGrandpre R (2002) Die Ritalin-Gesellschaft. Beltz, Weinheim

Döpfner M, Lehmkuhl G, Heubrock D, Petermann F (2000) Diagnose psychischer Störungen im Kindes- und Jugendalter. Hogrefe, Göttingen

Dunitz-Scheer M, Schein A, Fuest B, Oswald Y, Scheer P (2001) EOADHD – Early onset attention deficit disorder. Elterninformationsbroschüre der Universitätsklinik Graz

Fraiberg S, Adelson E, Shapiro V (1975) Ghosts in the nursery: a psychoanalytic approach to the problem of impaired infant-mother relationships. J Am Acad Child Psychiatry 14: 387–422

Grossmann K, Grossmann KE (2004) Bindungen – das Gefüge psychischer Sicherheit. Klett-Cotta, Stuttgart

Heckhausen H (1973) Entwurf einer Psychologie des Spielens. In: Flitner A (Hrsg) Das Kinderspiel. Piper, München, S 133–149

Largo RH, Benz C (2003) Spielend lernen. In: Papoušek M, Gontard A von (Hrsg) Spiel und Kreativität in der frühen Kindheit. Pfeiffer/Klett-Cotta, Stuttgart, S 56–75

Laucht M, Schmidt MH, Esser G (2004) Frühkindliche Regulationsprobleme: Vorläufer von Verhaltensauffälligkeiten des späteren Kindesalters. In: Papoušek M, Schieche M, Wurmser H (Hrsg) Regulationsstörungen der frühen Kindheit. Huber, Bern, S 339–356

Moll GH, Rothenberger A (2001) Neurobiologische Grundlagen: Ein pathophysiologisches Erklärungsmodell der ADHD. Kinderarztl Prax 72: 9–11

Oerter R (2003) Als-ob-Spiele als Form der Daseinsbewältigung. In: Papoušek M, Gontard A von (Hrsg) Spiel und Kreativität in der frühen Kindheit. Pfeiffer/Klett-Cotta, Stuttgart, S 153–173

Panksepp J (2007) Can play diminish ADHD and facilitate the construction of the social brain? J Can Acad Child Adolesc Psychiatry 16: 57–66

Papoušek H (2003) Spiel in der Wiege der Menschheit. In: Papoušek M, Gontard A von (Hrsg) Spiel und Kreativität in der frühen Kindheit. Pfeiffer/Klett-Cotta, Stuttgart, S 17–55

Papoušek M (2000) Einsatz von Video in der Eltern-Säuglings-Beratung und -Psychotherapie. Prax Kinderpsychol Kinderpsychiatr 49: 611–627

Papoušek M (2001) Die Rolle des Spiels für die Selbstentwicklung des Kindes. Frühe Kindheit 4: 39–45

Papoušek M (2003) Gefährdungen des Spiels in der frühen Kindheit. In: Papoušek M, Gontard A von (Hrsg) Spiel und Kreativität in der frühen Kindheit. Pfeiffer/Klett-Cotta, Stuttgart, S 174–214

Papoušek M (2004) Dysphorische Unruhe und Spielunlust in der frühen Kindheit: Ansatz zur Früherkennung von ADHS? In: Papoušek M, Schieche M, Wurmser H (Hrsg) Regulationsstörungen der frühen Kindheit. Huber, Bern, S 357–388

Papoušek M (2009) Persistierendes Schreien: Schreiprobleme im Entwicklungskontext von Eltern-Kind-Kommunikation und -Beziehung. Monatsschr Kinderheilkd 157: 558–566

Papoušek M, Wollwerth de Chuquisengo (2006) Integrative kommunikationszentrierte Eltern-Kleinkind-Psychotherapie bei frühkindlichen Regulationsstörungen. Prax Kinderpsychol Kinderpsychiatr 55: 235–254

Renz-Polster H (2011) Menschen-Kinder. Kösel, München

Rothbart MK, Derryberry D, Posner MI (1994) A psychobiological approach to the development of temperament. In: Bates JE, Wachs TD (Hrsg) Temperament: individual differences at the interface of biology and behavior. American Psychological Association, Washington, DC, S 83–116

Ruff HA, Rothbart MK (1996) Attention in development. Oxford University Press, Oxford

Sokolov EN (1960) Neuronal models and the orienting reflex. In: Brazier MA (Hrsg) The central nervous system and behavior. J Macy jr Foundation, New York

Spitzer M (2002) Lernen. Spektrum Akademischer Verlag, Heidelberg

Watson JS (1972) Smiling, cooing, and »the game«. Merrill-Palmer Q 18: 323–339

Wolke D, Rizzo P, Woods S (2002) Persistent infant crying and hyperactivity problems in middle childhood. Pediatrics 109: 1054–1060

Wollwerth de Chuquisengo R, Papoušek M (2004) Das Münchner Konzept einer kommunikationszentrierten Eltern-Säuglings-/Kleinkind-Beratung und -Psychotherapie. In: Papoušek M, Schieche M, Wurmser H (Hrsg) Regulationsstörungen der frühen Kindheit. Huber, Bern, S 281–310

Ansätze in der Beratung und Therapie der Regulationsstörungen

Manfred Cierpka

M. Cierpka (Hrsg.), *Regulationsstörungen*, Psychotherapie: Praxis,
DOI 10.1007/978-3-642-40742-0_9, © Springer-Verlag Berlin Heidelberg 2015

In den letzten Jahrzehnten haben sich vielfältige beraterische und therapeutische Ansätze entwickelt, damit Eltern, die mit ihrem Säugling bzw. mit ihrem Kleinkind ein Problem haben, Unterstützung erfahren. Die Interventionen in der Eltern-Säuglings-Psychotherapie zielen auf eine Förderung des Kindes, der Eltern und ihrer Beziehung. Die empirische Forschung belegt, dass der Fokus der Intervention auf einer verbesserten Eltern-Kind-Beziehung liegen sollte, um möglichst effektiv zu sein. Die Interventionsstrategien lassen sich einerseits im Hinblick auf ein gestuftes Versorgungskonzept (Begleitung, Beratung, Psychotherapie) und andererseits im Hinblick auf die Behandlungsmodelle (Verhalten, Psychodynamik, integrative Ansätze) unterscheiden. Das Kapitel gibt einen Überblick über die häufigsten Methoden.

9.1   Interventionen in der frühen Kindheit in einem gestuften Versorgungskonzept

■ **Weitergabe von Informationen an die Eltern**
Die Weitergabe von Informationen an die Eltern spielt eine große Rolle im Spektrum der Interventionen in der frühen Kindheit (»Frühe Interventionen« oder auch »Frühe Hilfen«) und wird deshalb einführend erwähnt. Eltern wenden sich mit ihren Fragen vor und nach der Geburt ihres Kindes an viele Expertinnen und Experten. Die Hebamme, der Frauenarzt und nach der Geburt der Kinderarzt sind die wichtigsten Ansprechpartner. Am Problem orientierte Information vermag die Eltern zu beruhigen und den Sorgen und Ängsten um ihr Kind entgegenzuwirken.

Alle Expertinnen und Experten, die rund um die Geburt mit Eltern und Kind zu tun haben, können durch Informationsweitergabe dazu beitragen, dass die Eltern das Kind richtig ernähren, die notwendige Hygiene einhalten, den Schlaf-Wach-Rhythmus stabilisieren und – bei aller Sorge um das Baby – auch sich selbst und ihre Partnerschaft nicht vergessen. Um sich Hilfe im sozialen Netz suchen zu können, muss man über die angebotenen Unterstützungsmöglichkeiten informiert sein. Den seit 1991 in allen Bundesländern einheitlich ein-

geführten Früherkennungsuntersuchungen beim Kinderarzt kommt dabei eine zentrale Rolle zu. Der Kinderarzt ist meist die erste Anlaufstelle für die Eltern und wird so auch zur Schaltstelle im Netzwerk der frühen Interventionen.

Möglicherweise sind die Eltern heute tatsächlich unsicherer als früher. Die Gründe hierfür sind sicher vielgestaltig (vgl. Cierpka 2012, ▶ Kap. 8). Die Suche nach Sicherheit ist jedenfalls der Hintergrund des Erfolgs der vielen Elternratgeber. Zu empfehlen sind expertenbasierte Ratgeber wie der Elternordner *Gesund groß werden* der Bundeszentrale für gesundheitliche Aufklärung (BZgA 2009). Der Ordner kann den Eltern bei der Geburt ausgehändigt werden. Er ergänzt über die Jahre die Früherkennungsuntersuchungen beim Kinderarzt (U1 bis U9) durch Informationen. In Elternbriefen erfahren die Eltern alles, was sie in den unterschiedlichen Altersstufen ihres Kindes interessiert. Viele Informationen halten auch das Internetportal der BZgA (▶ http://www.kindergesundheit-info.de) und die Internetplattform des Nationalen Zentrums Frühe Hilfen (▶ http://www.fruehehilfen.de) (Stand: September 2014) für die Eltern bereit.

Für die Erkennung und Behandlung von psychischen Auffälligkeiten ist die Kenntnis der Spannbreite der normalen Entwicklung unerlässlich. In Gesprächen mit ratsuchenden Eltern werden häufig Wissenslücken bezüglich der verschiedenen Ursachen von altersentsprechenden Symptomen ihres Babys deutlich. Aufklärung über die kindliche Entwicklung vermag einen hohen Prozentsatz von Eltern zu beruhigen, weil sie das Verhalten ihres Kindes durch diese Informationen als durchaus normale Variante im Spektrum der Möglichkeiten einordnen können.

Auch im beraterischen Kontext und häufig auch in den Psychotherapien spielt die Weitergabe von Informationen an die Eltern eine große Rolle. Antworten auf Fragen zu geben ist insbesondere bei hoch belasteten und psychisch instabilen Eltern erforderlich.

Aufklärung und Information für die Eltern
Die Informationen für die Eltern betreffen die folgenden vier Bereiche:

- an der Entwicklung des Kindes orientiert
- am Verhalten des Säuglings orientiert
- an der Mutter-Kind-Interaktion orientiert
- an der Partnerschaft orientiert

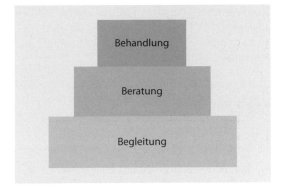

Ratschläge für den Umgang mit dem Kind sind besonders willkommen. Durch Hinweise auf reifungs- und entwicklungsförderndes Verhalten bleibt die Perspektive kindzentriert.

Beispiel

Ein Rat, wie das Kind beim Stillen anders gehalten werden kann, erleichtert dem Kind nicht nur das Trinken an der Brust. Die veränderte elterliche Antwort auf den Hunger des Kindes trägt auch zu einer verbesserten Bedürfnisbefriedigung und damit zur Bindungssicherheit bei.

Die Hilfestellung sollte sich am Bedarf der Familie und an den Möglichkeiten der Anbieter ausrichten. Es lohnt sich, auf die Ressourcen der meist jungen Familien zu bauen, um deren Selbstwirksamkeitsgefühl zu stärken. Nicht an erster Stelle, aber *auch* aus ökonomischen Gesichtspunkten gilt deshalb: so wenig »Dosis« wie möglich, aber so viel wie notwendig.

Eine Arbeitsgruppe der German Association of Infant Mental Health (GAIMH) hat im Rahmen der Erarbeitung von Standards (▶ http://www.gaimh.de/publikationen/standards.html; Stand: September 2014) für die Fort- und Weiterbildung Frühe Hilfen als Maßnahmen der Begleitung, Beratung und Psychotherapie differenziert und ein gestuftes Versorgungskonzept entwickelt. Die drei Bausteine (◻ Abb. 9.1) ergänzen sich zu einem Konzept der Frühen Interventionen.

Für alle drei Formen der Frühen Interventionen liegen elaborierte Standards und inhaltliche Empfehlungen vor. In der Fort- bzw. Weiterbildung können sich Fachkräfte in spezifischer Weise für die Arbeit mit Eltern und Säuglingen oder Kleinkindern qualifizieren. Die gesonderte Formulierung von Standards für die drei Bausteine trägt dem Umstand Rechnung, dass die beraterischen Aufgaben für die unterschiedlichen Gruppen der Inanspruchnahmeklientel ebenfalls sehr unterschiedlich sein können. Auch die Kernkompeten-

◻ **Abb. 9.1** Das dreistufige Versorgungskonzept nach den Richtlinien der German Association of Infant Mental Health (GAIMH 2000)

zen der verschiedenen involvierten Berufsgruppen (Sozialpädagogen, Pädagogen, Sozialarbeiter, Hebammen, Kinderkrankenpflegerinnen, Ärzte, Psychologen etc.) unterscheiden sich.

9.1.1 Begleitung

┌─ **Begleitung** ─────────────────

Nach der Definition der GAIMH soll Begleitung niedrigschwellig und auf die Alltagsbewältigung ausgerichtet sein. Ein spezifisches Problem muss nicht vorliegen. Begleitung kann bereits pränatal, z. B. in Form von Geburtsvorbereitungskursen, beginnen und nach der Geburt beispielsweise Elternschulen, Betreuungsangebote und heilpädagogische Früherziehung abdecken. Begleitung soll präventiv wirken, indem sie hilfreiche Informationen gibt, vorhandene Ressourcen aktiviert, bestehende Netzwerke nutzt und neue Netzwerke schafft.

└──────────────────────────

Eine Begleitung von belasteten Familien ist sehr häufig indiziert, oft auch nur temporär notwendig, um Familien in Krisen zu helfen. Gerade für diese Familien, die oft selbst nicht in der Lage sind, sich um eine externe Hilfe zu bemühen, werden spezifische Interventionsformen benötigt. Diese familienunterstützenden Frühen Hilfen werden ausführlich in Cierpka 2012, ▶ Kap. 38 diskutiert. Im Folgenden wird hauptsächlich auf Beratung und Psychotherapie fokussiert.

9.1.2   Beratung

> **Beratung**
>
> Die GAIMH definiert Beratung als einen Prozess der gemeinsamen Erarbeitung von entwicklungs- und beziehungsförderlichen Lösungen bei unterschiedlichsten Belastungs- oder Krisensituationen. Beratung sollte auftrags-, lösungs- und ressourcenorientiert sein. Bei vielen Familien reicht eine zeitlich sehr begrenzte symptombezogene Beratung aus.

Beratung ist dann indiziert, wenn Information und Aufklärung der Eltern zu keinen Veränderungen führen und weiterführende und direkter an der Eltern-Kind-Beziehung ansetzende Maßnahmen notwendig sind. Im Zentrum der Beratungsleistung steht die entwicklungsfördernde Intervention. Diese Beratungen müssen auf die Entwicklungsphasen des Kindes ausgerichtet sein. Stern (1998) weist zu Recht darauf hin, dass es entsprechend den anstehenden Entwicklungen beim Kind unterschiedliche Probleme gibt, die bestimmte Beratungsthemen nahelegen. Dies können Themen sein, die die Mutterschafts- konstellation betreffen (vgl. Cierpka 2012, ▶ Kap. 9), oder auch Themen, die mit den Entwicklungsschrit- ten in den ersten 3 Lebensjahren zu tun haben (Stern 1998, S. 90–98; vgl. auch Cierpka 2012, ▶ Kap. 2).

Ziegenhain et al. (2004) schrieben ein Fach- buch über die entwicklungsorientierte Beratung, das von vielen Fachkräften im Rahmen der Frühen Hilfen genutzt wird. Dysfunktionelle Interaktions- abläufe können im Rahmen einer Beratung ange- sprochen werden.

⟩ **Entwicklungspsychologisch fundierte, inter- aktionszentrierte Beratung ist indiziert bei kurzzeitigen, maximal 3 Monate bestehen- den, nicht kontextübergreifenden Regula- tionsstörungen ohne relevante Beziehungs- pathologie.**

In vielen Fällen kann man Eltern mit einem ex- zessiv schreienden Baby durch eine Beratung über andere, für ihren Säugling angemessenere Verhal- tensweisen in wenigen Sitzungen helfen (▶ Kap. 3). Wenn Eltern beispielsweise auf die Irritierbarkeit und niedrige Reizschwelle ihres Babys hingewiesen werden und dies dann verstärkt wahrnehmen, wer- den sie eher beruhigende und reizarme Strategien ausprobieren.

Die entwicklungsorientierte Beratung ist sehr auf die Wahrnehmung und angemessene Interpre- tation der kindlichen Signale ausgerichtet. Wenn die Eltern ihr Kind schon als »älter« oder »reifer« sehen, überschätzen sie häufig dessen Kompeten- zen. Das Kind wird dann z. B. wegen Informations- überflutung oder großer Müdigkeit hyperreagibel und kommt nicht zur Ruhe oder zum Einschlafen. Die adäquate Wahrnehmung der kindlichen Sig- nale kann mit den Eltern in »Baby-Lese-Stunden« geübt werden (Barth 2000).

> **Praxis**
>
> Wichtig ist die Herstellung einer tragfähigen Beziehung zu den Eltern, damit diese sich in ihrer Krise an die Berater und Beraterinnen anlehnen können. Eigene Bedürfnisse nach »Bemutterung«, Konflikte um Autonomie und Abhängigkeit etc. können in einer »Gute-Groß- mutter-Übertragung« thematisiert und be- arbeitet werden (Stern 1998). Für die Beratung der Väter sind »gute Großväter« als Therapeu- ten hilfreich.

Die Sitzungen können in Form eines therapeuti- schen Gesprächs (mit der Mutter, dem Vater, bei- den Eltern) in Anwesenheit des Kindes, aber auch in Form eines gemeinsamen Spiels mit dem Kind im Schutz der therapeutischen Beziehung erfol- gen (z. B. bei Blockaden der intuitiven elterlichen Kompetenzen). Es sollten jeweils 50 bis 90 Minu- ten zur Verfügung stehen. Ein- bis zweimal pro Woche stattfindende Therapiesitzungen sind in der Regel ausreichend, im Bedarfsfall kann die The- rapie aber auch hochfrequent als Kriseninterven- tion oder als niederfrequente stützende Begleitung erfolgen (Leitlinien der GAIMH, ► http://www.gaimh.de/publikationen/standards.html; Stand: September 2014).

Überwiegend ist die Eltern-Säuglings-Beratung eine fallbezogene Arbeit im institutionellen Beratungskontext. In einer Expertise zum Stand der psychosozialen Prävention/Frühintervention in Deutschland im Auftrag der BZgA (Cierpka et al. 2007) fanden sich insgesamt 355 Anlaufstellen in Deutschland, allerdings mit sehr unterschiedlichen Merkmalen der Strukturqualität (z. B. institutionelle Merkmale der Leistungserbringer, Abrechnungsmodus, Angebotsrahmen, Kooperationsstrukturen, Merkmale der Zielgruppe), der Prozessqualität (z. B. Anmeldegründe, Jahresdurchlauf, Behandlungsmodi, Interventionen) und der Ergebnisqualität. Die Expertise zeigt, dass ein breites Angebot von Psychologen, Ärzten, Pädagogen und Sozialpädagogen eine tragfähige Infrastruktur niedrigschwelliger Unterstützung in Deutschland vorhalten kann. Die Angebote erfolgen auf einem recht hohen Qualifikationsniveau. Es hapert aber an gesetzlich verankerten Finanzierungen, sodass die entsprechenden Institutionen immer noch zu dünn gesät sind.

Eine weitere, immer wichtiger werdende beratende Intervention wird über Elternkurse geleistet, die von unterschiedlichen Trägern angeboten werden. Konzepte, die am Verhalten der Eltern ansetzen, arbeiten heute überwiegend auf der Basis der Bindungstheorie. Die Förderung der »elterlichen Sensitivität« (Feinfühligkeit) ist ein Zwischenziel. Angenommen wird, dass sich durch eine verbesserte Feinfühligkeit die internen Arbeitsmodelle von Bindungsstrategien der Eltern verändern und dies zu funktionaleren Eltern-Kind-Interaktionen führt. Diese Elternkurse sind sehr vielgestaltig (vgl. Cierpka 2012, ► Kap. 37). Bakermans-Kranenburg et al. (2003) fassen in ihrer Metaanalyse die Studien mit bindungstheoretischen Ansätzen und ihre eindrucksvollen Effekte zusammen. Elternkurse zur Verbesserung der Feinfühligkeit werden überwiegend für Eltern mit Säuglingen angeboten. Inzwischen gibt es jedoch auch Kurse für Eltern mit Kleinkindern (van Zeijl et al. 2006).

9.1.3 Psychotherapie

> **Psychotherapeutische Behandlung**
>
> Die GAIMH definiert die psychotherapeutische Behandlung von Kindern bis zu 3 Jahren und deren Eltern/Bezugspersonen als ein Verfahren, das sowohl der Besserung von psychischen und/oder somatisch-funktionellen Störungen der Kinder als auch der Verbesserung der Qualität der Beziehung zwischen dem Kind und seinen Bezugspersonen dient. Psychotherapie in der frühen Kindheit kann mit der Behandlung der werdenden Eltern schon während der Schwangerschaft beginnen.

Die Psychotherapie von Eltern mit Säuglingen und Kleinkindern findet in Deutschland im Rahmen der psychotherapeutischen Versorgung statt. Sie wird durchgeführt von approbierten Kinder- und Jugendlichenpsychotherapeuten, Kinder- und Jugendpsychiatern und Erwachsenenpsychotherapeuten im Rahmen der Kassenleistungen (auch wenn es immer wieder Versuche der Kassen gibt, das Angebot zu schmälern). Eine Kassenleistung setzt eine Diagnose nach ICD-10 voraus (► Kap. 2).

Wenn Eltern und Kind zur Beratung oder Psychotherapie kommen, sind sie meistens in einer erheblichen Krise. Die Psychotherapie steht als Indikationsentscheidung am Ende der Erstgespräche, die zugleich Information und entwicklungsorientierte Beratung beinhalten. Wenn diese ersten Interventionen nicht ausreichen, sollte an eine Psychotherapie für Eltern und Kind gedacht werden.

Sameroff et al. (2004) beschreiben drei Ziele für die Psychotherapie (»three Rs«). Mit »remediation« ist eine möglichst rasche Stabilisierung des Säuglings, der unter einem Problem bzw. einem Symptom leidet, gemeint. »Redefinition« beabsichtigt eine Änderung der Wahrnehmung der Eltern von ihrem Kind und ihrer Einstellung zu ihm. Mit »reeducation« wird versucht, im Verhalten der Eltern gegenüber dem Kind Änderungen herbeizuführen. Meist führt die Eltern-Säuglings-/Kleinkind-Psychotherapie innerhalb weniger (5 bis 10) Sitzungen zur Stabilisierung.

**Indikationen für eine Eltern-Säuglings-/
Kleinkind-Psychotherapie (Papoušek et al.
2006)**

Eine längere Eltern-Säuglings-/Kleinkind-Psy-
chotherapie ist angezeigt, wenn

- entwicklungspsychologische Beratung zu
  keiner wesentlichen Besserung der Symptomatik führt,
- die kindliche Störung bereits lange andau-
  ert (mehr als 3 Monate),
- die kindliche Störung mehrere Interakti-
  ons- und Regulationsbereiche umfasst und
  mit maladaptiven Interaktionsmustern
  oder sogar Vernachlässigungs- und Miss-
  handlungsgefahr einhergeht,
- die mütterliche/elterliche Wahrnehmung
  und Interpretation des kindlichen Verhaltens (z. B. aufgrund einer postnatalen
  Depression, neurotischer oder sonstiger
  psychischer Störungen) deutlich beeinträchtigt oder verzerrt ist und/oder
  die intuitiven elterlichen Kompetenzen
  schwerwiegend beeinträchtigt sind.

Bei Vorliegen psychischer/psychiatrischer
Komorbidität eines oder beider Elternteile ist
eine zusätzliche Einzel- oder Paartherapie zu
erwägen.

In der Anamnese sollte besonders auf frühkindliche Vernachlässigung, elterliche Trennungs- und
Verlusterlebnisse, Gewalterfahrungen und ungelöste transgenerationale Traumatisierungen und
Beziehungskonflikte geachtet werden.

Die psychotherapeutischen Behandlungen
können im Einzel- oder im Gruppensetting durchgeführt werden. In den allermeisten Fällen behandeln ein oder zwei Therapeuten oder Therapeutinnen ein Elternpaar mit Kind. Gerade bei Müttern
und Vätern mit Persönlichkeitsstörungen werden
in den letzten Jahren auch Behandlungen in der
Gruppe beschrieben. Eine Gruppentherapie bei
Müttern mit postpartaler Depression beschreibt Pedrina (2000, 2006; s. auch Cierpka 2012, ▶ Kap. 36).

Die »Kreis-der-Sicherheit«-Therapie (Circle of
Security™) ist ein evidenzbasierter Therapieansatz
mit dem Ziel, die Bindungssicherheit zwischen

Eltern und Kind zu fördern. Sie wurde als analyti-
sche Bindungstherapie für Eltern mit Kindern im
Alter von 0 bis 5 Jahren von Marvin et al. (2002) in
den USA entwickelt. »Kreis der Sicherheit« ist ein
gruppentherapeutischer Ansatz und besteht aus
20 Sitzungen. Diese finden wöchentlich statt und
dauern 90 Minuten. Die Gruppe besteht aus sechs
Elternteilen. Vor Beginn der Therapie erfolgt die
Diagnostik der Bindungsstrategie für jede Eltern-
Kind-Dyade. Dies ermöglicht dem Therapeuten,
persönliche Stärken und (klinisch) bedeutsame
Bindungs- und Fürsorgeschwierigkeiten des jeweiligen Elternteils unter Berücksichtigung kindlicher Bindungs- und Erkundungssignale und -be-
dürfnisse zu präzisieren und ein individualisiertes
Behandlungsprotokoll für jede Mutter bzw. jeden
Vater der Gruppe zu erstellen. Das Herzstück der
Bindungstherapie ist die Videointeraktionsanalyse
und die Reflexion in der Gruppe (vgl. ▶ Kap. 10).
Eine erste positive Evaluation der »Kreis-der-Sicherheit«-Therapie für den deutschen Sprachraum
und für postpartal psychisch belastete Mütter mit
Säuglingen wurde von Ramsauer et al. (2010) vorgenommen.

9.2   Behandlungsmodelle

Alle psychotherapeutischen Methoden haben,
genauso wie die beraterischen Konzepte, die Bindungssicherheit und die Einbettung des Kindes in
eine möglichst entwicklungsfördernde Umgebung
zum Ziel. Dies lässt sich aber auf sehr unterschiedliche Weise erreichen. Je nachdem, welche Ansatz-
ebenen in den psychotherapeutischen Methoden
gewählt werden, diversifiziert sich die Behand-
lungstechnik:

- Primär am Verhalten orientierte Ansätze sprechen mit ihrem Fokus auf die interaktionellen
  Abläufe zwischen Eltern und Kind eher Veränderungen in der Eltern-Kind-Interaktion an
  und zielen auf elterliche Verhaltensänderungen. Interaktionszentrierte Ansätze versuchen
  die dysfunktionalen Interaktionen zu unterbrechen. Sie fördern in einem eher strukturierten Vorgehen die elterlichen Kompetenzen
  und über die Eltern funktionalere Interaktionen der Eltern mit dem Kind.

- Die psychodynamischen Ansätze fokussieren vor allem auf die meist unbewussten Erwartungen und Einstellungen (Repräsentanzen) der Eltern und auf die korrespondierenden Beziehungsmuster. Es geht darum, wie die Eltern ihr Kind wahrnehmen, erleben und verstehen. Durch ungünstige Erfahrungen der Eltern in ihrer Herkunftsfamilie kann die Beziehung zum eigenen Kind gestört sein.
- Viele Therapeuten und Therapeutinnen versuchen die Ansätze miteinander zu verbinden.

9.2.1 Fokussierung auf das elterliche Verhalten

Die eher verhaltensorientierten Konzepte setzen am beobachtbaren Interaktionsgeschehen an und versuchen durch direkte Ansprache der Interaktionsprozesse Einfluss auf deren Gestaltung zu nehmen. Es geht dabei um die Veränderung des elterlichen Verhaltens und nicht um die Fantasien der Eltern über ihr Kind.

In der sog. Interaction Guidance Therapy (McDonough 1993) besucht der Therapeut die Familie zu Hause. Ursprünglich wurde das Konzept für sehr belastete Familien entwickelt, bei denen andere Therapien nicht greifen oder abgelehnt wurden. Voraussetzung für das Einleiten der Therapie ist die Zustimmung der Mutter/des Vaters zum Besprechen von Interaktionssequenzen. Die Methode ist auf das elterliche Verhalten ausgerichtet, das per Videokamera aufgenommen wird. Gearbeitet wird dann mit positiven Interaktionssequenzen zwischen Mutter/Vater und Kind, um das Selbstbewusstsein der ohnehin stark verunsicherten Mütter/Väter durch kritische Kommentare nicht noch mehr zu untergraben. Der Therapeut betont explizit das Wohlgefühl und die Freude in der Interaktion zwischen Mutter/Vater und Kind. Er führt dann die Bezugsperson, entweder live im Hier und Jetzt oder über das Video, zu einer (aufgenommenen) Interaktionssequenz mit ausgewählten Signalen des Kindes und bespricht diese Signale und das dadurch ausgelöste Interaktionsverhalten mit der Mutter bzw. den Eltern. Das Kind ist also wenig in den Therapieprozess involviert.

Die Therapie umfasst 10 bis 12 Sitzungen, die in der Regel einmal wöchentlich stattfinden. Jede Sitzung folgt ungefähr dem gleichen Ablaufschema. Zunächst wird eine ca. 6-minütige Spielszene zwischen Mutter/Vater und Kind mit der Videokamera aufgenommen, dann betrachten Therapeut und Bezugsperson eine positive Interaktionssequenz im Video und besprechen diese, und am Ende wird das Ergebnis zusammengefasst. Diese angeleiteten Übungssitzungen mit der Mutter/den Eltern und dem Kind bezeichnet Barth (2000) als »Baby-Lese-Stunden«. In diesen Stunden wird zusammen mit der Mutter/den Eltern geübt, wie die Signale ihres Säuglings »gelesen« d. h. aufgenommen und mit einer Bedeutung versehen, also »entschlüsselt« werden können. Erst wenn die Eltern in der Lage sind, zu verstehen, was ihnen ihr Kind »sagen« will, kann eine passende Reaktion erfolgen. Das »intuitive« Verstehen und Beantworten der kindlichen Signale ist gerade bei unruhigen, sensiblen Säuglingen nicht leicht.

Ein großer Vorteil der Methode liegt darin, dass es innerhalb einer Halt gebenden therapeutischen Beziehung meist gelingt, die Aufmerksamkeit der Eltern auf funktionale (und später auch dysfunktionale) Interaktionen mit ihrem Baby zu lenken. Die Eltern erleben das aufmerksame Betrachten der Interaktionen nicht als Kritisiertwerden durch einen Therapeuten, sondern als besondere Hilfestellung. Kränkende Konfrontationen und Interpretationen können weitgehend vermieden werden (vgl. ▶ Kap. 10 zu den Vorteilen der Videoanalyse). Diese Technik kann natürlich auch in psychodynamischen Therapien eingesetzt werden, vor allem, wenn bei den Eltern strukturelle Vulnerabilitäten vorliegen.

Zusammenfassung der Interaction-Guidance-Therapie (McDonough 1993)
- Verwendung von videogestützten Techniken
- Gemeinsames Anschauen der Aufzeichnungen mit der Mutter/den Eltern
- Unterstützung der Bezugspersonen durch Identifizieren von positivem, fürsorglichem Verhalten

- Beobachten von problematischen Interaktionssequenzen, die etwaige mütterliche Fehlwahrnehmungen der kindlichen Signale aufdecken
- Unterbreiten alternativer Interpretationsmöglichkeiten für kindliches Verhalten
- Verstärkung von wünschenswerten Interaktionen durch Ermutigung/Lob
- Fokussierung auf das »Hier und Jetzt«
- Wenig Beachtung der Vergangenheit der Bezugsperson und von Projektionsprozessen

9.2.2 Fokussierung auf die Repräsentanzen

Die psychodynamisch orientierte Behandlung stellt sich als Arbeit an den unbewussten Konflikten in der nicht bewältigten biografischen Vergangenheit der Eltern dar. Frühere Erfahrungen, aber auch nicht gelöste Beziehungskonflikte mit den Herkunftsfamilien wurden von den Eltern als Repräsentanzen verinnerlicht und beeinflussen in der Gegenwartsfamilie die Beziehungen. Die nicht bewältigte biografische Vergangenheit der Eltern taucht in der Beziehung zu ihren Kindern wieder auf. Dies kann dazu führen, dass Eltern die Befindlichkeiten und kommunikativen Äußerungen ihres Säuglings nicht verstehen oder »nachempfinden« können oder verzerrt wahrnehmen, weil sie diese mit projektiven Bedeutungszuschreibungen überlagern. Der Behandlungsfokus liegt auf den Beziehungsstörungen der Eltern.

In der Psychoanalyse gelten Repräsentanzen als affektbesetzte innere Vorstellungen. Sie enthalten Erinnerungsspuren der Wahrnehmung von Selbst und Objekt. Die Repräsentanzen bilden sich aufgrund von wiederkehrenden Erfahrungen, die oftmals im alltäglichen Leben durch die Interaktion mit bedeutsamen Anderen entstehen, z. B. während des Essens oder Spielens. Aber auch seltene, subjektiv sehr bedeutsame Vorgänge führen zu einer repräsentationalen Abbildung. Eine Repräsentanz entwickelt sich nach Stern (1998) als Folge häufig wiederholter Erfahrungen von subjektiven interpersonalen Vorgängen. Der Niederschlag der interpersonellen bedeutsamen Erfahrungen ist nicht gleichzusetzen mit den Ereignissen, die sich in der äußeren Realität abspielen, weil diese Ereignisse subjektiv überarbeitet werden. So wird eine aktuelle Erfahrung mit dem eigenen Baby vermischt mit bedeutsamen Beziehungserfahrungen mit den eigenen Eltern aus einer Zeit, als man selbst noch ein Baby oder ein Kind war. In Sterns Konzept ist außerdem die intersubjektive Erfahrung sehr wesentlich. Repräsentanzen entstehen auf der Grundlage der »Erfahrung des Selbst, mit jemandem zusammen zu sein« und den damit einhergehenden Sensationen, Wahrnehmungen, Affekten, Gedanken, Motivationen, kontextuellen Elementen usw. (Stern 1998, S. 124).

Wenn sich Repräsentanzen gebildet haben, initiieren diese wiederum Verhaltensweisen, beeinflussen Wahrnehmungen, Gefühle und die Art und Weise, wie Beziehungen interpretiert werden. Der Blick auf die Repräsentanzen ist deshalb so wichtig, weil diese verinnerlichten Erfahrungen der Eltern ihr Verhalten gegenüber dem Kind erklären können. Sie können im psychodynamischen Verstehensprozess erschlossen werden.

Das »dominante Thema« Als Zugang zur repräsentationalen Welt der Mutter bzw. des Vaters eignet sich das sog. dominante Thema in der Untersuchungssituation. Das »dominante Thema« (Stern 1998) nimmt in der repräsentationalen Welt der Eltern sehr viel Raum und Zeit ein und ist in hohem Maße verhaltens- und erlebensrelevant. Dieses Thema kann sich an unbewusste intrapsychische Konflikte der Eltern anlehnen oder auch Ausdruck der Bewältigung schwerer familiärer Krisen oder Traumata sein (Fraiberg et al. 1975). Die Suche nach dem dominanten Thema bietet einen sehr hilfreichen Einstieg in die differenziertere psychodynamische Diagnostik (vgl. ▶ Kap. 11). Das dominante Thema lässt sich auf drei Beziehungsebenen identifizieren, die als beziehungsdynamische »Folien« übereinandergelegt werden können. Hinweise ergeben sich

- aus dem Beziehungssystem zwischen dem Baby und den Eltern, das in der Interviewsituation beobachtet werden kann,
- aus den mehrgenerationalen Beziehungsmustern, wie sie von den Eltern beschrieben werden, und

— innerhalb der Beziehung, die sich zwischen dem Therapeuten- und dem Familiensystem herausbildet.

Gegenüber dem klassischen psychoanalytischen Setting gibt es einige wichtige Unterschiede, die die Eltern-Säuglings-Psychotherapie charakterisieren. Vorgestellt wird von den Eltern ein Problem des Kindes, das Kind ist in der Sitzung anwesend, das präsente Kind ist mit den Bezugspersonen in der Sitzung in Interaktion, die verinnerlichten Beziehungserfahrungen der Eltern reinszenieren sich so im Hier und Jetzt (vgl. Cramer u. Palacio-Espasa 2009).

Das behandlungstechnische Vorgehen entspricht im Wesentlichen dem klassischen psychodynamischen Arbeiten. Im dialogischen Prozess werden die Therapeuten in das Beziehungsgeschehen einbezogen und kommen mit den Erwartungen und Vorstellungen der Eltern (auch über ihr Kind) in Berührung. Gleichzeitig erzählen die Eltern von ihrer Beziehung zum Kind. Berichtet wird auch, wie das Kind die Beziehung der Eltern als Paar verändert hat und Einfluss auf die aktuelle Beziehung nimmt.

Es gibt unterschiedliche Eintrittspforten (»ports of entry«, Stern 1998) in das Therapeuten-Familien-System, um psychodynamisch mit den elterlichen Repräsentanzen zu arbeiten und diese zu verändern (Stern 1998; Dornes 1999; Hirschmüller 2000; von Klitzing 1998; Windaus 2007; Cramer u. Palacio-Espasa 2009).

Die Repräsentanzen der Eltern als Ansatzpunkt

Die Autoren dieser psychoanalytischen Ansätze folgen mehr oder weniger der Konzeption von Selma Fraiberg und entwickeln diese weiter. Die Pionierin der Eltern-Säuglings-Therapie selbst arbeitete in San Francisco mit einigen Sozialarbeitern zusammen und wollte mit der Eltern-Säuglings-Beratung als aufsuchender Arbeit (»psychotherapy in the kitchen«) die Fremdunterbringung von Säuglingen vermeiden (Fraiberg et al. 1975). Fraiberg (1980) beschreibt, wie »ghosts in the nursery«, die Geister aus der Vergangenheit der Familie, in jedem Kinderzimmer als »ungeladene Gäste« gegenwärtig sind. Die Erfahrungen in den Beratungen zeigen,

dass diese »Gespenster« nicht einfach zu vertreiben sind. Sie mischen sich in das »Gespräch« zwischen Eltern und Säugling ein und können den Dialog auf nachhaltige Weise stören. Dysfunktionale Interaktionsspiralen tragen schließlich zur Symptombildung beim Säugling bei.

In den Sitzungen wird die konfliktreiche Beziehung zum Kind bearbeitet, die meist durch Projektionen der Mutter/der Eltern auf das Kind verursacht wird. Zwei Arten von Projektionen (»Gespenster«) werden unterschieden (Fraiberg 1980):

— Projektion von Selbstrepräsentanzen: Eltern beschreiben ihr Kind so, als würde es genauso sein oder empfinden wie sie selbst.

— Projektion von Objektrepräsentanzen: Eltern beschreiben ihr Kind so, als würde es fühlen oder denken wie eine signifikante Person aus der Vergangenheit.

Im Zentrum der Gespräche stehen neben den mütterlichen/elterlichen Repräsentationen vom Kind die damit korrespondierenden symptomatischen Interaktionen zwischen Mutter/Eltern und Kind. Angenommen wird, dass die Einsicht in die dynamischen Ursachen der Beziehungsstörungen zwischen Eltern und Kind bei der Mutter/den Eltern zu einer Veränderung des mentalen Modells führt. Die Hauptarbeit geschieht zwischen Therapeut und Mutter bzw. Eltern. Das Kind ist häufig nur indirekt involviert, z. B. wenn eine Aktivität oder das Spiel des Kinds als Szene verstanden wird. Wie in der psychoanalytischen Therapie setzt Fraiberg auf das Verstehen als Motiv für die Veränderung. Darüber hinaus kommt es aber auch durch eine größere Sensibilität in der Wahrnehmung der Eigenschaften des Kindes zu Veränderungen des mentalen Modells der Mutter/der Eltern und zu einer adäquateren Responsivität. Dies fördert die Differenzierung zwischen Mutter/Eltern und Kind und damit eine objektivere Wahrnehmung des kindlichen Verhaltens – mit der Folge entsprechend veränderter Interaktionen.

Lieberman und Pawl sind direkte Nachfolger von Selma Fraiberg. Sie betonen in ihrem Konzept der Child-Parent Psychotherapy (CPP) die »korrigierende Bindungserfahrung der therapeutischen Beziehung« (Lieberman u. Pawl 1993, S. 430). Die Autoren befassten sich ebenfalls mit einer Gruppe von Müttern mit niedrigerem sozioökonomischem Status (alleinstehend, Angehörige einer Minderheit, drogenabhängig, behördenbekannt etc.). Da diese Mütter häufig eine negative Einstellung gegenüber Beratung und Hilfe haben, wird besonders auf die Herstellung eines arbeitsfähigen therapeutischen Bündnisses und akzeptabler Übertragungs-Gegenübertragungs-Bedingungen geachtet. Lieberman u. van Horn (2004) haben die Methodik der CPP auf den therapeutischen Umgang mit frühkindlichen Verlust- und Gewalterfahrungen erweitert und auch den Behandlungsansatz bei weniger strukturell gestörten Müttern beschrieben (Lieberman u. van Horn 2011).

Auch der Ansatz der Genfer Psychoanalytiker Cramer und Palacio-Espasa (1993; dt. 2009) stützt sich auf Selma Fraiberg. Wie Lebovici (1980, 1983) gelten sie als Vertreter der französischen Mutter-Baby-Kurzpsychotherapie. Sie unterscheiden sich von Lieberman und Pawl dadurch, dass sie im therapeutischen Prozess stärker auf die Deutung als Intervention abheben. Zum bevorzugten klinischen Fokus wird die Selbstrepräsentation der Mutter genommen, wie sie sich in der Beziehung zum Therapeuten entfaltet.

Vom Verhalten des Säuglings zu den Repräsentationen der Eltern

Von dem Bostoner Pädiater Terry Brazelton (1984, 1992) stammt der Vorschlag, das Verhalten des Säuglings zum Ansatzpunkt zu machen, um die Repräsentation der Mutter/der Eltern von sich selbst oder von ihrem Baby zu verändern. Manchmal muss bei einer Mutter bzw. einem Vater eine »Babyrepräsentanz« erst entwickelt werden. Wenn eine Teenagermutter eigentlich ihr Baby ablehnt und keine Beziehung zu ihm aufnehmen will, kann sie möglicherweise über die Beobachtung ihres Kindes beginnen, eine Beziehung zu ihm aufzubauen. Im Mittelpunkt des Ansatzes steht nicht das beobachtete Verhalten wie im Ansatz von McDonough (s. oben), sondern die Repräsentation des Babys bei der Mutter/dem Vater. Das Verhalten des Babys kann in vielen Untersuchungssituationen beobachtet werden, z. B. während der kinderärztlichen Früherkennungsuntersuchung. Während der Untersuchung wird mit der Mutter/dem Vater über das beobachtete Verhalten gesprochen. Der Ansatz

eignet sich also besonders gut für die kinderärztliche Praxis.

Eine Methode für die psychotherapeutische Praxis wurde von Cohen et al. (1999) mit »Watch, Wait and Wonder« (WWW) bezeichnet. WWW setzt am Verhalten des Kindes und an den Repräsentanzen der Eltern an. Empfohlen wird, mit Säuglingen ab dem 4. bis 6. Lebensmonat zu beginnen. Im therapeutischen Setting sollen die Eltern dazu bewegt werden, sich der Führung ihres Kindes zu überlassen.

In der ersten Hälfte der Sitzung (»watch«) sollen sie die selbstinitiierte Aktivität des Kindes beobachten und nur auf seine Initiative reagieren (»wait«). Sie sollen physisch erreichbar sein und werden dann vom Kind in die Beziehung involviert. Die Autoren greifen auch auf bindungstheoretische Konzepte zurück. Sie betonen die Bedeutung der aufmerksamen physischen Anwesenheit der Mutter/des Vaters während des Spiels des Kindes.

In der zweiten Hälfte der Sitzung werden die Beobachtungen und Erfahrungen der Mutter/des Vaters mit dem Therapeuten besprochen (»wonder«). Der Therapeut schafft eine sichere, vertraute Umwelt und Atmosphäre für diese Besprechung. So kommt es bei den Eltern zu einem Verstehen der Zusammenhänge und der Probleme, die aus Bestrebungen der Mutter/des Vaters, der Führung des Kindes zu folgen, entstehen. Die Erforschung des eigenen mentalen Modells ermöglicht es der Mutter/dem Vater, ihre bzw. seine internen Arbeitsmodelle von sich selbst in Beziehung zum Kind zu überprüfen. Dies führt zu einer Veränderung der mütterlichen/väterlichen Repräsentanzen und in der Folge zu einem internen Arbeitsmodell mit sicherem Bindungsstil beim Säugling/Kleinkind.

Mentalisierungsbasierte Eltern-Kind-Psychotherapie

In den letzten Jahren hat die mentalisierungsbasierte Psychotherapie (MBT; Bateman u. Fonagy 2008) auch Eingang in die Eltern-Kind-Psychotherapie gefunden. Die Autoren greifen Ergebnisse aus der Theory-of-Mind-Forschung auf, die u. a. untersucht, wie ein Säugling entdeckt, dass er selbst und seine Bezugsperson Wesen mit mentalen (geistigen) Zuständen sind. Wie lernt ein Kind den geistigen Akt, sich vorzustellen, warum jemand so und nicht anders empfindet und handelt? Die MBT soll in der Eltern-Säugling-Psychotherapie Eltern dazu befähigen, die Wünsche, Gedanken und Empfindungen des Kindes sowie ihre eigenen besser zu verstehen, und so zu einer Nachreifung ihrer Mentalisierungsfähigkeit beitragen. Das weinende Kind als gefühlsmäßig auf eine vorhergehende eigene Handlung reagierendes Kind zu verstehen ist z. B. ein Schritt in diese Richtung.

Die Technik der Mentalisierungsförderung eignet sich besonders für die Behandlung von Störungen bei Eltern mit unzureichend vorhandenen strukturellen Fähigkeiten und Fertigkeiten, wenn diese durch die klassische Arbeit an den Repräsentanzen nicht zu erreichen sind. MBT hilft vor allem, wenn Deutungen oder der Einsatz von Empathie bei Patienten mit Affektregulationsstörungen oder mit alexithymen oder autistischen Zügen nicht weiterführen. Ziel ist immer, die reflexiven Funktionen der Eltern zu verbessern (Slade et al. 2005). Mit den Eltern, meistens der Mutter, wird im Rahmen der Therapiestunde über die mutmaßlichen Wünsche, Intentionen und kommunikativen Botschaften gesprochen. Eine affektfokussierte Fragetechnik unterstützt den Mentalisierungsvorgang. Der Therapeut dient als Modell und ist im Vorgehen und der Verbalisierung relativ aktiv, damit die Mutter/der Vater das Mentalisieren über ihr/sein Baby »lernen« kann.

Die Anwendung von MBT in der Eltern-Kind-Psychotherapie basiert, historisch gesehen, auf den Erkenntnissen von Winnicott (1974), der auf die Bedeutung des mütterlichen Spiegelns für die Entwicklung eines mentalisierten Selbstgefühls hingewiesen hat. Er unterstrich, dass sich die Psyche nicht allein »von innen heraus« entwickelt, sondern vor allem »von außen her«. Säuglinge entdecken ihre Psyche in der Psyche der Bezugspersonen. Wenn die Eltern ihre Interaktion mit dem Baby mentalisieren, tragen sie dazu bei, dass das Baby eine Kompetenz für das Mentalisieren erwirbt.

In der Nachfolge von Winnicott betonen Thompson-Salo et al. (1999) die direkte psychoanalytische Arbeit mit den Säuglingen, und zwar insbesondere bei solchen Eltern, die sich schwertun, über das Kind zu reflektieren. Die Therapeuten scheuen sich dann nicht, das Kind zu sich zu nehmen und mit ihm zu sprechen oder zu spielen.

Ihr Tun wird zum Modell für die elterliche Mentalisierung.

Für Mütter oder Väter mit strukturellen Defiziten hat sich in unserer Heidelberger Sprechstunde eine mentalisierungsbasierte Gruppentherapie für Eltern bewährt (Bark 2013). Im Rahmen von geschlossenen oder auch offen geführten Gruppen von meistens 3 bis 5 Müttern/Vätern finden regelmäßige Sitzungen statt. Inhaltlich ist im Vorfeld der Gruppentherapie ein Einzelgespräch mit Indikationsstellung fest etabliert. Eine Videoaufnahme einer Spielinteraktion zwischen Mutter und Kind erfolgt nach der ersten oder zweiten Gruppensitzung, wenn die Mütter bereits Vertrauen in das Setting geschöpft haben. Die gemeinsame Videoarbeit in der Gruppe erweist sich als sehr hilfreich.

Der Zugang über die Gegenübertragung des Therapeuten

Bei diesem Ansatz bietet die Gegenübertragung des Therapeuten den Zugang zur Psychodynamik (vgl. auch Windaus 2007). Dieses Konzept setzt voraus, dass sich der Therapeut bzw. die Therapeutin nicht nur seine/ihre Gegenübertragungsgefühle bewusst machen kann; er bzw. sie muss auch (in der Regel in der Selbstanalyse) gelernt haben, wie er seine/ihre eigenen Übertragungen von den Gefühlen trennen kann, die durch andere (das Kind, die Eltern) in ihm bzw. ihr ausgelöst werden. Durch die vielfältigen Identifikationen mit dem Kind und den Eltern, die ihn bzw. sie an die eigene Kindheit und Erfahrungen mit seinen/ihren Eltern erinnern, ist dies eine Herausforderung, die nur durch Üben bewältigt werden kann.

Kinder- und Jugendlichenpsychotherapeuten lernen dies in der Ausbildung nach dem Konzept von Esther Bick (1964): Man sucht sich eine schwangere Mutter, die über ein bis zwei Jahre regelmäßig zu Hause besucht wird. Der Therapeut beobachtet die Mutter in der Beziehung zu ihrem Kind und achtet dabei auf seine eigene »Subjektivität« und die eigenen Gegenübertragungsgefühle. Alles wird protokolliert und später in eine Supervisionsgruppe eingebracht. Von der Übertragungs-Gegenübertragungs-Dynamik lässt sich auf die (mutmaßlichen) Repräsentanzen des Säuglings schließen. Wie wird er wohl in diesem Moment empfinden, was könnte in ihm vorgehen?

Bei dieser teilnehmenden Babybeobachtung bleiben die Ausbildungsteilnehmer gegenüber der Mutter und dem Kind distanziert und greifen nicht in deren Interaktion ein. Sie üben stattdessen die Analyse der Gegenübertragungsdynamik. Allerdings wird angenommen, dass sich die Mütter mit der beobachtend-reflektierenden Haltung des Therapeuten identifizieren und so ihre mentalisierende reflexive Kompetenz stärken. Auf diesem Weg kann es zu Veränderungen der mütterlichen Repräsentanzen kommen.

In der Eltern-Säuglings-Psychotherapie können die Gegenübertragungsgefühle auch als Eintrittspforte für die Analyse der Psychodynamik genutzt werden. In der Psychotherapie wird von den Übertragungs-/Gegenübertragungs-Gefühlen nicht nur auf die Repräsentanzen der Eltern, sondern auch auf die Empfindungen des Babys geschlossen.

Das psychoanalytische Konzept basiert u. a. auf Bions Konzeptionalisierung des Mutter-Kind- bzw. des Therapeut-Mutter-Verhältnisses als einer Container-Contained-Beziehung (Bion 1963; vgl. Cierpka 2012, ► Kap. 6), in der die Mutter »rohe« (noch wenig differenzierte) Gefühle und Affekte für ihr Kind »verdaut« und (differenzierter) spiegelt, ähnlich wie der Therapeut Gefühle der Mutter, vermittelt über seine Gegenübertragungsgefühle, aufgreift und diese der Mutter »verdaut« zurückgibt. Dieses Vorgehen soll sich bei frühesten Entwicklungsstörungen besonders gut als Konzept für eine psychoanalytische Therapie eignen (Israel 2007).

Die Repräsentanzen des Säuglings als Ansatzpunkt zu nehmen steht in der Tradition der Klein'schen Psychoanalyse (vgl. Cierpka 2012, ► Kap. 6). Die mit dem Abstillen verbundene Enttäuschung, der »Verlust« von »Körperhaftem« (Kot, Urin) und das Ausgeschlossensein aus der elterlichen Urszene führen Melanie Klein zufolge schon in der kindlichen Frühzeit zu Fantasien über die »gute« und die »böse« Brust oder den »guten« und den »bösen« Penis (Klein 1932). In dieser Tradition steht die Kinderpsychotherapeutin Dolto (1971), wenn sie das vermutete Erleben und die erwartbaren Fantasien des Säuglings diesem gegenüber verbalisiert. Die Worte des Therapeuten sind nicht nur für den Säugling bestimmt, sie erreichen auch die Ohren der Eltern. Der Therapeut geht aber auch davon aus, dass die gegebenen verbalen Deutungen

vom Säugling verstanden werden. Windaus (2007, S. 16) bezweifelt wohl zu Recht, dass das Baby den Inhalt des Kommentars verstehen kann. Er vermutet, dass der Therapeut einen Teil der Wirkung dadurch erzielt, dass der Säugling in Anwesenheit seiner Bezugspersonen behandelt wird, sodass durch die Sitzungen das Containment für ihn vergrößert wird. Dies kann sich auf den Umgang der Eltern mit dem Kind auswirken.

Die Mutter-/Vater-Kind-Interaktion als Ansatzpunkt

Die meisten Konzepte nehmen die Mutter-/Vater-Kind-Interaktion als Ansatzpunkt und als Einstieg in die Psychodynamik. Man geht davon aus, dass sich die elterlichen Repräsentanzen in der Interaktion zwischen Eltern und Kind reinszenieren. Die erfasste Dynamik in der Interaktion wird schwerpunktmäßig deutlich mehr von den Repräsentanzen der Elternfigur als vom Baby beeinflusst. Stern (1998) achtet auf die Art des Zusammenseins von Eltern und Kind im klinischen Gespräch. Er vermutet, dass der sich herausbildende Modus des Zusammenseins sich beim Kind als Repräsentanz verinnerlicht und für die spätere Objektwahl entscheidend werden kann.

Psychodynamisch orientierte Psychotherapeuten sind gewohnt, auf relevante Ereignisse und spannende neue Interaktionssequenzen zwischen Therapeut und Patient zu achten. Von der Beobachtung und Analyse der Interaktion aus kann der Zugang zu den Kindheitserfahrungen gefunden werden. Neu ist die Möglichkeit, diese bestimmten Interaktionssequenzen zwischen Eltern und Kind (z. B. mithilfe einer Videoaufnahme) quasi festzuhalten und mit diesen Szenen zu arbeiten. Die Interaktionssequenzen werden identifiziert und, falls videografiert, Szene für Szene analysiert (vgl. ► Kap. 10). Für Psychoanalytiker ist es zunächst ungewohnt, die Szenen gemeinsam mit den Eltern am Monitor anzuschauen und so den gewohnten Rahmen zu verlassen. Der Blick auf spezifische Interaktionssequenzen erlaubt jedoch eine unmittelbare und sehr direkte Diagnose der unterschiedlichen aktivierten Repräsentanzen der Eltern. Die aktivierten Repräsentanzen triggern bei den Eltern unbewusste und bewusste Erinnerungen an die eigenen Erfahrungen, die oft hoch affektiv besetzt sind und ein Schlüssel für das Verständnis ihrer verzerrten Wahrnehmungen in Bezug auf das Kind sein können. Deshalb kommt auch der interaktiven Realität im Verhältnis zu intrapsychischen Vorgängen eine größere Bedeutung in der Eltern-Kind-Psychotherapie zu.

Ähnlich wie in der Familientherapie finden in der psychodynamischen Eltern-Säuglings-/Kleinkind-Psychotherapie eher kurzpsychotherapeutische Interventionen statt. Viele Autorinnen und Autoren berichten, dass mehr als die Hälfte der Fälle als Beratungen enden (z. B. Cramer u. Palacio-Espasa 2009) und die erfolgten Psychotherapien als Kurzzeitpsychotherapien beschrieben werden können (meist sogar mit weniger als 12 Sitzungen). Dies erlaubt die Behandlung eines bestimmten Themas oder eines psychodynamischen Fokus über eine gewisse Zeit und die anschließende Bilanzierung des Erreichten. Das Vorgehen setzt auf die Ressourcen der Familie und stärkt die selbstregulativen Kräfte. Unsere fokusorientierte psychoanalytische Eltern-Säuglings-Psychotherapie, die ebenfalls die Eltern-Kind-Interaktion als Eintrittspforte wählt, wird in ▶ Kap. 11 ausführlich dargestellt.

9.2.3 Integration der Ansätze

Die interventiven Ansätze in der Eltern-Säuglings-Beratung und -Psychotherapie unterscheiden sich von den anderen psychotherapeutischen Ansätzen im Kindes-, Jugendlichen- und Erwachsenenalter durch eine stärker integrative Vorgehensweise. Die meisten Ansätze versuchen kognitiv-behaviorale, interaktionelle, systemische und psychodynamische Methoden und Techniken zu nutzen und zu integrieren. Dies liegt überwiegend daran, dass das »präsentierte Problem« (Wynne 1988), das in den allermeisten Fällen zur Vorstellung eines »kranken« Kindes führt, mehrfach determiniert ist. Bei persistierenden Symptomen finden sich häufig nicht nur Ursachen beim Kind, sondern auch bei den Eltern und in den Beziehungen der belasteten Familien zu ihrem Kind.

Multimodale Interventionen, die auf unterschiedlichen Systemebenen ansetzen (Individuum, Partnerschaft, Familie, soziales Milieu),

sind angebracht, um den Familien in der Krise möglichst rasch und effektiv helfen zu können. In einer eher pragmatischen Vorgehensweise werden Ansatzpunkte für Interventionen gesucht, die möglichst umgehend zu einer Stabilisierung und Veränderung in der Eltern-Kind-Beziehung führen sollen. Dieser multimodale Ansatz gilt insbesondere für die 3 bis 8 Prozent der Familien, die nach dem UNICEF-Report (2005) als hoch belastete Familien anzusehen sind.

Auch die Ergebnisse der wachsenden empirischen Forschung (vgl. Cierpka 2012, ▶ Kap. 36) sprechen dafür, dass es kein schulenorientiertes »Entweder-oder« geben sollte. Die klinischen Fenster sollten sowohl den Blick auf das Verhalten von Eltern und Kind als auch den Blick auf die verinnerlichten Repräsentanzen und Arbeitsmodelle erlauben.

> **Praxis**
>
> Eine größere therapeutische Flexibilität ermöglicht unterschiedliche Ansatzpunkte für die Interventionen. Der Zugang zur Psychodynamik gelingt besser, wenn unterschiedliche Eintrittspforten (»ports of entry«; Stern 1998) genutzt werden können, also z. B. nicht nur die Analyse der Übertragungs-Gegenübertragungs-Dynamik, sondern auch die Interaktionsanalyse.

Die Familien machen mit dem »präsentierten Problem« und ihrer Hilfesuche ein Angebot für die Beziehungsaufnahme seitens des Therapeuten. Wenn man den Bedürfnissen der Familien entgegenkommt, stärkt man die therapeutische Allianz von Anfang an.

Bei den integrativen Ansätzen steht meistens die Eltern-Kind-Interaktion im Mittelpunkt der klinischen Betrachtung. Sie ist das Schlüsselelement, das zunächst analysiert und verstanden werden muss, um in einem weiteren Schritt Veränderungsmöglichkeiten zu überlegen. Ein kommunikationszentriertes Vorgehen wurde Anfang der 1990er-Jahre in einem interdisziplinären Team von Kinderärzten und Psychologen unter der Leitung von Mechthild Papoušek entwickelt und seither stetig weiter differenziert (Papoušek 1998; Wollwerth de Chuquisengo u. Papoušek 2004). Es hat seine Wurzeln in den langjährigen Forschungsarbeiten von H. Papoušek über die Frühentwicklung der integrativen Fähigkeiten des Säuglings und in den gemeinsamen Arbeiten über die intuitive elterliche Früherziehung im Kontext der vorsprachlichen Kommunikation (vgl. Cierpka 2012, ▶ Kap. 5).

Dieses integrative Konzept ist orientiert am aktuellen Bedarf der Familie. Im Mittelpunkt steht die Kommunikation von Eltern und Kind in den alltäglichen Interaktionen mit ihren aktuellen Belastungen beim Beruhigen, Stillen/Füttern, Schlafenlegen, Wickeln, im Zwiegespräch oder Spiel mit dem Kind. Die kommunikations- und beziehungstherapeutische Arbeit schließt die Ebene der beobachtbaren Interaktionen ebenso ein wie die psychodynamischen Aspekte, die die intuitiven elterlichen Kompetenzen beeinträchtigen und die Frühentwicklung von Kommunikation, Bindung und Beziehung belasten.

Im integrativen Ansatz werden je nach Schweregrad der Störung, den individuellen Bedürfnissen von Kind und Eltern und der aktuellen Krise weitere Bausteine in die Behandlung integriert, um möglichst rasch eine umfassende Verbesserung zu erzielen. Eine Förderung der elterlichen Sensitivität durch einen Elternkurs, eine am elterlichen Verhalten ausgerichtete oder eine mentalisierungsbasierte Psychotherapie müssen manchmal einer psychodynamisch-konfliktorientierten Psychotherapie vorausgehen, wenn die Eltern nicht über die notwendigen strukturellen Voraussetzungen verfügen, um z. B. die Hinweise auf ihre Projektionen aufzunehmen. Insofern sind Konzepte, die in einem ersten Schritt das Mentalisierungsniveau der Eltern anheben und ihre reflexive Kompetenz erhöhen (Fonagy 1991; Fonagy et al. 2004), eine sehr gute Ergänzung im Spektrum der Interventionen.

Wenn ein Elternteil unter schweren Traumatisierungen in der eigenen Kindheit oder auch unter einer posttraumatischen Belastungsstörung leidet, z. B. ausgelöst durch die Geburt des Kindes (vgl. Thiel-Bonney u. Cierpka 2004), sollten traumatherapeutische Ansätze erwogen werden. Man muss annehmen, dass diese Traumatisierungen die Interaktion maßgeblich beeinflussen. Dann wird man z. B. an eine EMDR-Behandlung (Eye

Movement Desensitation Radiation) der Mutter oder des Vaters denken, bevor man eine Eltern-Kind-Psychotherapie einleitet. Im Rahmen des SAFE-Programms (Brisch 2010) können Schwangere mit eigenen Traumatisierungen in Berührung kommen, die dann traumatherapeutisch behandelt werden sollten. Auch bei Säuglingen und Kleinkindern werden posttraumatische Belastungsstörungen diskutiert, für die erste standardisierte Therapiemethoden beschrieben werden (Hensel 2010). Ob schon so früh traumatherapeutische Techniken angebracht sind, muss noch abgewartet werden.

Daniel Schechter versucht die traumatherapeutischen Techniken mit der psychodynamischen Eltern-Säuglings-Psychotherapie zu verbinden. Er fand in den Biografien vieler der von ihm behandelten New Yorker Eltern in der frühen Kindheit erlittene Misshandlungen und Gewalterfahrungen, die in Zusammenhang stehen mit psychischen Erkrankungen im Erwachsenenalter wie PTBS, Persönlichkeitsstörungen und chronischer Depression. Die traumatisierten Mütter wollten ihrem Baby zwar eine gute Mutter sein, hatten jedoch größte Schwierigkeiten, die kindlichen Signale zu »lesen«. Schechter stellte bei ihnen eine Tendenz zur Fehlattribuierung der kindlichen Absichten fest (Schechter et al. 2003, 2005). Dies führte dazu, dass das Kind häufig die Fehlattribuierungen übernahm und sich genauso verhielt, um die Bindung an die Bezugsperson nicht zu gefährden. Meistens befinden sich diese Kinder dann auch in einem hypervigilanten Status, sodass zwischen Mutter und Kind eine von der Traumatisierung gefärbte Intersubjektivität entsteht und aufrechterhalten wird (Schechter et al. 2007). Eine transgenerationale Weitergabe der Traumatisierungen kann auf diesem Weg erfolgen.

Schechter entwickelte einen therapeutischen Ansatz, die Clinician Assisted Videofeedback Exposure Sessions (CAVES), um die Repräsentanzen der Mütter/Väter von ihrem Kind zu verändern. Er zeigt den Eltern Videoclips von Spielsituationen mit dem Kind (in Anlehnung an die oben erläuterte Interaction-Guidance-Methode), konzentriert sich aber insbesondere auf Trennungs- und andere Stresssituationen. Der Therapeut bittet die Mutter bzw. den Vater, darüber zu reflektieren, was sie/er als Mutter/Vater und was wohl ihr Kind in dieser spezifischen Situation gefühlt und gedacht hat. Die Technik unterstützt die Mentalisierung und die Kompetenz zur Emotionsregulation beim traumatisierten Elternteil. Da die Bezugsperson beim Betrachten der kindlichen Stresssituation dem Stress ebenfalls über längere Zeit ausgesetzt wird, sind therapeutische Elemente der Traumaexposition integriert (Foa et al. 1999).

Fazit

Die Eltern-Säuglings/Kleinkind-Beratung und -Psychotherapie entwickelte sich in den letzten Jahrzehnten zu einem festen Bestandteil im psychotherapeutischen Spektrum und im Versorgungskonzept zur Behandlung von psychischen Störungen in der frühen Kindheit. Die Methoden haben sich diversifiziert und können im Sinne einer differenziellen Indikationsstellung den Bedürfnissen der Hilfesuchenden angepasst werden. Da die Familien oft in einer akuten Krisensituation kommen, steht die somatopsychische Gesundung des noch so verletzlichen Säuglings oder Kleinkinds im Vordergrund.

Integrative Ansätze haben sich durch ihren pragmatischen und flexiblen Einsatz für die Krisensituation der Familie bewährt, weil mehrere Ebenen zugleich angesprochen werden können. Die Videotechnik und das Videofeedback sind sehr häufig fester Bestandteil der Interventionen. Verstärkt wird in den letzten Jahren die Einbeziehung des Vaters in den Beratungskontext und die Psychotherapie gefordert, um die triadische Dynamik verstehen und nutzen zu können (Bürgin 1998; von Klitzing et al. 1999; vgl. Cierpka 2012, ► Kap. 10). Alle Methoden versuchen die Eltern-Kind-Interaktion so zu beeinflussen, dass das Kind eine sichere Bindung erwerben und in möglichst optimalen Umgebungsbedingungen aufwachsen und heranreifen kann. Die Studien zur Wirksamkeit der Interventionen zeigen, dass diese Ansätze effektiv sind (vgl. Cierpka 2012, ► Kap. 36). Wenn die Mehrgenerationenperspektive in der Therapie beachtet wird, kann eine Unterbrechung der transgenerationalen Weitergabe von Traumatisierungen und anderen schweren Konflikten erreicht werden. Die psychotherapeutische Behandlung von Eltern mit Säuglingen und Kleinkindern leistet so einen Beitrag zur Prävention (vgl. Cierpka 2012, ► Kap. 38).

Literatur

Bakermans-Kranenburg MJ, Ijzendoorn MH van, Juffer F (2003) Less is more: meta-analysis of sensitivity and attachment interventions in early childhood. Psychol Bull 129(2): 195–215

Bark C (2013) Mentalisierungsbasierte Mutter-Kind-Therapie in der frühen Kindheit. Psychotherapeut 58, 388–394.

Barth R (2000) »Baby-Lese-Stunden« für Eltern mit exzessiv schreienden Säuglingen. Prax Kinderpsychol Kinderpsychiatr 8: 537–549

Bateman W, Fonagy P (2008) Psychotherapie der Borderline-Persönlichkeitsstörung. Ein mentalisierungsgestütztes Behandlungskonzept. Psychosozial-Verlag, Gießen

Bick E (1964) Notes on infant observation in psycho-analytic training. Int J Psychoanal 49: 484–486

Bion WR (1963) Elements of psycho-analysis. Heinemann, London

Brazelton TB (1984) To listen to a child. Addison-Wesley, Reading, MA

Brazelton TB (1992) Touchpoints. Guilford Press, New York

Brisch KH (2010) SAFE© – Sichere Ausbildung für Eltern. Sichere Bindung zwischen Eltern und Kind. Klett-Cotta, Stuttgart

Bundeszentrale für gesundheitliche Aufklärung (BZgA) (2009) Elternordner »Gesund groß werden«. BZgA, Köln

Bürgin D (1998) Triangulierung. Der Übergang zur Elternschaft. Schattauer, Stuttgart

Cierpka M, Stasch M, Groß S (2007). Expertise zum Stand der Prävention/Frühintervention in der frühen Kindheit in Deutschland. BZgA, Köln

Cierpka M (Hrsg) (2012) Frühe Kindheit 0–3 Jahre. Springer, Berlin

Cohen NJ, Muir E, Parker CJ, Brown M, Lojkasek M, Muir R et al (1999) Watch, wait, and wonder. Testing the effectiveness of a new approach to mother-infant-psychotherapy. Infant Ment Health J 20: 429–451

Cramer BG, Palacio-Espasa F (2009) Psychotherapie mit Müttern und ihren Babys: Kurzzeitbehandlungen in Theorie und Praxis. Psychosozial-Verlag, Gießen

Dolto F (1971) Psychanalyse et pédiatrie. Édition du Seuil, Paris

Dornes M (1999) Die Entstehung seelischer Erkrankungen: Risiko- und Schutzfaktoren. In: Suess GJ, Pfeifer WKP (Hrsg) Frühe Hilfen. Die Anwendung von Bindungs- und Kleinkindforschung in Erziehung, Beratung, Therapie und Vorbeugung. Psychosozial-Verlag, Gießen, S 25–64

Foa EB, Dancu CV, Hembree EA, Jaycox LH, Meadows EA, Street GP (1999) A comparison of exposure therapy, stress inoculation training and their combination for reducing PTSD in female assault victims. J Consult Psychol 67(2): 194–200

Fonagy P (1991) The role of the dyad and the triad in coming to understand mental states: clinical evidence from the psychoanalytic treatment of borderline personality disorder. International Symposium on the Theme of the

Phenomena of the Transition in Child and Adolescent
Psychiatry 1, Basel, Switzerland

Fonagy P, Gergely G, Jurist E (2004) Affektregulierung, Mentalisierung und die Entwicklung des Selbst. Klett-Cotta,
Stuttgart

Fraiberg S (1980) Clinical studies in infant mental health.
Basic Books, New York

Fraiberg S, Adelson E, Shapiro V (1975) Ghosts in the nursery.
A psychoanalytical approach to the problems of
impaired infant-mother relationships. J Am Acad Child
Adolesc Psychiatry 14: 387–422

GAIMH (2000) Fort- und Weiterbildungsstandards für Begleitung, Beratung und Psychotherapie für Kinder von 0 bis
3 Jahren mit ihren Eltern und anderen Bezugspersonen,
▶ http://www.gaimh.de/publikationen/standards.html.
Zugegriffen: 26. September 2014

Hensel M (2010) Posttraumatische Belastungsstörungen
bei Säuglingen und Kleinkindern. Prax Kinderpsychol
Kinderpsychiatr 57: 247–263

Hirschmüller B (2000) Von der Säuglingsbeobachtung zur
analytischen Psychotherapie von Müttern mit Säuglingen und sehr kleinen Kindern. AKJP 31: 419–450

Israel A (Hrsg) (2007) Der Säugling und seine Eltern: die
psychoanalytische Behandlung frühester Entwicklungsstörungen. Brandes & Apsel, Frankfurt/Main

Klein M (1932) The psycho-analysis of children. Hogarth,
London

Klitzing K von (1998) Psychotherapie in der frühen Kindheit.
Vandenhoeck & Ruprecht, Göttingen

Klitzing K von, Simoni H, Amsler F, Bürgin D (1999) The role
of the father in early family interactions. Infant Ment
Health J 20: 222–237

Lebovici S (1980) Névrose infantile, névrose de transfert. Rev
Fr Psychanal 5/6: 743–857

Lebovici S (1983) Le nourisson, la mère et le psychanalyste:
les interventions précoces. Le Centurion, Paris

Lieberman AF, Pawl JH (1993) Infant-parent psychotherapy.
In: Zeanah C (Hrsg) Handbook of infant mental health.
Guilford Press, New York, S 427–442

Lieberman AF, Horn P van (2004) Don't hit my mommy: a
manual for child-parent psychotherapy with young
witnesses of family violence. Zero To Three Press,
Washington

Lieberman AF, Horn P van (2011) Psychotherapy with infants
and young children: repairing the effects of stress and
trauma on early attachment. Guilford Press, New York

Marvin R, Cooper G, Hoffman K, Powell B (2002) The Circle of
Security™ project: attachment-based intervention with
caregiver-pre-school child dyads. Attach Hum Dev 4:
107–124

McDonough S (1993) Promotin positive early parent-infant
relationships through interaction guidance. Child Adolesc Psychiatr Clin N Am 4(3): 661–672

Papoušek M (1998) Das Münchner Modell einer interaktions-
zentrierten Säuglings-Eltern-Beratung und -Psycho-
therapie. In: Klitzing K von (Hrsg) Psychotherapie in der

frühen Kindheit. Vandenhoeck & Ruprecht, Göttingen,
S 88–118

Papoušek M, Hofacker N von, Malinowski M, Jacubeit
T, Cosmovici B (1994) Münchner Sprechstunde für
Schreibabys. Erste Ergebnisse zur Früherkennung und
Prävention von Störungen der Verhaltensregulation
und der Eltern-Kind-Beziehungen. Sozialpädiatrie in der
Pädiatrie 16: 680–686

Papoušek M, Rothenberger S, Cierpka M, Hofacker N von
(2006) Regulationsstörungen der frühen Kindheit.
CD-basierte Fortbildung. Stiftung Kindergesundheit,
München

Pedrina F (2000) Gruppentherapie mit Müttern und Babys
in postpartalen Krisen. Ausschnitte aus der qualitativen
Auswertung eines Pilotprojekts. AKJP 31: 469–484

Pedrina F (2006) Mütter und Babys in psychischen Krisen.
Forschungsstudie zu einer therapeutisch geleiteten
Mutter-Säuglings-Gruppe am Beispiel postpartaler
Depression. Brandes & Apsel, Frankfurt/Main

Ramsauer B, Lotzin A, Gehrke J, Romer G, Powell B (2010)
A German evaluation of an attachment-based group
intervention program (»Circle of Security«) for women
with mental illness and their infants (RTC). Infant Ment
Health J 31, Suppl 3: 286

Sameroff AJ, McDonough S, Rosenblum KL (Hrsg) (2004)
Treating parent-infant relationship problems. Strategies
for intervention. Guilford Press, New York

Schechter DS, Kaminer T, Grienenberger JF, Amat J (2003)
Fits and starts: a mother-infant case study involving
pseudoseizures across three generations in the context
of violent trauma history (with commentaries by RD
Marshall, CH Zeannah, T Gaensbauer). Infant Ment
Health J 24(5): 510–528

Schechter DS, Coots T, Zeanah CH, Davies M, Coates SW,
Trabka KA et al (2005) Maternal mental representations
of the child in an innercity clinical sample: violence-
related posttraumatic stress and reflective functioning.
Attach Hum Dev 7(3): 313–331

Schechter DS, Zygmunt A, Coates SW, Davies M, Trabka KA,
McCaw J et al (2007) Caregiver traumatization adversely
impacts young children's mental representations of self
and others. Attach Hum Dev 9(3): 187–205

Slade A, Sadler L, De Dios-Kenn C, Webb D, Currier-Ezepchick
J, Mayes L (2005) Minding the baby: a reflective parenting program. Psychoanal Study Child 60: 74–100

Stern D (1998) Die Mutterschaftskonstellation. Eine vergleichende Darstellung verschiedener Formen der Mutter-
Kind-Psychotherapie. Klett-Cotta, Stuttgart

Thiel-Bonney C, Cierpka M (2004) Die Geburt als Belastungserfahrung bei Eltern von Säuglingen mit Selbstregulationsstörungen. Prax Kinderpsychol Kinderpsychiatr 53:
601–622

Thompson-Salo F, Paul C, Morgan A, Jones S, Jordan B, Mee-
han M et al (1999) Free to be playful: therapeutic work
with infants. International Journal of Infant Observation
and its Applications 3: 47–62

UNICEF-Report: Progress for children (2005) A world fit for
    children. Statistical review
Windaus E (2007) Behandlungskonzepte der tiefenpsycho-
    logisch fundierten und analytischen Psychotherapie
    im Säuglings- und Kleinkindalter. In: Hopf H, Windaus E
    (Hrsg) Lehrbuch der Psychotherapie: Psychoanalytische
    und tiefenpsychologisch fundierte Kinder- und Jugend-
    lichenpsychotherapie, Bd 5. CiP-Medien, München,
    S 3–20
Winnicott D (1974) Reifungsprozesse und fördernde Umwelt.
    Kindler, München
Wollwerth de Chuquisengo R Papoušek M (2004) Das
    Münchner Konzept einer kommunikationszentrierten
    Eltern-Säuglings-/Kleinkind-Beratung und -Psychothe-
    rapie. In: Papoušek M, Schieche M, Wurmser H (Hrsg)
    Regulationsstörungen der frühen Kindheit. Huber, Bern,
    S 281–309
Wynne L (1988) The »presenting problem« and theory-based
    family variables: keystones for family therapy research.
    In: Wynne L (Hrsg) The state of the art in family therapy
    research. Family Process Press, New York, S 89–108
Zeijl J van, Mesman J, Ijzendoorn MH van, Bakermans-Kra-
    nenburg M, Juffer F, Stolk MN et al (2006) Attachment-
    based intervention for enhancing sensitive discipline
    in mothers of one- to three-year-old children at risk for
    externalizing behavior problems. A randomized cont-
    rolled trial. J Consult Clin Psychol 74: 994–1005
Ziegenhain U, Fries M, Bütow B, Derksen B (2004) Ent-
    wicklungspsychologische Beratung für junge Eltern.
    Juventa, Weinheim

Video und Videofeedback in Beratung und Therapie

Consolata Thiel-Bonney

M. Clerpka (Hrsg.), *Regulationsstörungen*, Psychotherapie: Praxis,
DOI 10.1007/978-3-642-40742-0_10, © Springer-Verlag Berlin Heidelberg 2015

Die therapeutische Technik der Videoaufzeichnung und des Videofeedbacks birgt einige Vorteile für Eltern und Berater: Von Beginn an weitet sich der Blick in verschiedene Ebenen der Betrachtung und der möglichen Unterstützung des Kindes und seiner Familie im therapeutischen Kontext. In der Beobachtung von Eltern und Kind in der Interaktion werden der individuelle Beitrag jedes Einzelnen und zugleich die Dynamik zwischen den Beteiligten und ihrer Umgebung erkennbar. Das Video bedeutet eine »Eintrittspforte« in das konkrete Geschehen während der Interaktion zwischen Eltern und Kind, in die Beziehung der Partner untereinander und in ihre repräsentationale Welt. Es bezieht die Eltern intensiv in die Beobachtung ihres Kindes und ihres eigenen interaktionellen Beitrags ein und erleichtert das Verständnis der Eltern für die Perspektive ihres Kindes, für seine Bedürfnisse und Entwicklungsmöglichkeiten. Somit bietet der Einsatz dieses Mediums auch eine effektive Interventionsmöglichkeit.

10.1   Einführung

Der Einsatz der videogestützten Verhaltensbeobachtung hat seit den frühen 1970er-Jahren zu einem wachsenden Wissen in der entwicklungspsychologischen Forschung geführt. Videodokumentation und Verhaltensmikroanalyse trugen entscheidend zum internationalen Aufschwung der Säuglings- und Kleinkindforschung bei. In Deutschland erschloss die Forschung von Mechthild und Hanuš Papoušek mithilfe von mikroanalytischen Untersuchungen aufgezeichneter Interaktionssequenzen einen direkten empirischen Zugang zu den intuitiven, im implizit-prozeduralen Gedächtnis gespeicherten Verhaltensformen, die weite Teile der vorsprachlichen Kommunikation zwischen Eltern und Kind umfassen (Papoušek 1994, 2000, 2004).

Das menschliche Verhalten im Kontext von Beziehung und sozialer Kommunikation ist ein »äußerst flüchtiger Gegenstand«, der nur existiert, solange er stattfindet (Thiel 2003), der sich in seiner hohen Komplexität ständig wandelt und sich seinem Wesen nach »einmalig und unwiederholbar, oft subtil und individuell einzigartig« darstellt (Papoušek 2000, S. 612). Die Interaktionspartner

sind in der Lage, das im Gegenüber beobachtete Verhalten überwiegend unbewusst wahrzunehmen, zu verstehen, zu bearbeiten und zu beantworten. Ein solches Geschehen kann durch die Interaktionspartner selbst oder einen Beobachter nur subjektiv wahrgenommen und in Teilaspekten und einzelnen Bildern »gespeichert« werden. Dies geschieht auf dem Hintergrund des jeweiligen kognitiven Systems und unter dem Einfluss von biografischer Vorerfahrung, Kultur und Weltanschauung, von Theorien und Konzepten, von Aufmerksamkeit für bestimmte kommunikative Aspekte, von Affekten und der momentanen emotionalen Befindlichkeit. Das Verstehen menschlichen Verhaltens entzieht sich somit der Objektivität und unterliegt methodischen und erkenntnistheoretischen Einschränkungen (Thiel 2003).

Mithilfe der Videotechnik ist es gelungen, die Grenzen der bewussten Wahrnehmungs- und Erkenntnisfähigkeit zu erweitern. Das Bild erlaubt dem Betrachter eine Distanz zu dem Geschehen und zu sich selbst. Es verlangsamt (z. B. durch Wiederholungen, Zeitlupe, Standbildeinblendungen) die schnelle Abfolge von Interaktionssequenzen; interaktionelle Prozesse können im Millisekundenbereich festgehalten und anschließend reflektiert werden.

Die Erkenntnis dynamischer Wechselbeziehungen in der frühen Kommunikation hat deutlich gemacht, dass das Verhalten des jungen Kindes nicht getrennt von den elterlichen intuitiven und koregulatorischen Kompetenzen, der Eltern-Kind-Beziehung, den elterlichen Repräsentanzen und dem sozialen Kontext, in dem die Familie lebt, gesehen werden kann. Dabei bildet sich der jeweils aktive Beitrag des Säuglings und seiner Bezugspersonen im Rahmen von Beziehungsgestaltung und Kommunikation konkret in der Interaktion ab. Dieses Verständnis brachte die Entwicklung therapeutischer Techniken voran, die auf die Interaktion und die Qualität der frühen Eltern-Kind-Beziehung fokussieren und beide Partner berücksichtigen: das Kind *und* seine Eltern. In diesem Sinne ermöglichte die Videodokumentation mithilfe von Verhaltens(mikro)analysen nicht nur neue Erkenntnisse in der Säuglingsforschung (z. B. Beebe et al. 2010; Fivaz-Depeursinge 2009), sondern wurde auch zu einem zunehmend wichtigen Instrument in der

Diagnostik (s. Cierpka 2012, ▶ Kap. 33 und 34), der Prävention (Juffer et al. 2005; Ziegenhain et al. 2004; vgl. Cierpka 2012, ▶ Kap. 38) und in der Beratung und Therapie von Familien mit jungen Kindern (Überblick in Rusconi-Serpa et al. 2009; Fukkink 2008; vgl. auch Cierpka 2012, ▶ Kap. 30). Videoclips und das Videofeedback werden heute in vielfältigen Kontexten eingesetzt: in der aufsuchenden Arbeit mit psychosozial besonders belasteten Familien (Klein Velderman et al. 2006), im Kontext von Eltern-Säuglings-/Kleinkindberatung und -psychotherapie (Papoušek 2000; Papoušek u. Wollwerth de Chuqisengo 2006; Zelenko u. Benham 2000; McDonough 2004) und in der Verbindung von Forschung und Beratung, z. B. unter Einbezug des Still-Face-Paradigmas (Weinberg u. Tronick 1996; Reck et al. 2001) und des Lausanner Trilogspiels (Fivaz-Depeursinge u. Corboz-Warnery 2001; Fivaz-Depeursinge et al. 2004; Borchardt et al. 2010; vgl. auch Cierpka 2012, ▶ Kap. 34).

10.2 Beratungs- und Behandlungskonzepte mit Videofeedback

Videogestützte Interventionen sind in verschiedenen Theorien verankert (soziale Lerntheorie, Kommunikationstheorie, Bindungstheorie, psychodynamische/psychoanalytische und systemische Theorie), die die Bedeutung der Mutter/Eltern-Kind-Interaktion für die kindliche Entwicklung im sozial-emotionalen und kognitiven Bereich betonen (Fukkink 2008; Bünder et al. 2009). Einige Vorgehensweisen in Präventionsprogrammen (vgl. Cierpka 2012, ▶ Kap. 37 und 38) oder in der Beratung (z. B. McDonough 2000; Kalinauskiene et al. 2009) sind stärker an der konkreten Interaktion und am Verhalten orientiert; in psychodynamischen Behandlungskonzepten hingegen werden die beobachtbaren Interaktionen zwischen den Familienmitgliedern als eine Reflexion der Beziehung zwischen Eltern und Säugling in der Gegenwart und der elterlichen Repräsentation biografischer Erfahrungen verstanden und bearbeitet (Beebe 2003; Zelenko u. Benham 2000; Überblick in Rusconi-Serpa et al. 2009). Das Video erleichtert es den Eltern, »zu sehen« und »sich zu erinnern«, und verbindet in einem psychodynamischen Vorgehen die »Geschichte« der präsentierten kindlichen Symptomatik, die »Geschichte«, die konkret in der Interaktion beobachtet werden kann, und die »Geschichte« der Kindheitserfahrungen der Eltern (Beebe 2003). So ermöglicht das Bild im Video einen einzigartigen und unmittelbaren Zugang zu der aktuellen Situation mit dem Kind in der Familie, zu Gefühlen, Wahrnehmungen, Fantasien und frühen Erinnerungen der Eltern. Es bringt unbewusst ablaufende Kommunikationsmuster zwischen den beteiligten Partnern stärker ins Bewusstsein und ermöglicht die Reflexion gleichermaßen auf den Ebenen des konkreten Verhaltens/der Interaktion, der emotionalen Regulation und der Beziehungsgestaltung (Papoušek 2000; Thiel-Bonney 2002; Thiel-Bonney et al. 2005).

Die »Direktheit« und Unmittelbarkeit des Beobachtbaren bedeutet insbesondere für Eltern, die sich nur schwer auf einen Gesprächskontext einlassen können oder psychodynamische Aspekte in der Interaktions- und Beziehungsgestaltung mit ihrem Kind abwehren, eine Chance, sich mit ihrer eigenen Sichtweise und ihren Ressourcen, aber auch mit ihren Schwächen und Nöten ernst genommen zu fühlen. Immer wieder erfahren wir in unserer Arbeit das Betrachten von Videoaufzeichnungen als einen »Türöffner« zur Innenperspektive der jungen Familien; die Eltern können sich selbst und ihr Kind in der Interaktion *sehen, erleben* und *reflektieren* und beteiligen sich fortan engagiert als Partner im therapeutischen Prozess (s. auch McDonough 2006, 2004).

Bindungsbasierte Beratungskonzepte nutzen das Videofeedback als Möglichkeit, die Eltern für die kindlichen Signale zu sensibilisieren, ihre Feinfühligkeit zu stärken und eine sichere Bindungsbeziehung zu unterstützen (Bakermans-Kranenburg et al. 2003; Kalinauskiene et al. 2009). Eine Broschüre für Fachkräfte mit einer Anleitung zur Beobachtung von feinfühlig-interaktivem Verhalten wurde von Ziegenhain et al. (2008) entwickelt. Das Münchner Modell (Papoušek 2000), die Video-Mikroanalyse-Therapie (Downing 2003) und die Vorgehensweise in unserer Eltern-Säuglings-/Kleinkind-Ambulanz (Thiel-Bonney 2002; Borchardt et al. 2010) suchen, wie auch andere Arbeitsgruppen (Überblick in Fukkink 2008), die Ansätze auf der

Ebene des konkret beobachtbaren Verhaltens und der Ebene der Repräsentation zu verbinden. Hier wird die videogestützte Arbeit als ein bedeutsamer »Baustein« in der entwicklungs- und familienorientierten psychodynamisch-interaktionellen Behandlung frühkindlicher Störungen der Verhaltensregulation verstanden und genutzt und in die Ausbildung von Fachkollegen und -kolleginnen integriert (vgl. Cierpka 2012, ▶ Kap. 28).

10.3   Videoaufzeichnung und Videofeedback

10.3.1   Kontext von Videoaufnahmen

Eine Videoaufzeichnung und die therapeutische Arbeit mit diesem Medium können nur im Kontext eines vertrauensvollen diagnostischen und therapeutischen Bündnisses geschehen. Die Aufnahme einer Mutter/Vater-Kind-Interaktion berührt die persönliche Intimsphäre der Klienten. Es ist für die meisten Menschen befremdlich, sich selbst im Video wahrzunehmen. Für die Eltern kann es mit Scham oder Erschrecken verbunden sein, sich in der Kommunikation mit ihrem Kind zu beobachten, insbesondere bei einer erkennbar dysfunktionalen Interaktion. Zudem ist diese Situation auf Band »fixiert«, somit wiederholbar und grundsätzlich für Außenstehende einsehbar. Daher ist es verständlich, dass einige Eltern bei dem Vorschlag einer Beratung mit Videoaufzeichnung zunächst verunsichert reagieren. Die Familien sollten über jeden geplanten Schritt der Aufnahme und des Videofeedbacks und über die Schweigepflicht der Therapeuten informiert werden. Wir bitten die Eltern vor der Videoaufzeichnung um ihr schriftliches Einverständnis und fragen sie, ob sie der Freigabe des Videos für Forschungs- und/oder Ausbildungszwecke zustimmen. Es gibt (wenige) Familien, die eine solche Arbeit mit Video grundsätzlich ablehnen; dies sollte dann uneingeschränkt akzeptiert werden.

Berechtigterweise wird immer wieder die Validität solcher Videoaufzeichnungen hinterfragt. Kritische Stimmen verweisen auf die Kürze der Sequenzen (meist wenige Minuten), die Fremdheit der Umgebung für Eltern und Kind und auf einen möglichen »Vorführeffekt« bei einer Aufnahme in der Ambulanz, welcher in einer Studie von Field u. Ignatoff (1981) bestätigt werden konnte. Von den Eltern selbst erstellten »Homevideos« aus der gewohnten häuslichen Umgebung der Familie und das Ausweiten von Interaktionssequenzen auf unterschiedliche Kontexte (z. B. Mahlzeiten, Wickeln und Spiel) können dem entgegenwirken. Die Frage an die Eltern, ob das soeben mit dem Kind Erlebte aus ihrer Sicht für den Alltag zu Hause typisch ist (Papoušek 2000), wird nach unserer Erfahrung von den Eltern meist bejaht; die Anwesenheit des Babys scheint sehr schnell »Schemata des Zusammenseins« (Stern 1998) zu aktivieren, die die Interaktionspartner zuvor schon häufig miteinander erlebt haben.

10.3.2   Sicht des Therapeuten auf die Eltern-Kind-Interaktion und die Videoaufzeichnung

Gemäß Beebe et al. (2010) macht der Säugling in sozialen Interaktionen die Erfahrung von Übereinstimmung zwischen sich und dem Gegenüber

— auf der körperlichen Ebene (z. B. Gesicht, Kopf- und Körperhaltung des anderen),

— im zeitlichen Verlauf der Interaktion (Abfolgen, Frequenz, Rhythmus und Dichte in der Kontingenz der Verhaltensmuster; s. auch Hedenbro et al. 2006),

— in der räumlichen Organisation (z. B. gegenseitige Annäherung oder Vermeidung/Rückzug),

— im Affekt (geteilter Affekt, »affect attunement«, »matching«),

— in der Korrektur von Diskrepanzen (»interactive repair«),

— in der Transformation des Affekts durch die Beteiligung des Gegenübers,

— in der Aufmerksamkeit (geteilte Aufmerksamkeit, zur gleichen Zeit auf dasselbe Objekt gerichtet; »joint/shared attention«) und

— in den Mustern der Erregung.

Das Erleben von Kontingenz und Intersubjektivität wird als das Fundament früher Erfahrung von Beziehung zwischen dem Selbst und dem Anderen verstanden (vgl. Cierpka 2012, ▸ Kap. 5 und 6). Beebe et al. (2010) diskutieren dabei die Entstehung von sicherer bzw. unsicherer Bindung auf der Grundlage eines dyadischen Systems der Ko-Konstruktion, in dem die interaktive Abstimmung zwischen Mutter und Kind (»interactive contingency«), insbesondere jedoch die Art und Weise, wie Mutter und Kind ihr *eigenes* Verhalten regulieren (»self-contingency«), bedeutsam sind.

Praxis		

Zur Beratung im Rahmen des Videofeedbacks wird in unserer Ambulanz üblicherweise eine kurze Sequenz (5 bis 15 Minuten) einer Mutter/Vater-Kind-Interaktion (z. B. Mahlzeit, gemeinsames Spiel) aufgezeichnet. Der Therapeut sucht nach der erfolgten Videoaufzeichnung eine oder zwei Sequenzen mit positiven Interaktionsmustern aus, die er in der darauffolgenden Sitzung mit den Eltern besprechen möchte.

Entsprechend den Untersuchungsergebnissen aus Studien der vergangenen Jahre beobachten die Therapeuten das Geschehen auf dem Video entlang der im ersten Abschnitt dieses Unterkapitels genannten Interaktionsparameter unter folgenden Aspekten (s. auch Downing 2002; Raudzus-Groden 2008; Beebe 2003; Bünder et al. 2009; Favez et al. 2011; Drawert 2010):

— Wie ist der emotionale Kontakt zwischen Eltern und Kind gestaltet (Blickkontakt, verbaler, mimischer Ausdruck, Körperhaltung von Mutter/Vater und Kind)?

— Wie ist der Zustand der kindlichen Interaktionsbereitschaft (z. B. aktiv, wach und aufmerksam, passiv, müde, überreizt, gestresst)? Ergreift das Kind die Initiative? Welche Fähigkeiten der Selbstregulation/Selbstberuhigung hat das Kind? Werden sie von den Eltern unterstützt?

— Wie ist das intuitive elterliche Verhalten auf den Zustand der kindlichen Interaktionsbereitschaft abgestimmt (adäquat, über-/unterregulierend, alters- und entwicklungsangemes-

sen)? Wie gestalten die Eltern die Koregulation des jeweiligen affektiven kindlichen Zustands?

— Wie gelingt es den Partnern, eine Kommunikation in Gang zu halten? Von wem geht eine Initiative aus, wer führt und wer folgt? Auf welche Signale reagiert das Gegenüber – und wie? Wie ist das Kind involviert? Wie wird der sprachliche Austausch gestaltet (z. B. *besch*reibende oder *vor*schreibende Sprache)?

— Wie zeigen die Partner gegenseitige Nähe? Berühren sie sich? Wie gehen die Eltern auf kindliche Nähewünsche ein?

— Wie werden kindliche Initiativen und die kindliche Autonomie unterstützt (z. B. Abwarten oder »Kreuzen« kindlicher Initiative, »turn taking«)? Ist die Unterstützung (z. B. in der Exploration/bei kurzer Trennung) entwicklungsangemessen?

— Wie gehen Eltern und Kind mit einem Konflikt um?

— Organisation von Raum und Zeit: Sind die Beteiligten auf der Körperebene einander zugewandt? Schließen sie einander aus? Wie strukturieren Eltern und Kind den Ablauf einer Interaktionssequenz, z. B. im Spiel (Beginn, Höhepunkt, Ende, allgemeines Tempo)? Haben Eltern und Kind einen gemeinsamen Fokus der Aufmerksamkeit, und arbeiten die Partner auf der Handlungsebene zusammen?

— Wie sind die Übergänge zwischen einzelnen Interaktionssequenzen gestaltet? Unterstützt die Form des Übergangs die Vorhersagbarkeit für das Kind und sein Sicherheitsbedürfnis?

— Wie gehen die Familienmitglieder praktisch mit einer Aufgabe um? Wie sind die Rollen verteilt? Wie sind die Ressourcen und Problemlösefähigkeiten der Familienmitglieder gestaltet?

10.3.3 Videofeedback

Schließlich wird den Eltern jeweils eine kurze ausgewählte Szene präsentiert und diese im Videofeedback mit dem Therapeuten besprochen. Idealerweise sehen die Eltern das Video in Abwesenheit des Kindes, um sich ganz auf das Bild und das emotionale Geschehen einlassen zu können. Vor dem

Anschauen des Films werden die Eltern gefragt, ob die Szene eine typische Situation in der Familie darstellt oder ob etwas anders war als in ähnlichen Situationen zu Hause. Gab es während der Aufnahme etwas, was die Eltern überrascht hat? Wie fühlten sich die Eltern in der Interaktion mit ihrem Kind während der Videoaufzeichnung? Wie nahmen Vater und Mutter selbst das Geschehen wahr?

In der konkreten Videoarbeit mit den Eltern hat sich das im Folgenden erläuterte Vorgehen bewährt (s. auch Downing 2003).

■ **Teil 1: Positive Szene**

Zunächst wird den Eltern eine *positive, gelungene* und für beide Seiten *belohnende Szene* gezeigt, auch wenn diese nur eine Ausnahme in der gesamten Videosequenz darstellen sollte.

— *Wiederholtes Betrachten* der Szene: Hier gelingt ein vertieftes Wiederbeleben und Genießen einer Sequenz gelingender Kommunikation und positiver emotionaler Bezogenheit im Zwiegespräch und im Spiel (und sei es nur mit einem Standbild eines Blickkontakts oder eines Moments geteilter Freude); dabei verweilen, um den Gefühlen und Nähebedürfnissen der Bezugsperson und dem Einfühlen in das Erleben und die Perspektive des Kindes Zeit zu geben.

— Genaues *Beobachten der positiven Wechselseitigkeit* zwischen den Partnern: Der Therapeut hebt dabei hervor, wie es Eltern und Kind hier gelingt, eine Begegnung im Spiel und in der Kommunikation aktiv zu gestalten, wie die beiden Partner jeweils die Initiative ergreifen und welches Feedback die Eltern in der Interaktion von ihrem Kind erhalten, sodass eine positive Wechselseitigkeit entsteht. Dabei erfahren die Eltern eine Stärkung ihrer eigenen intuitiven Kompetenz, ihres Selbstvertrauens und ihres Zutrauens zu den kindlichen Fähigkeiten. Die Ausbildung positiver Beziehungsrepräsentanzen wird unterstützt.

— Ansprechen der *emotionalen Reaktion* der Eltern auf die betrachtete Szene: Wie erging es den Eltern beim Anschauen des Videos? Wie fühlten sie sich als Eltern, und wie, glauben sie,

hat sich ihr Kind gefühlt? Welche körperlichen Reaktionen erlebten sie während der Interaktion (Downing 1996)? Störende negative Emotionen können ggf. angesprochen und aufgelöst werden.

— Welche *Bedeutung* haben die betrachteten Szenen für die Eltern und für das Zusammensein mit dem Kind und in der Familie?

— Erfragen der *Erinnerungen an die eigene Kindheit*: Kennen die Eltern solche Szenen aus ihrer eigenen Kindheit? Woran fühlen sie sich erinnert?

— Benötigen die Eltern nach der Exploration evtl. noch Informationen, z. B. zu *entwicklungspsychologischen Fragen?*

■ **Teil 2: Negative (dysfunktionale) Sequenzen**

Negative (dysfunktionale) Kommunikationssequenzen können angesprochen werden, wenn das therapeutische Bündnis tragfähig ist. Das Anschauen eines solchen Filmausschnitts könnte z. B. folgendermaßen eingeleitet werden: »Wir könnten uns nun eine Spielszene anschauen, in der ein Moment nicht so gut geklappt hat; gemeinsam können wir überlegen, was dazu beigetragen hat und wie es Ihnen gelingen kann, wieder mehr Freude miteinander zu haben. Wären Sie dazu bereit?«

— Genaues *gemeinsames Beobachten* der kindlichen Auslöse- und Feedbacksignale und Erkennen von negativer Wechselseitigkeit in Rückbezug zu elterlichem Verhalten.

— Eingehen auf die das elterliche Verhalten bestimmenden *Gefühle*, auf störende Affekte und Impulse, belastende Erinnerungen, innere Bilder und »Gespenster aus der Vergangenheit« (Fraiberg et al. 2003) sowie mögliche auslösende Momente dysfunktionaler Interaktion aufgrund eines bestimmten Verhaltens des Kindes.

— Entdecken und *Auflösen verzerrter Wahrnehmungen und projektiver Zuschreibungen* und Rückbezug zum realen Kind im »Hier und Jetzt« der Videosequenz.

— *Unterstützen selbstreflexiver Funktionen* und Mentalisierung in Bezug auf das reale Kind (im Video).

Das Betrachten einer kurzen dysfunktionalen Sequenz kann im Anschluss an die Besprechung einer positiven Szene erfolgen, wenn die Zeit reicht und sich die Bezugsperson des Kindes sicher genug fühlt; ansonsten kann sie Inhalt eines weiteren Beratungstermins sein.

■ **Teil 3: Verankern von Gefühlen positiver emotionaler Bezogenheit**

Ein nochmaliges *Wiederbeleben* und *bewusstes Verankern* der Gefühle positiver emotionaler Bezogenheit dient der Abrundung der Therapiestunde und der gelingenden Umsetzung im Alltag.

▬ Erneutes Betrachten und Wiederbeleben der positiven Spielsequenz.

▬ Vorbereiten des Transfers in den häuslichen Alltag: Ob und unter welchen Bedingungen kamen positive Spielerfahrungen bisher zu Hause vor, und was steht ihnen womöglich im Wege? Wie können die Eltern mehr von dem tun, was zu einer gelungenen Kommunikation mit ihrem Kind beiträgt (entsprechend der positiven Szene im Video), und wie können diese schönen Momente des Miteinanders im häuslichen Alltag verankert werden? etc. So kann z. B. ein Vater, der überregulierend in die Interaktion mit seinem Säugling eingreift, worauf dieser mit Blickabwendung reagiert, ermutigt werden, seinem Kind abwartend mehr Zeit zu gewähren. Oder eine Mutter, die in depressiver Stimmungslage nur wenig zu einem freudvollen Miteinander im Spiel beitragen kann, könnte aufgefordert werden, das, was sie sieht und was sie und ihr Kind gerade tun, zu artikulieren und sprachlich zu begleiten. Dabei gelingt das Einfühlen in die das kindliche Verhalten bestimmenden Gefühle und Bedürfnisse.

▬ Abschließend wird erarbeitet, wie daheim im Tagesablauf stressfreie Zeitfenster für positive gemeinsame Spielerfahrungen gewonnen werden können und wie sich die Eltern vor dem erneuten Eindringen eigener Erfahrungen aus der Vergangenheit und verzerrter Wahrnehmungen in die Interaktion mit ihrem Kind schützen können.

10.3.4 Fallbeispiele

Fallbeispiel 1

Verzweifelt meldete sich die Mutter der 5 Monate alten Paulina telefonisch in unserer Ambulanz: Sie benötige dringend einen Termin, da ihr Kind sie ablehne und sie ernsthaft darüber nachdenke, ihre Tochter an eine andere Betreuungsperson abzugeben, um ihr nicht weiter zu schaden. Im Erstkontakt berichtete die Mutter von Paulinas Schlafproblemen, die seit der Geburt bestünden. Nachts wache sie alle ein bis zwei Stunden auf und werde zur Beruhigung gestillt. Tagsüber schlafe sie nur selten, sei quengelig und unruhig und beschäftige sich kaum einen Moment alleine. Sie müsse Paulina den ganzen Tag über »necken und locken«, um sie bei Laune zu halten und ein Lächeln in ihr Gesicht zu zaubern. Fast den gesamten Tag über trage sie Paulina umher; sie selbst sei nun völlig erschöpft. Das Schlimmste jedoch sei, dass Paulina zunehmend den Blickkontakt vermeide: In den vergangenen beiden Tagen habe sie die Mutter überhaupt nicht mehr angeschaut. Zu ihrem Vater suche Paulina schon Blickkontakt, wenn dieser sich nur in Hörweite befinde, und begrüße ihn fröhlich, wenn er abends von der Arbeit nach Hause komme.

Beide Eltern stammten aus belasteten Herkunftsfamilien. Für sie war es wichtig, Geborgenheit und Glück in einer eigenen Familie zu finden, so wie beide es in ihrer Kindheit nicht erleben durften. Dabei waren sie davon ausgegangen, ein »einfaches« und zufriedenes Baby zu bekommen, das ihre Partnerschaft stärken und sich gut in den anstrengenden Berufsalltag beider Eltern einfügen würde. Paulinas Mutter hatte in ihrer Herkunftsfamilie große Verantwortung für das Wohlergehen ihrer eigenen Mutter übernommen, die mehrfach schwer depressiv erkrankt war und stationär behandelt werden musste. Bei sich selbst hatte sie seit der Geburt angstvoll-depressive Stimmungsschwankungen bemerkt. Seither beobachtete sie beständig ihr Kind, um zu prüfen, ob sie in seinem Gesichtsausdruck ebenfalls Zeichen von Traurigkeit entdecken würde. Sie sorgte sich, dass ihre Herkunftsfamilie Paulina eine Tendenz zur Depression vererbt haben könnte. In ruhigen Momenten nahm sie ihr Kind als »traurig« wahr und versuchte daher beständig, Paulina »zum Lachen zu bringen«; das Lächeln des Kindes bedeutete eine kurzfristige emotionale Entlastung für die Mutter. Ihr wichtigster Wunsch für ihre Tochter war, dass sie »ein fröhliches Kind werden« würde.

Paulina wirkte still und zurückgezogen; sie zeigte kaum Explorationslust oder Spielinitiative. Auf Ansprache der Mutter reagierte sie mit sofortiger Blickvermeidung. Paulina hatte bisher kaum die Möglichkeit erhalten, einen eigenen Rhythmus zu finden und erste Erfahrungen von Selbstwirksamkeit zu machen (in ruhiger Aufmerksamkeit auf sich selbst/auf die Umwelt bezogen und in der Kommunikation mit der Mutter). Mit ihrer ängstlichen Anspannung überforderte die Mutter Paulina im Zwiegespräch und stimulierte sie in jeder noch so kurzen Ruhephase. Müdigkeitssignale des Säuglings wurden von beiden Eltern übersehen. Paulinas Vater nahm seine Tochter nicht als traurig wahr. Jedoch hatte auch er das Mädchen häufig im Spiel als »Action Man« (O-Ton Vater) stimulierend überfordert.

In einer Videoaufzeichnung eines Zwiegesprächs mit der Mutter nahm das deutlich dysphorisch wirkende Mädchen zur Erleichterung der Therapeuten am Ende einer Still-Face-Sequenz doch noch einen sehr kurzen, werbenden Blickkontakt zur Mutter auf und demonstrierte so, für die Mutter *sichtbar*, sein Interesse am Kontakt. Die Mutter war beim Betrachten dieser kurzen, ausgewählten Sequenz während der zweiten Sitzung sehr berührt. Mit zwei zuvor besprochenen »Aufgaben« ging sie schließlich nach Hause: Sie sollte überlegen, was in Paulina vorgehen könnte, wenn sie in Ruhe war und einfach im Zimmer umhersah oder aus dem Fenster schaute (die Mutter hatte bisher Traurigkeit gesehen, der Vater z. B. vermutet, dass Paulina das Spiel der Wolken beobachtete); über ihre verschiedenen »Hypothesen« sollten sich die Eltern kurz miteinander austauschen. Zudem wurde die Mutter ermutigt, Paulina in der Kommunikation nicht »alles abzunehmen«, sondern sich selbst ein wenig von ihrem Kind »locken« zu lassen – so wie Paulina es gerade im Video gezeigt hatte.

Nach insgesamt drei Therapiesitzungen hatte sich das Mädchen in der Wahrnehmung seiner Eltern »völlig verändert«: Die Gesamtschlafzeit hatte sich auf 15 Stunden ausgedehnt, Paulina »lachte und gluckste« mit beiden Eltern und genoss Zeiten des Alleinspiels, die die Mutter ihr entspannt und ohne Angst vor Zeichen einer drohenden Depression zugestehen konnte. Die Mutter äußerte sich überrascht darüber, wie sehr ihre eigene Vorerfahrung die Interaktion mit ihrem Kind beeinflusst hatte, ohne dass ihr dies bewusst gewesen war.

Wie das nun folgende zweite Fallbeispiel zeigt, kann die Videomikroanalyse insbesondere bei schwierigen Behandlungsanforderungen und bei komplexen Beziehungssystemen, die in der Beratung von Eltern mit Säuglingen und Kleinkindern auf der Mehrgenerationenebene und auf der Ebene der Helfer erkennbar werden, als hilfreiches therapeutisches Instrument eingesetzt werden (s. auch McDonough 2000).

Fallbeispiel 2

Die 19 Monate alte Lena, die an einer schweren, bisher »therapieresistenten« Fütter- und Gedeihstörung litt, konnte erfolgreich behandelt werden, indem den Eltern bei einem bestehenden Überangebot im Helfersystem der Vorschlag einer »konkreten« Videoarbeit gemacht wurde. Vater und Mutter des Kindes befanden sich zu diesem Zeitpunkt in psychotherapeutischer Behandlung, nahmen Paarberatungen in Anspruch, holten sich Rat in der Tagesstätte ihrer Tochter und nahmen Gesprächsangebote eines allopathischen und eines anthroposophischen Kinderarztes wahr. Das geschwächte Mädchen war bereits zweimal in Kinderkliniken mit unterschiedlicher therapeutischer Ausrichtung behandelt worden – ohne erkennbaren Erfolg. Unter Beachtung des psychodynamischen Geschehens auf der Mehrgenerationen- und Paarebene, im Helfersystem, in der dyadischen und triadischen Beziehung und in der Eltern-Kind-Interaktion stützten wir uns für einen gewissen Zeitraum ausschließlich auf das Bild im Video. Mithilfe dieses Mediums erkannten die Eltern, dass sie ihrer Tochter mehr Autonomie zutrauen und wie sie sie dabei unterstützen konnten. Nach und nach wurde es den Eltern möglich, Lena aus ihrer Rolle in der konflikthaft-angespannten Paarbeziehung zu entlassen. Den bestehenden körperlichen und sprachlichen Entwicklungsrückstand holte das Mädchen innerhalb weniger Monate auf (für eine ausführlichere Darstellung dieses Falls s. Thiel-Bonney 2002).

Weitere Beispiele für die Arbeit mit Videofeedback finden sich auch in ▶ Kap. 8 in diesem Buch.

10.4   Wirksamkeit des Videofeedbacks

Seit den 1950er-Jahren findet das Videofeedback eine zunehmende Verbreitung in der psychotherapeutischen Arbeit. Heute wird es in verschiedenen Feldern als therapeutisches Mittel eingesetzt. In der Eltern-Säuglings-/Kleinkindberatung und -psychotherapie bestehen Erfahrungen z. B. bei frühkindlichen Störungen der Verhaltensregulation (Papoušek 2000; Papoušek u. Wollwerth de Chuquisengo 2006; Bünder et al. 2009; van Zeijl et al. 2006), postpartaler Depression und Angststörung (Reck 2006, 2008, Vik u. Braten 2009), bei psychiatrischer Erkrankung der Bezugsperson (Hornstein et al. 2006), bei mütterlicher Essstörung (Stein et al. 2006), unsicherer Bindungsbeziehung (Bakermans-Kranenburg et al. 2003; Kalinauskiene et al. 2009), bei jugendlichen Müttern (Downing u. Ziegenhain 2001) und Müttern mit Traumatisierung (Schechter et al. 2006), in der Begleitung von Familien mit Frühgeborenen (Landry et al. 2006), in der Beratung von Pflege- und Adoptionsfamilien (Juffer et al. 2005; Bünder et al. 2009) sowie von Familien mit besonderer psychosozialer Belastung (Ziegenhain et al. 2004; Mendelsohn et al. 2005, McDonough 2004, Bünder et al. 2009).

Eine Metaanalyse von 29 Studien zu videogestützten Therapieprogrammen (Fukkink 2008) ergab statistisch signifikante Effekte: Das Videofeedback wirkte sich günstig auf das elterliche Verhalten in der Interaktion aus (erhöhte Sensitivität, positive Effekte auf stimulierende und intrusive elterliche Verhaltensweisen), trug zur positiven Einstellung der Eltern zur Elternschaft bei (Reduktion von elterlichem Stress auf der Ebene der Eltern-Kind-Interaktion, größeres elterliches Selbstbewusstsein) und zeigte einen positiven Effekt auf die Entwicklung der Kinder in der Familie. Die Effekte waren jedoch geringer bei Familien, die zu einer Hochrisikogruppe zählten. Bakermans-Kranenburg et al. (2003) untersuchten Interventionsprogramme, die auf die elterliche Sensitivität und die kindliche Bindungssicherheit fokussieren. Es zeigte sich in der Metaanalyse, dass zeitlich begrenzte Interventionen mit einem eindeutigen verhaltensorientierten Fokus auf das mütterliche sensitive Verhalten in der Interaktion mit dem Kind am wirksamsten waren. Interventionen, die auf eine Verbesserung der mütterlichen Sensitivität zielten, waren effektiver, wenn sie das Videofeedback nutzten. Obwohl nur wenige Studien eingeschlossen werden konnten, die auch die Väter einbezogen, zeigten diese Untersuchungen signifikant größere Effekte als Studien, die ausschließlich Mütter untersucht hatten. Dieses Ergebnis spricht dafür, dass Interventionen immer auch den systemischen Charakter der Familien beachten sollten; die Berücksichtigung *beider* Eltern und des gesamten familiären Kontextes stärkt die gegenseitige Unterstützung in der Familie und die Effektivität der Beratung.

Fazit

Innerhalb einer Halt gebenden und unterstützenden therapeutischen Beziehung gelingt es, die Aufmerksamkeit der Eltern im Rahmen des Videofeedbacks auf funktionale und dysfunktionale Interaktionen mit ihrem Kind zu lenken. Durch die Erfahrung von Zusammenhängen zwischen »früher« und »heute« in einer tragfähigen und wertschätzenden Atmosphäre erleben die Eltern das aufmerksame Betrachten der Interaktionen meist nicht als ein Kritisiertwerden durch einen Therapeuten, sondern als eine besonders unterstützende Art der Hilfestellung bei Problemen in der dyadischen oder triadischen Beziehung und in der Familie (s. auch Gloger 2010). Biografische Erfahrungen der Eltern beeinflussen ihre intuitiven Fähigkeiten in der Beziehung und Kommunikation mit ihrem Kind. Im Rahmen der psychotherapeutischen Bearbeitung des Bildes im Video können »Gespenster« im Kinderzimmer (Fraiberg et al. 2003) erkannt und »verwandelt« werden; den Eltern gelingt es, verzerrte Wahrnehmungen aufzulösen und ihr Kind und sich selbst als eigenständige Persönlichkeiten wahrzunehmen. Ressourcen können gemeinsam entdeckt und alternative Kommunikationsmuster erarbeitet und erprobt werden, die den Weg zu positiven Beziehungserfahrungen zwischen Eltern und Kind ebnen.

Literatur

Bakermans-Kranenburg MJ, Ijzendoorn MH van, Juffer F (2003) Less is more: meta-analysis of sensitivity and attachment interventions in early childhood. Psychol Bull 129(2): 195–215

Beebe B (2003) Brief mother-infant treatment: psychoanalytically informed video feedback. Infant Ment Health J 24(1): 24–52

Beebe B, Jaffe J, Markese S et al (2010) The origins of 12-month attachment: a microanalysis of 4-month mother-infant interaction. Attach Hum Dev 12(1–2): 3–141

Borchardt S, Schwinn L, Eickhorst A, Frey B (2010) Lausanner Trilogspiel in der Eltern-Säuglings-Beratung. Psychotherapeut 55: 147–152

Bünder P, Sirringhaus-Bünder A, Helfer A (2009) Lehrbuch der Marte-Meo-Methode. Entwicklungsförderung mit Videounterstützung. Vandenhoeck & Ruprecht, Göttingen

Cierpka M (Hrsg) (2012) Frühe Kindheit 0–3. Beratung und Psychotherapie für Eltern mit Säuglingen und Kleinkindern. Springer, Heidelberg

Downing G (1996) Körper und Wort in der Psychotherapie. Kösel, München

Downing G (2002). Video-Mikroanalyse-Therapie (Seminar, persönliche Mitteilung). Universitätsklinikum Heidelberg, Heidelberg.

Downing G (2003) Video-Mikroanalyse-Therapie: Einige Grundlagen und Prinzipien. In: Scheurer-Englisch H, Suess GJ, Pfeifer WKP (Hrsg) Wege zur Sicherheit – Bindungswissen in Diagnostik und Intervention. Psychosozial-Verlag, Gießen, S 51–68

Downing G, Ziegenhain U (2001) Besonderheiten der Beratung und Therapie bei jugendlichen Müttern und ihren Säuglingen – die Bedeutung der Bindungstheorie und videogestützter Intervention. In: Suess GJ, Scheurer-Englisch H, Pfeifer WKP (Hrsg) Bindungstheorie und Familiendynamik. Anwendung der Bindungstheorie in Beratung und Therapie. Psychosozial-Verlag, Gießen, S 271–296

Drawert C (2010) Marte Meo – »Aus eigener Kraft«. EREV-Schriftenreihe 51(4): 105–119

Favez N, Scaiola CL, Tissot H, Darwiche J, Frascarolo F (2011) The Family Alliance Assessment Scales: steps toward validity and reliability of an observational assessment tool for early family interactions. J Child Fam Stud 20(1): 23–37

Field T, Ignatoff E (1981) Videotaping effects on the behaviours of low income mothers and their infants during floor-play interactions. J Appl Dev Psychol 2: 227–235

Fivaz-Depeursinge E (2009) Trianguläre Kommunikation von Babys in »Zwei-für-einen«- versus »Zwei-gegen-einen«-Dreiecken. Familiendynamik 34(2): 136–145

Fivaz-Depeursinge E, Corboz-Warnery A (2001) Das primäre Dreieck. Vater, Mutter und Kind aus entwicklungstheoretisch-systemischer Sicht. Carl-Auer-Systeme, Heidelberg

Fivaz-Depeursinge E, Corboz-Warnery A, Keren M (2004) The primary triangle: treating infants in their families. In: Sameroff AJ, McDonough SC, Rosenblum KL (Hrsg) Treating parent-infant relationship problems. Guilford Press, New York, S 123–151

Fraiberg S, Adelson E, Shapiro V (2003) Gespenster im Kinderzimmer. Probleme gestörter Mutter-Säuglings-Beziehungen aus psychoanalytischer Sicht. AKJP 34: 465–504

Fukkink RG (2008) Video feedback in widescreen: a meta-analysis of family programs. Clin Psychol Rev 28: 904–916

Gloger C (2010) Wie erleben Eltern und Kinder den Videoeinsatz im ambulant-klinischen Setting? Prax Kinderpsychol Kinderpsychiatr 59: 193–206

Hedenbro M, Shapiro A, Gottman JM (2006) Play with me at my speed: describing differences in the tempo of parent-infant interactions in the Lausanne triadic play paradigm in two cultures. Fam Process 45: 485–498

Hornstein C, Schenk S, Wortmann-Fleischer S et al. (2006) Videotherapie bei postpartalen Störungen. Ein interaktionales Behandlungskonzept bei Müttern mit Depressionen und Psychosen. Psychotherapeut 51: 363–368

Juffer F, Bakermans-Kranenburg MJ, Ijzendoorn MH van (2005) The importance of parenting in the development of disorganised attachment: evidence from a preventive intervention study in adoptive families. J Child Psychol Psychiatry 46: 263–274

Kalinauskiene L, Cekuoliene D, Ijzendoorn MH van et al (2009) Supporting intensitive mothers: the Vilnius randomized control trial of video-feedback intervention to promote maternal sensitivity and infant attachment security. Child Care Health Dev 35(5): 613–623

Klein Velderman M, Bakermans-Kranenburg MJ, Juffer F, Ijzendoorn MH van (2006) Effects of attachment-based interventions on maternal sensitivity and infant attachment: differential susceptibility of highly reactive infants. J Fam Psychol 20(2): 266–274

Landry SH, Smith KE, Swank PR (2006) Responsive parenting: establishing early foundations for social, communication, and independent problem-solving skills. Dev Psychol 43(4): 627–642

McDonough SC (2000) Interaction guidance: an approach for difficult-to-engage families. In: Zeanah CH (Hrsg) Handbook of infant mental health. Guilford Press, New York, S 485–493

McDonough SC (2004) Interaction guidance. Promoting and nurturing the caregiving relationship. In: Sameroff AJ, McDonough SC, Rosenblum KL (Hrsg) Treating parent-infant relationship problems. Guilford Press, New York, S 79–96

Mendelsohn AL, Dreyer BP, Flynn V et al (2005) Use of videotaped interactions during pediatric well-child care to promote child development: a randomized, controlled trial. J Dev Behav Pediatr 26(1): 34–41

Papoušek M (1994) Vom ersten Schrei zum ersten Wort. Anfänge der Sprachentwicklung in der vorsprachlichen Kommunikation. Huber, Bern

Papoušek M (2000) Einsatz von Video in der Eltern-Säuglingsberatung und -psychotherapie. Prax Kinderpsychol Kinderpsychiatr 49: 611–627

Papoušek M (2004) Regulationsstörungen der frühen Kindheit: Klinische Evidenz für ein neues diagnostisches Konzept. In: Papoušek M, Schieche M, Wurmser H (Hrsg) Regulationsstörungen der frühen Kindheit: Frühe Risiken und Hilfen im Entwicklungskontext der Eltern-Kind-Beziehungen. Huber, Bern, S 77–110

Papoušek M, Wollwerth de Chuquisengo R (2006) Integrative kommunikationszentrierte Eltern-Kleinkind-Psychotherapie bei frühkindlichen Regulationsstörungen. Prax Kinderpsychol Kinderpsychiatr 55: 235–254

Raudzus-Groden U (2008). Die Münchner klinische Kommunikationsskala (MKK) zur Erfassung der Eltern-Säuglings-Kommunikation. Reliabilität und Validität. Dissertation (unveröffentlicht). Ruprecht-Karls-Universität, Heidelberg.

Reck C (2006) Integrative stationäre Psychotherapie für psychisch erkrankte Mütter und ihre Kinder. PiD 7(1): 53–59

Reck C (2008) Depressionen und Angststörungen im Peripartalzeitraum: Epidemiologie, Mutter-Kind-Beziehung und Behandlungskonzept. Nervenheilkunde 6: 489–490

Reck C, Backenstraß M, Möhler E et al (2001) Mutter-Kind-Interaktion und postpartale Depression – Theorie und Empirie im Überblick. Psychotherapie 6(2): 171–186

Rusconi-Serpa S, Rossignol AS, McDonough SC (2009) Video feedback in parent-infant treatments. Child Adolesc Psychiatr Clin N Am 18: 735–751

Schechter DS, Myers MM, Brunelli S et al (2006) Traumatized mothers can change their minds about their toddlers: Understanding how a novel use of videofeedback supports positive change of maternal attributions. Infant Ment Health J 27(5): 429–447

Stein A, Woolley H, Senior R et al (2006) Treating disturbances in the relationship between mothers with bulimic eating disorders and their infants: a randomized, controlled trail of video feedback. Am J Psychiatry 163(5): 899–906

Stern DN (1998) Die Mütterlichkeitskonstellation: Mutter, Säugling und Großmutter rund um die Geburt. In: Hildenbrand B, Enderlin R (Hrsg) Gefühle und Systeme. Die emotionale Rahmung beraterischer und therapeutischer Prozesse. Carl-Auer-Systeme, Heidelberg, S 102–118

Thiel T (2003) Film- und Videotechnik in der Psychologie. In: Keller H (Hrsg) Handbuch der Kleinkindforschung, 3. Aufl. Huber, Bern, S 649–708

Thiel-Bonney C (2002) Beratung von Eltern mit Säuglingen und Kleinkindern. Videogestützte Verhaltensbeobachtung und Videomikroanalyse als Interventionsmöglichkeit. Psychotherapeut 47: 381–384

Thiel-Bonney C, Cierpka M, Cierpka A (2005) Präventives Beratungsmodell für Familien mit Säuglingen und Kleinkindern. In: Cierpka M (Hrsg) Möglichkeiten der

Gewaltprävention. Vandenhoeck & Ruprecht, Göttingen, S 110–138

Vik K, Braten S (2009) Video interaction guidance inviting transcendence of postpartum depressed mothers' self-centered state and holding behaviour. Infant Ment Health J 30(3): 287–300

Weinberg MK, Tronick EZ (1996) Infant affective reactions to the resumption of maternal interaction after the still-face. Child Dev 67: 905–914

Zeijl J van, Mesman J, Ijzendoorn MH van, Bakermans-Kranenburg MJ, Juffer F, Koot HM et al (2006) Attachment-based intervention for enhancing sensitive discipline in mothers of 1- to 3-year-old children at risk for externalizing behaviour problems: a randomized controlled trail. J Consult Clin Psychol 74(6): 994–1005

Zelenko M, Benham A (2000) Videotaping as a therapeutic tool in psychodynamic infant-parent therapy. Infant Ment Health J 21: 192–203

Ziegenhain U, Derksen B, Dreisörner R (2004) Frühe Förderung von Resilienz bei jungen Müttern und ihren Säuglingen. Kindheit und Entwicklung 13: 226–234

Ziegenhain U, Gebauer S, Ziesel B (2008). Die Chance der ersten Monate. Feinfühlige Eltern – gesunde Kinder. Klinik für Kinder- und Jugendpsychiatrie/Physiotherapie, Universitätsklinikum Ulm

Fokusorientierte Psychotherapie von Eltern mit Säuglingen und Kleinkindern

Michael Stasch, Manfred Cierpka und Eberhard Windaus

M. Cierpka (Hrsg.), *Regulationsstörungen*, Psychotherapie: Praxis,
DOI 10.1007/978-3-642-40742-0_11, © Springer-Verlag Berlin Heidelberg 2015

»There is no such thing as an infant«, stellte Donald W. Winnicott (1990) fest. Damit meinte er, dass man überall da, wo man einen Säugling findet, auch die mütterliche bzw. elterliche Fürsorge findet. Das Kind steht von Anfang an in einem lebendigen Austausch mit der Welt und seinen primären Bezugspersonen, die es ständig introjiziert und in die es ständig Eigenes projiziert (Dornes 1997). Aus diesem Grund spielt die Qualität der Beziehungsgestaltung zwischen Eltern und Kind in der psychoanalytisch orientierten Psychotherapie von Familien mit Säuglingen und Kleinkindern die zentrale Rolle. Um den Fokus der Behandlung festlegen zu können, muss man zunächst die Frage beantworten, ob – und ggf. in welcher Art – der emotional-interaktionelle Austausch zwischen den Eltern und ihrem Kind beeinträchtigt ist.

11.1 »Beziehung« als Grundlage der psychoanalytisch orientierten Eltern-Säuglings-/Kleinkind-Psychotherapie

Die Anfänge der Säuglings-Kleinkind-Eltern-Psychotherapie finden sich in den Beobachtungen und Behandlungen von Babys und Kleinkindern durch Bernfeld, Anna Freud, Burlingham, Fries, Winnicott, Spitz u. a. (Windaus 2007a). Es zeichnete sich damals schon ab, dass das komplexe Beziehungs- und Interaktionssystem zwischen Säugling/Kleinkind, Mutter und Vater eine spezifische Zugangsweise erforderte. Im Laufe der Jahre entwickelten sich sehr unterschiedliche Beratungs- und Behandlungsansätze (vgl. Windaus 2007b). In jüngster Vergangenheit erarbeitete eine Arbeitsgruppe, die sich aus analytischen Kinder- und Jugendlichentherapeutinnen und -therapeuten sowie Familientherapeutinnen und -therapeuten zusammensetzte, ein Behandlungsmanual zur psychoanalytischen Fokaltherapie der (früh-)kindlichen Regulationsstörungen (Cierpka u. Windaus 2007), welches die Grundlage für das vorliegende Kapitel bildet.

Für ein klinisches Verständnis der Beziehungsdynamik ist prinzipiell zwischen manifestem Verhalten und latenten unbewussten Hintergrundeinstellungen zu unterscheiden. Während sich der manifeste Austausch zwischen Mutter, Vater und Kind in aktuellen Handlungen im Hier und Jetzt abspielt, wird der Interaktionshintergrund durch die latente Einstellung der Eltern zu ihrem Kind, deren psychische Verfassung, die verinnerlichten eigenen Eltern-Kind-Erfahrungen sowie durch den psychosozialen Rahmen mitgeprägt. Ist der latente Hintergrund spannungs- und konfliktvoll, werden die Eltern möglicherweise nicht über angemessene Möglichkeiten verfügen, um ihr Kind zu beruhigen oder entwicklungsförderlich zu stimulieren. Dadurch wird die Koregulationsfähigkeit der Eltern inadäquat, sodass die Beziehungsstörung eine Regulationsstörung beim Kind verursachen bzw. verschlechtern kann.

Die Identifikation einschränkender und stereotyper Interaktionsmuster steht somit im Mittelpunkt des diagnostischen Prozesses. Die Beachtung der Auswirkungen von dysfunktionalen Interaktionsprozessen auf die individuelle Symptomatik hat auch in der Familienforschung eine lange Tradition. In seinem »system model« geht Beavers (1982) davon aus, dass »gesunde« (also funktionale) Beziehungssysteme in einer insgesamt emotional positiven und respektvollen Atmosphäre flexibel auf die Bedürfnisse und Signale von Individuen eingehen können. Es gibt im Familiensystem klare Rollen, die sich entsprechend den familiären Entwicklungsaufgaben angemessen verändern können. Solche »gesunden« Familien stellen sich in einer Eltern-Säuglings-Sprechstunde vor, wenn der Umgang mit einem möglicherweise sehr reizoffenen Säugling schwierig ist und die eigentlich kompetenten Eltern durch die Lektüre verschiedener Ratgeber zusätzlich verunsichert wurden. In diesem Falle reicht oft die Vermittlung entwicklungspsychologischer Informationen oder konkreter Regulationshilfen (beispielsweise Einschlafrituale), um das Problem zu lösen. Es handelt sich also um einen Beratungsfall und nicht um eine psychotherapeutische Intervention. Es gilt, eine kurzzeitige, nicht generalisierte Regulationsstörung ohne relevante Beziehungspathologie ressourcenorientiert zu verringern (Ziegenhain 2004). In Abgrenzung zu klinisch auffälligen Beziehungssystemen ist die interpersonelle Kontrolle nicht zu rigide, und man findet keine repetitiv-dysfunktionalen Interaktionsmuster, die bereits die Beziehungsgeschichte – z. B. des Paares vor der Geburt des ersten Kindes – geprägt haben.

Weitergehende psychotherapeutische Interventionen können allerdings nötig werden, wenn die Eltern mit gut gemeinten Tipps immer wieder scheitern, weil möglicherweise ein Einschlafritual Trennungsängste bei den Eltern mobilisiert, welche in der kinderlosen Vergangenheit typischerweise durch starkes Anklammern in der Paarbeziehung bewältigt wurden. In einer derartigen Situation ist das Repertoire im Beziehungsverhalten der Eltern eingeschränkt. Es ist solchen konflikthaft verstrickten Eltern (bei Beavers ein »neurotisches« Beziehungssystem) aber durchaus möglich, ihr eigenes Erleben und Verhalten zu reflektieren und mit therapeutischer Unterstützung zu verändern.

Beziehungssysteme auf »schwer beeinträchtigtem« Niveau (nach Beavers 1982) zeichnen sich hingegen durch deutlich verminderte Selbst- und Fremdregulationsmöglichkeiten aus, was sich in impulsivem Verhalten, destruktivem Agieren, diffusen oder »tyrannischen« Rollenzuschreibungen, Empathiestörungen und unklarer Kommunikation äußert. Im psychodynamischen Verständnis fehlt es solchen Beziehungssystemen an strukturellen Fähigkeiten im Umgang mit Anforderungen der äußeren und auch der »inneren«, emotional-kognitiven Realität.

Die Psychotherapie mit Säuglingen/Kleinkindern und deren Eltern muss sich folglich an den psychologischen Rahmenbedingungen orientieren, die in dem jeweiligen Beziehungssystem vorherrschend sind. Entsprechend des Modells von Beavers kann man also mindestens drei Typen von Beziehungssystemen unterscheiden, für die jeweils verschiedene Problembereiche im beraterischen bzw. therapeutischen Fokus liegen:

1. das funktionale, »gesunde« Beziehungssystem mit Fokus auf der konkreten Problemlösung für das Kind,
2. das eingeschränkte, »neurotische« Beziehungssystem mit Fokus auf der Bearbeitung interpersonell bewältigter, meist aber nur eingeschränkt bewusster Konfliktthemen,
3. das »schwerer beeinträchtigte« Beziehungssystem mit Fokus auf einem angemesseneren Umgang mit strukturellen Defiziten in der Beziehungsgestaltung.

Während Interaktionsprozesse beobachtet und beschrieben werden können, sind die Repräsentanzen und unbewussten Einstellungen der Eltern ihrem Kind gegenüber durch den psychoanalytischen Verstehensprozess erschließbar. Da eine psychodynamische Sicht beide Aspekte erfasst, stehen Beobachtung und Deutung in einem sich wechselseitig kommentierenden Verhältnis. Beziehungsgestaltungen (z. B. Kontaktvermeidung) liegen Intentionen (z. B. Desinteresse) zugrunde, die bewusst oder unbewusst sein können. Die unbewussten Intentionen haben einen Bezug zum Objekt (z. B. Ablehnung) und zum Subjekt (z. B. Überforderungsgefühle), ohne dass dieser Zusammenhang in der Handlung explizit wird. Interaktion und Intention werden von inneren Repräsentanzen der Eltern wesentlich mitgesteuert. So gehen in die aktuelle, beobachtbare Beziehung zwischen Mutter und Baby frühere bedeutsame Beziehungserfahrungen mit anderen Objekten (z. B. den eigenen Eltern) und mit sich selbst (das Baby in der Mutter) ein, die sich als innere Repräsentanzen niedergeschlagen haben.

Beispiel

Einer beobachtbaren, intrusiv anmutenden Fütterszene kann z. B. die Intention der Mutter zugrunde liegen, durch forciertes und unangemessenes Handeln die befürchtete Gier eines Kindes zu befriedigen, damit dieses nicht zu einem anklagenden Wesen wird, wie es dereinst die eigene Mutter gewesen ist. Damit grundiert die eigene frühere Mutter-Kind-Erfahrung die aktuelle Mutter-Kind-Beziehung. Während anhand von Blickkontakt, Blickabwehr, Füttergeschwindigkeit, zugeführter Nahrungsmenge und Einfühlungsbezogenheit das Dysfunktionale einer Füttersituation durch vergleichende Beobachtung identifiziert und erfasst werden kann, sind die diesem Verhalten zugrunde liegenden inneren Repräsentanzen, Projektionen oder Kindheitserfahrungen nicht beobachtbar und bedürfen der sinngebenden Versprachlichung. Deshalb ist eine therapeutische Vorgehensweise zu wählen, die beiden Aspekten, der Interaktion und den Repräsentanzen, gerecht wird.

11.2 Zugang zur Psychodynamik über das »dominante Thema«

Bei »klinisch auffälligen« Familien ergibt sich in der psychodiagnostischen Untersuchungssituation um die Schilderung des Vorstellungsgrundes herum in der Regel ein sog. dominantes Thema (Stern 1998). Dieses »dominante Thema« ist dadurch gekennzeichnet, dass es in der repräsentationalen Welt der Eltern sehr viel Raum und Zeit beansprucht und in hohem Maße verhaltens- und erlebensrelevant ist. Dieses Thema kann sich an unbewusste intrapsychische Konflikte der Eltern anlehnen oder auch Ausdruck der Bewältigung schwerer familiärer Krisen oder Traumata sein (Fraiberg 1982).

Praxis

Das dominante Thema beeinflusst nicht nur die Wahrnehmung, sondern auch den Umgang mit dem Kind und ist insofern in der familiären Beziehungsgestaltung und in der Übertragungs-Gegenübertragungs-Dynamik zwischen Familien- und Therapeutensystem zu identifizieren. Die Heuristik des dominanten Themas bildet somit einen sehr hilfreichen Einstieg in die differenziertere psychodynamische Diagnostik.

Im Konzept des szenischen Verstehens (Argelander 1970; Lorenzer 1970) besteht eine psychoanalytische Deutungspraxis, die sowohl den Interaktions- als auch den Repräsentationsaspekt eines solchen dominanten Themas berücksichtigt, insofern als, von beobachtbaren und versprachlichten Szenen ausgehend, der innere Bedeutungsgehalt einer Szene erschlossen wird. Da die Eltern-Kind-Interaktion in einer Therapiesituation aus einer Vielzahl kleiner Szenen besteht, eignet sich das Konzept des szenischen Verstehens besonders, um Beobachtungen und Gegenübertragungsaspekte in einen bedeutungsvollen Gesamtzusammenhang zu übersetzen.

Zur Generierung von Hypothesen über den psychodynamischen Fokus haben Malan (1965) und Menninger u. Holzman (1977) als Verständnishilfen bei der Fokuskonzeptualisierung Dreiecke verwendet, die der Komplexität des Fokus

gerecht werden. Es sind dies die Dreiecke der Abwehr (Konfliktebene) und der Einsicht (Lebensgeschichte). Klüwer (1983) hat dem noch die Ebene des Handlungsdialogs als drittes Dreieck hinzugefügt. Für die psychoanalytische Behandlung im Rahmen des hier dargestellten Manuals (Cierpka et al. 2007) wird bei der Verwendung des Fokuskonzepts folgende Modifikation des Dreieckkonzepts vorgenommen:

- die Ebene der Abwehr,
- die Ebene der Beziehung,
- die Ebene des Enactments (als Handlungsdialog, der sich zwischen der Familie und dem Therapeuten ereignet).

11.3 Behandlungsfoki in der psychoanalytischen Eltern-Säuglings-/ Kleinkind-Psychotherapie

Primäres Ziel der psychoanalytischen Psychotherapie im Säuglings- und Kleinkindalter ist es, durch Verknüpfung mit der infantilen Vergangenheit der Eltern ein Problemverständnis für die aktualisierte Beziehungsstörung zu erreichen, sodass dieser Verständnisprozess Einfluss auf die elterlichen Handlungen bekommt. Die Eltern sollen in ihren Kompetenzen unterstützt werden, die überwältigenden Affekte des Kindes auszuhalten, seine psychologischen und physischen Bedürfnisse zu verstehen, sich bereitwillig an seine Perspektive anzupassen und die äußere Welt angemessen zu verändern. Durch die Arbeit an ihrer möglicherweise herabgesetzten Empathiefähigkeit sollen sie an Reflexivität gewinnen.

> **Grundsätzlich wird in der therapeutischen Arbeit (angelehnt an die OPD-2; Arbeitskreis OPD, 2014) zwischen einem Konfliktfokus und einem Strukturfokus unterschieden.**

Während ein Konfliktfokus auf neurotische Verarbeitungsweisen innerhalb des Beziehungssystems zurückgeführt werden kann, basiert ein Strukturfokus auf frühen traumatischen Störungen in der Beziehungserfahrung, die zu strukturellen Einschränkungen in den Ich-Leistungen der Eltern, in der Beziehungsgestaltung und in der Selbstwahrnehmung geführt haben. Dementsprechend haben sich auch die therapeutischen Techniken an das jeweilige Störungsniveau anzupassen. So tritt bei der Arbeit am Strukturfokus das Prinzip der Benennung an die Stelle von Deutungen.

11.3.1 Konfliktbezogene Behandlungsfoki

Konflikt

»Konflikt« im psychoanalytischen Verständnis bezieht sich auf die nicht gelingende Integrationsleistung zwischen widersprüchlichen intrapsychischen oder interpersonellen Motivationssystemen (Wünsche, Interessen, Anforderungen und deren Realisierung). Konflikt als unbewusstes Geschehen muss von vorwiegend bewusst erlebter Spannung abgegrenzt werden.

Die zeitlich überdauernden unbewussten Konflikte erschließen sich aus der klinischen Beschreibung wahrnehmbarer Verhaltens- und Erlebensweisen. Sie manifestieren sich sowohl auf der Subjekt- wie auf der Objektebene (intrapsychisch wie auch in der Interaktion mit dem Partner oder dem Baby) und stehen häufig in Verbindung mit konflikttypischen »Leitaffekten«. Die szenische Präsentation der Beziehungsgestaltung sowie biografische Daten liefern dem Therapeuten in der klinischen Situation wichtige diagnostische Informationen (Argelander 1970; Lorenzer 1970). Besonderes Augenmerk gilt darüber hinaus der Analyse von Übertragungsbereitschaften der Mutter/Eltern und dem Gegenübertragungserleben aufseiten des Therapeuten. Oftmals ergibt sich die Unmittelbarkeit eines Konfliktgeschehens aus den beim Therapeuten ausgelösten Fantasien, emotionalen Reaktionen und Handlungsimpulsen (Enactment).

Klinisch relevante Konflikte kreisen um die folgenden lebensbestimmenden Motivationssysteme, angelehnt an die Konfliktachse der Operationalisierten Psychodynamischen Diagnostik (Arbeits-kreis OPD 2014; vgl. dazu auch ausführlich Cierpka et al. 2007):

- Individuation versus Abhängigkeit,
- Versorgung versus Autarkie,
- Unterwerfung versus Kontrolle,
- Selbstwert,
- Schuld,
- ödipale Themen im Sinne der Geschlechtsrollenidentifikation,
- »Mutterschaftskonstellation« (Stern 1998) als aktualkonflikthaftes Geschehen.

Bei einem konfliktorientierten, motivklärenden Vorgehen sucht man hinter der symptomatischen Auffälligkeit nach dem »Eigentlichen«, das die Beziehungsstörung hervorbringt. Die Arbeit setzt bei der Abwehr bzw. den Bewältigungsversuchen der Eltern an, um zu den abgewehrten Motiven und Befürchtungen zu gelangen. Dazu verwendet man verschiedene Techniken, unter denen die Deutung eine herausragende Stellung einnimmt. Bei der Behandlung sind Rahmenbedingungen und Interventionen hilfreich, welche die Familie in das Konfliktgeschehen involvieren und die damit verbundenen Affekte mobilisieren.

Beispiel
Besonders lebendig kann z. B. die therapeutische Begleitung eines »essgestörten« Kleinkinds bei einer während der Sitzung durchgeführten Füttersituation sein. Die therapeutische Bewegung führt von der Abwehr zum Inhalt und zum affektiven Kern des Konfliktgeschehens. Die zentralen Elemente des Konflikts werden gemeinsam in Szene gesetzt (Enactment) und vom Therapeuten deutend aufgenommen. Eine konfliktorientierte Arbeit kann ggf. auch die Bearbeitung kollusiver Paardynamiken oder transgenerationaler Delegationsprozesse beinhalten.

11.3.2 Strukturbezogene Behandlungsfoki

Wenn bei den Eltern in der Persönlichkeitsentwicklung ein eher niedriges Strukturniveau anzunehmen ist, muss damit gerechnet werden, dass z. B. die Wahrnehmung der affektiven Zustände des Säuglings oder die Regulierung der affektiven Beziehung zum Baby dysfunktional ist. Aufgrund der eigenen Fehlinterpretationen bzw. Regulationsschwierigkeiten kann unter Umständen der Objektbezug nicht adäquat gelingen. Fonagy et al. (2002) machen das Auftreten von verzerrten Wahrnehmungen der Eltern in der aktuellen Beziehung zum Baby aufgrund eigener konflikthafter Erfahrungen in der Kindheit von der Funktionsfähigkeit eines reflektierenden Selbst abhängig. Eine aufdeckend-deutende Technik bei strukturellen Defiziten in der Reflexionsfähigkeit könnte solche Eltern überfordern. Deshalb ist hier zunächst eine eher strukturierende Arbeit erforderlich, bevor später eventuell das unbewusste Konfliktmaterial angesprochen wird.

> **Praxis**
>
> Die Einschätzung des Strukturniveaus ist mit entscheidend für die Wahl der psychodynamischen Behandlungstechnik, vor allem im Hinblick auf die Entscheidung, ob eher stützend und strukturierend oder eher deutend-aufdeckend gearbeitet werden soll.

Für die Einschätzung des Strukturniveaus eines Beziehungssystems ziehen wir das Konzept der Mentalisierungsfähigkeit der Eltern heran, weil die Qualität der elterlichen Mentalisierung unmittelbar Aussagen über die Funktionalität der Beziehungsaufnahme zum Säugling erlaubt. Mentalisieren kann als Wahrnehmen und Interpretieren von Verhalten beschrieben werden, das mit mentalen Vorgängen verbunden ist. Wie die Eltern die Zustände des Säuglings und sein Verhalten reflektieren, bestimmt ganz wesentlich ihre Reaktionen.

> **Für das Funktionsniveau der Mentalisierung ist die Fähigkeit der Mutter/Eltern ausschlaggebend, sich ein inneres Bild von ihrem Kind als einem eigenständigen Wesen mit Wünschen, Absichten und Gefühlen zu machen. Auf der Grundlage dieser inneren Repräsentanz des Kindes gelingt es den Eltern, ihr Kind zu verstehen und angemessen zu handeln.**

Strukturniveaus der Mentalisierung

Fonagy u. Target (2002) beschreiben verschiedene »Strukturniveaus« in der Fähigkeit zur Mentalisierung, deren Identifikation notwendig erscheint, um eine angemessene, am Strukturniveau orientierte Behandlungsplanung vornehmen zu können.

▪ **Gutes Funktionsniveau**

Beschreibt die Fähigkeit der Mutter bzw. des Vaters, den negativen Affekt des Säuglings abzumildern, indem sie/er kontingente, markierte emotionsspiegelnde Verhaltensweisen produziert. Dadurch trägt sie/er zur Bildung von sekundären Repräsentanzen der primären Emotionszustände des Säuglings bei. Die markierten und abgekoppelten affektspiegelnden Äußerungen werden vom Kind introjiziert.

▪ **Mäßiges Strukturniveau: verzerrte Repräsentation durch fehlende kategoriale Kongruenz**

Beschreibt das Vorherrschen einer zwar markierten, aber kategorial verzerrten mütterlichen Spiegelung, eine überkontrollierende Haltung und/oder defensiv verzerrte Wahrnehmung des Affekts des Babys durch die primäre Bezugsperson. Wenn beispielsweise die zärtlich gefärbte Erregung eines Säuglings durch den Körperkontakt mit der Mutter in dieser wegen ihrer eigenen intrapsychischen Konflikte im Zusammenhang mit körperlicher Zärtlichkeit Angst und defensiven Ärger hervorruft, wird die Mutter ihre defensiv-emotionale Reaktion möglicherweise auf den Säugling projizieren und dessen libidinöse Erregung verzerrt als Aggression wahrnehmen. Daraufhin wird sie diesen fehlwahrgenommenen Affekt ihres Babys zu modulieren versuchen, indem sie den Aggressionsausdruck spiegelt. Wahrscheinliche Konsequenzen: Da der gespiegelte Affekt markiert ist, wird er von der Mutter abgekoppelt. Er hat einen genügend hohen Grad an Kontingenz mit dem – falsch kategorisierten – Affektzustand des Säuglings und wird referenziell als zu seinem primären Emotionszustand gehörend verankert. Da die Kategorie des gespiegelten Affektausdrucks nicht mit dem tatsächlichen Affektzustand des Säuglings übereinstimmt, wird dieser eine verzerrte sekundäre Repräsentanz seines primären Emotionszustandes herstellen und sich infolgedessen eine dispositionelle Information zuschreiben, die seinem tatsächlichen Emotionszustand nicht entspricht. Das Ergebnis ist eine verzerrte Wahrnehmung seines Selbstzustandes. Dieser interaktionelle Mechanismus steht nach Fonagy u. Target (2002) in kausalem Zusammenhang mit verzerrten Selbstrepräsentanzen (im Sinne des Konzepts des »falschen Selbst« von Winnicott; s. Winnicott 1990).

- ▪ **Geringes Strukturniveau: fehlende Markierung der Affekte**

Die Markierung der Affekte fehlt bei primären Bezugspersonen, die die negativen Affektausdrücke ihres Säuglings aufgrund eigener ungelöster intrapsychischer Konflikte bzw. struktureller Einschränkungen nicht »containen« können. Sie reagieren auf negative Affektäußerungen, indem sie den gleichen – kategorial kongruenten – Emotionsausdruck in unmarkierter, realistischer Version produzieren. Wahrscheinliche Konsequenzen: Da der spiegelnde Affektausdruck unmarkiert ist, wird er nicht von der Mutter abgekoppelt, sondern ihr als reales Gefühl zugeschrieben, deshalb kann er nicht als zum Säugling gehörig verankert werden. Infolgedessen wird vom Säugling keine sekundäre Repräsentanz des primären Emotionszustandes hergestellt, was zu einer defizienten affektiven Selbstkontrolle führt. Er wird den negativen Affekt als »draußen«, zu anderen gehörig, erleben und nicht als seinen eigenen. Der negative Affekt des Säuglings wird nicht reguliert, und die Wahrnehmung des entsprechenden realistischen negativen Affekts bei der primären Bezugsperson intensiviert den negativen Zustand des Babys. Statt eines Containments ereignet sich eine Traumatisierung. Dies entspricht der dominanten Form emotionalen Erlebens bei Borderline-Persönlichkeiten (Gergely et al. 2003).

Behandlungstechnische Implikationen

Bei strukturellen Störungen sind keine umschriebenen Konflikte intrapsychisch angelagert, und es fehlt der psychische Binnenraum, in dem sie sich ereignen und in dem sie reflektiert werden können. Das primäre therapeutische Ziel im Umgang mit strukturell gestörten Eltern besteht *nicht* im Verstehen der Problematik bezüglich ihrer Konfliktdynamik und biografischen Bedingtheit, sondern

im veränderten Umgang mit dem Problem. Die therapeutische Haltung sollte daher auch im Eltern-Säuglings-Setting das Ziel unterstützen, die Wiederherstellung der verloren gegangenen Selbstwirksamkeit (im Umgang mit sich selbst, dem Partner oder dem Baby) und die Rekonstitution und Aufrechterhaltung von interpersonellen Beziehungen zu fördern. Neben dem Prinzip des Containments ist eine unterstützende Haltung wichtig, bei der den Eltern Hilfs-Ich-Funktionen (Sorge, Affektspiegelung, emotionale Resonanz, realitätsgerechte Konfrontation usw.) zur Verfügung gestellt werden. Die strukturelle Problematik wird nicht in der Übertragung gedeutet, da dieses Angebot mangels selbstreflexiver Fähigkeiten ins Leere laufen würde, sondern als etwas Drittes gemeinsam untersucht und konkret bearbeitet. Da Strukturprobleme zu Situationen führen, in denen die Eltern überwältigt werden und scheitern, sind Techniken kontraindiziert, die zusätzlich involvieren und Affekte mobilisieren (vgl. dazu auch Rudolf 2004).

❯ **Grundsätzliches Ziel strukturbezogener Interventionen ist die Verbesserung des Mentalisierungsprozesses zwischen Eltern und Kind. Die Eltern sollen dahingehend gefördert werden, dass sie den negativen Affekt des Säuglings abzumildern in der Lage sind, indem sie kontingente, markierte emotionsspiegelnde Verhaltensweisen produzieren.**

Auf der *kognitiven Ebene* steht eine realistische Wahrnehmung des Selbst und der Objekte im Vordergrund des therapeutischen Bemühens. Es geht darum, dass die Eltern Halt und Orientierung in sich und der äußeren Welt bekommen, damit sie die Realität besser akzeptieren und berücksichtigen können. Dabei können Wahrnehmungsübungen mit dem Säugling besonders hilfreich sein.

Auf der *regulativen Ebene* steht die Regulation von eigenen Impulsen, Affekten, Selbstbewertungen und Beziehungswünschen im Vordergrund. Die Interventionen sollen den Eltern helfen, eine abgegrenzte, beobachtende und autonome Position einzunehmen und sich aus überflutenden, vereinnahmenden oder entleerten Situationen zu lösen. Auch hierfür bietet sich die konkrete Arbeit an der Interaktion mit dem Baby an.

Auf der *emotionalen Ebene* kann es darum gehen, dass sich die Eltern besser einlassen und emotional ergreifen lassen können. Der Therapeut könnte die Eltern zur Begegnung mit Emotionalität auch im Umgang mit dem Kind ermutigen und helfen, die dadurch ausgelösten Beunruhigungen aushaltbar zu machen.

Auf der *Bindungsebene* steht im Vordergrund, die Selbstregulation der Eltern mithilfe internalisierter positiver Objekte oder äußerer Beziehungsressourcen zu unterstützen. In seinen Interventionen könnte der Therapeut die Eltern ermutigen, grundsätzlich gegebene Möglichkeiten (in der äußeren Welt, in der therapeutischen Situation und in der biografischen Erfahrung) zu nutzen bzw. gegenläufige Erfahrungen zu bearbeiten. Unter Umständen müssen externe Hilfesysteme (z. B. die sozialpädagogische Familienhilfe) aktiv einbezogen werden.

11.3.3 Mischformen: Konflikt- und Strukturfoki

Um die therapeutisch relevanten Foki auswählen zu können, muss sich der Therapeut ein Bild von den dynamischen Zusammenhängen zwischen den verschiedenen Fokusbereichen machen. Konflikt- und Strukturfoki können miteinander verschränkt sein und interagieren. Oftmals drängt sich ein Problem vordergründig als ein Konfliktthema auf, welches bei genauerer Betrachtung vor allem der Bewältigung eines weiteren, dahinterstehenden Konfliktes oder einer strukturellen Vulnerabilität dient, die das eigentliche bzw. tiefer liegende Problem darstellt. In der Behandlungspraxis findet man eher solche Mischformen als z. B. »rein« konfliktbedingte Problemkonstellationen. Entsprechend des Gewichtes der konfliktbedingten oder strukturellen Einschränkungen innerhalb eines Beziehungssystems lassen sich folgende Mischformen voneinander unterscheiden:

- überwiegend konfliktbedingte Einschränkungen,
- überwiegend strukturell bedingte Einschränkungen,
- konfliktbedingte, aber durch strukturelle Einschränkungen komplizierte Beziehungsgestaltungen.

11.4 Diagnostische Fragen und klinische Synopsis

Das Generieren klinischer Hypothesen zu Behandlungsbeginn sollte Aussagen zur generellen Ausrichtung der Behandlung als eher konfliktorientiert, eher strukturorientiert oder »gemischt« zulassen. Um den diagnostischen Prozess zu erleichtern und zu systematisieren, wird folgender Ablauf der Informationsgewinnung vorgeschlagen, der als Aufstellung diagnostischer Fragen konzipiert ist und in der klinischen Synopsis endet:

- Welcher Vorstellungsgrund liegt vor, bzw. welche Symptomatik wird präsentiert?
- Welches »dominante Thema«, das mit der Schilderung des Vorstellungsgrundes in der Untersuchungssituation zusammenhängt, lässt sich erkennen?
- Wie gestaltet sich die aktuelle Beziehungsrealität zwischen Eltern und Kind und innerhalb der Paarbeziehung? (Jeweils für jede anwesende Person einzeln formuliert.)
- Welche Übertragungsangebote lassen sich bei den Eltern identifizieren? Welche Affekte induziert das Kind?
- Welche biografischen Aspekte sind im Zusammenhang mit der aktuellen Beziehungsgestaltung von Relevanz?
- Welches Abwehrverhalten zeigen Mutter, Vater und das Baby bzw. Kleinkind?
- Was wird jeweils abgewehrt? (Dabei sollten sich die Hypothesen für das Kind an der psychoanalytischen Entwicklungspsychologie orientieren.)
- Welche Angst dominiert?
- Wie ist die Qualität der Triangulierung innerhalb der Familie?
- In welche Szene fühlt sich der Therapeut im Sinne eines Enactments hineingezogen? Welche Gegenübertragungsfantasien oder Handlungsimpulse stellen sich ein?
- Welche klinisch relevanten Hauptkonflikte lassen sich innerhalb des Beziehungssystems identifizieren?
- Liegt eine strukturelle Problematik im Sinne fehlender Affektmarkierungen durch die Eltern vor?

- Wie könnte die grundsätzliche therapeutische Orientierung aussehen?
- Wie könnte sich der psychodynamische Behandlungsfokus in Satzform formulieren lassen?

11.5   Eine Fallgeschichte

▪ Erstkontakt

Der 18 Monate alte Mario wird telefonisch von seiner Mutter in der Heidelberger Eltern-Säuglings-Sprechstunde angemeldet. Auf dem kurzen Anmeldebogen, der von der Sekretärin aufgenommen wird, ist als Vorstellungsgrund notiert: »Mario wird nachts oft wach (½ bis 1 Stunde oder mehr). Kann in seinem Bett nicht mehr einschlafen. War schon immer so. Hat vielleicht in seinem Leben 3 Wochen durchgeschlafen.« Darüber hinaus gibt das Anmeldeblatt Auskunft über Alter der Eltern (beide Mitte 30) und ihre Berufe (beide Krankengymnasten). Mario ist das erste und einzige Kind.

Zum Erstgespräch erscheint die komplette Familie. Beide Eltern wirken »aufgeräumt« und sind sehr bemüht, sich im Kontext der Klinik als »ebenbürtig« und kompetent zu präsentieren, was insbesondere beim Vater zunächst etwas anstrengend erscheint (»Ich bin ja keine Experte, aber …«). Die Mutter wirkt müde und angestrengt und entlastet sich zunächst durch viel Reden. Sie problematisiert die Durchschlafschwierigkeiten des kleinen Mario und kommt schnell auf das sehr schuldhaft getönte Thema der anstehenden »Trennung« von ihrem Sohn. Sie werde am kommenden Tag wieder mit der Arbeit beginnen, und zeitgleich werde der Vater in Elternzeit gehen. Sie fühle sich dabei »wie auf einer Beerdigung«. Die Mutter antizipiert in einem angst-, aber auch vorwurfsvollen Ton: »Für Mario werde ich morgen vergessen sein, wenn er ganz mit seinem Vater beschäftigt ist.« Zwar kann sie sich von solchen Gedanken selbstkritisch distanzieren, fängt aber schnell sehr verzweifelt an zu weinen. Ihr Mann steht auf und kümmert sich »selbstverständlich« um seine Frau, wirkt dabei aber auch genervt und unwillig, als ob er sagen wolle: »Nimm sie mir ab, ich kann es nicht mehr ertragen.«

Mario beschäftigt sich interessiert und altersadäquat mit den Spielangeboten und klettert auf den Schoß der Mutter, als diese zu weinen beginnt. Die Eltern bestätigen, dass ihr Sohn »starke Antennen« für den Gefühlzustand der Mutter habe und ihr »zu Hilfe« komme. Mario wirkt »normal« und »unauffällig«, vielleicht zu »vernünftig« für sein Alter. Im Verlauf des Gesprächs wendet er sich zweimal mit Autos an den (männlichen) Therapeuten und lädt diesen zum Spielen ein. Der Vater verbleibt passiv im Hintergrund. Der Therapeut hat den Impuls, ihn aktiv in das Geschehen einzubeziehen, und wird auch ärgerlich auf die väterliche »Ich-halte-mich-hier-raus-und-ermögliche-meiner-Frau-dass-sie-sich-bei-jemandem-ausweinen-kann«-Haltung. Der insgesamt passiv-aggressive Beziehungsstil des Elternpaares herrscht das ganze Gespräch über vor. Der Behandler fragt sich, ob eine entsprechende Deutung möglicherweise »eine Bombe« für die Beziehung sein könnte, und denkt: »Wenn es gut läuft, gehen die beiden in eine Paartherapie.« Er entscheidet sich für Zurückhaltung mit Konfrontation, also für passiv-aggressive Anpassung. Auch wird er zunehmend ärgerlich auf die Mutter, welche unmissverständlich deutlich macht, wie sehr sie ihren Sohn braucht, und ihn dadurch stark an sich bindet.

In der biografischen Anamnese wird deutlich, wie verzweifelt die Mutter (aber auch der Vater) mit drohendem Objektverlust und Angst vor Einsamkeit beschäftigt ist. Die Großmutter mütterlicherseits starb, als die Mutter 12 Jahre alt war, an Krebs. Die Mutter klagt an: »Sie hat sich aus dem Staub gemacht und ist so dem Dauerstreit meiner Eltern entkommen.« Der Vater hat vier Geschwister und erlebte seine Eltern als chronisch überfordert bzw. ständig arbeitend. Es habe keine Solidarität zwischen den Geschwistern gegeben, weil alle »das Weite gesucht« hätten. Beide Elternteile wirken jetzt bedürftiger, die Mutter fast verzweifelnd anklammernd (»Gib mir viel, entlaste mich!«).

Die Paarbeziehung bis zur Geburt des Kindes wird als sehr eng beschrieben. Dauerthema war die Abwesenheit des Mannes, der oft bis in die späten Abendstunden in der Klinik arbeitete (an einem eigenen Therapiekonzept). Obwohl schon lange ein Kinderwunsch bestanden habe, sei, so die Mutter, insbesondere sie sehr zögerlich gewesen, weil sie sich gefragt habe, ob eine Familiengründung auf dem eigenen familiären Hintergrund »vernünftig« sei und ob die Paarbeziehung ein Kind aushalte. Letztlich sei es um »Kind oder Trennung« gegangen.

■ **Klinische Synopsis**

Deutlich wird in diesem kurzen Stundenausschnitt die Bedeutung des Themas »Verlust und Trennung«. Es ist konflikthaft mit dem Umgang mit Versorgungswünschen verknüpft, die die interpersonellen Beziehungen deutlich bestimmen. Ebenso wird die konflikthaft eingetönte und damit kategorial verzerrte mütterliche Wahrnehmung des kindlichen Verhaltens und Erlebens deutlich. Es gibt aber keine eindeutigen Hinweise auf eine strukturelle Beeinträchtigung der Fähigkeit des Containments bei den Eltern. Die Bedeutung der versagenden Objekte, von Verlust, Neid und dyadischer Bezogenheit mit dem Leitaffekt der Trauer und der Trennungsaggression führen zur Konfliktdiagnose in Richtung »Versorgung versus Autarkie« (nach OPD; s. Arbeitskreis OPD 2014). Die therapeutische Orientierung erfolgte daher deutlich konfliktbezogen.

> **Konfliktdefinition nach OPD-2: Versorgung versus Autarkie**
> Der Umgang mit Versorgungswünschen gestaltet die Objektbeziehungen so, dass das Erleben und Gestalten von Beziehungen in konflikthafter Weise den Wünschen nach Versorgung und Geborgenheit bzw. deren Abwehr folgt. Der zugehörige Leitaffekt ist (prolongierte) Trauer und Depression, weil die Bedeutung des versagenden Objekts (Angst) dauernd wahrgenommen wird. Klinisch bedeutsam ist die Thematik des Verlusts, der Versagung oder des Neides. Das Versorgungsthema kann in der frühen Zeit mit dem Baby beispielsweise in altruistischer Abtretung (Abwehr) Gestalt annehmen; oder der Partner wird auf anspruchlich-erpresserische Weise genötigt, seinerseits Geborgenheit und Fürsorge zu gewährleisten. Auch kann der Säugling zur Stillung des »Kontakthungers« herangezogen werden. In der Gegenübertragung werden Gefühle von Sorge und Ohnmacht erlebbar, in

> Identifikation mit einem Selbstanteil des Elternteils auch Gefühle von Traurigkeit oder die Sehnsucht nach Versorgung.

Die Fokus-Formulierung könnte aus Sicht der Mutter folgendermaßen lauten: »Wenn ich mein Kind verlasse, bin ich für Mario gestorben. Dieser könnte dann genauso traurig, verzweifelt und wütend werden wie ich. Deshalb muss ich ihn sehr binden und kann den ‚trennenden Dritten‘ nicht ertragen.« Das abgedruckte Bewertungsblatt (◘ Abb. 11.1) illustriert die klinische Synopsis tabellarisch.

■ **Behandlungsverlauf**

Insgesamt fanden vier Behandlungssitzungen mit 90-minütiger Dauer in einem Abstand von jeweils 2 Wochen statt. Bereits in der ersten Sitzung wurde das dominante Thema von Verlust und Trennung mit den dazugehörigen Affekten (s. oben) aktualisiert und lebendig in Szene gesetzt. Obwohl sich das Elternpaar schon lange leidvoll in einem hoch ambivalenten oral-kollusiven Spannungsfeld bewegte und diese Schwierigkeit auch bewusst benennen konnte, wurde ihnen der Zusammenhang zwischen der Objektverlustthematik und den Schlafstörungen des Sohnes als Reaktion auf die »Überbehütung« und somit Hemmung der Selbstwirksamkeitsentwicklung erstmalig klar. Aufgrund der hinreichenden Selbstreflexionsfähigkeit der Eltern war es nicht nötig, ein »übendes« Trennungsritual einzuführen; insbesondere die Mutter erkannte die anstehende »Trennung« von Mario als Entwicklungsaufgabe und verstand das verzweifelte Schreien und Weinen ihres Sohnes als »Spiegel ihrer selbst«. Die Unterstützung des Vaters in seiner triangulierenden Funktion war ebenfalls Ziel der Interventionen, allerdings erschien der doch ziemlich virulente Paarkonflikt in dieser Hinsicht auch hinderlich.

In der zweiten Stunde berichteten die Eltern bereits über »erste Erfolge«. Die Mutter hatte sich bewusst als »Einschlafhilfe« entzogen und dem Vater diesbezüglich mehr Verantwortung übertragen. Beide konnten Marios Schreien letztlich für eine gewisse Zeit »ertragen« und stellten fest, dass ihr Sohn immer weniger Zeit brauchte, um alleine im eigenen Bett einzuschlafen. Zwar wurde er noch

Name des Kindes Mario	**Alter** 18 Monate	**Vorstellungsgrund/Symptomatik:** Durchschlafstörungen **ICD-10-Diagnose:** F43.2	
Dominantes Thema: Trennung/Verlust			
	Mutter	**Vater**	**Baby/Kleinkind**
1. Ebene der Beziehung aktuelle Beziehungsrealität (Eltern – Kind) 2. Übertragungsangebote (Eltern – Therapeut/Kind – Therapeut) 3. biografische Aspekte	1. starke Bindung, anstehende Trennung 2. »Gib mir viel, entlaste mich.« 3. plötzlicher Tod der Mutter (Flucht aus Dauerkrise der Eltern)	1. wird ausgeschlossen, »Übergabe«, bemüht, Paarbeziehung belastet 2. »Nimm sie mir ab, ich kann es nicht mehr ertragen.« 3. enge dyadische Beziehungen	1. »hilft der Mutter« 2. lädt zum Spielen ein
Ebene der Abwehr 1. Abwehr 2. Abgewehrtes 3. Angst	1. starkes Bindungsverhalten 2. Trauer/Wut 3. Alleingelassenwerden/Objektverlust	1. anpassen, sich zurücknehmen 2. Wut 3. Objektverlust	1. helfen 2. Autonomie zerstört das Objekt 3. Objektverlust
Qualität der Triangulierung	Dyadische Beziehungen herrschen vor; Triangulierung schwierig		
Ebene des Enactments (inkl. GÜ und Handlungsimpulsen)	Vater aktiv mit einbeziehen (gegen Widerstand) und stärken, um Kind Ablösung zu ermöglichen. Mutter entlasten. Ärger auf Mutter.		
Konfliktbezogener Behandlungsfokus	Versorgung vs. Autarkie		
Strukturniveau der Mentalisierung	gut — mäßig (verzerrt) X — gering (fehlende Markierung)		
Therapeutische Orientierung	strukturbezogen — deutlich — eher — gemischt — eher — deutlich X — konfliktbezogen		
Fokus-Formulierung	»Wenn ich mein Kind verlasse, bin ich für Mario gestorben. Dieser könnte dann genauso traurig, verzweifelt und wütend werden wie ich. Deshalb muss ich ihn sehr binden und kann den »trennenden« Dritten nicht ertragen.«		

Abb. 11.1 Klinische Synopsis in tabellarischer Form (adaptiert nach Cierpka et al. 2007; S. 139f.)

wach und kam ins Ehebett, aber diese Situation wurde als Übergangslösung toleriert. Erstaunlich offen konnte die Mutter problematisieren, wie neidisch sie auf die »Zweisamkeit« von Vater und Sohn war, nachdem sie wieder zu arbeiten begonnen hatte. Die Rivalität der Eltern um den Status der »besseren Mutter« konnte besprochen werden, auch wenn letztlich ein stiller Triumph des Ehemannes zurückblieb.

Nach der dritten Stunde war »die Trennung vollzogen«, und Mario schlief im eigenen Bett durch! Somit war das Kind kein Symptomträger mehr, und es rückten die »Probleme im Ehebett« in den Mittelpunkt. Der Mann forderte nach langen Monaten der Abstinenz »Schritte im sexuellen Bereich« ein, worauf sich seine Frau nicht einlassen wollte. Der Streit des Paares trat nach der durch die Elternschaft eingetretenen Konfliktverschiebung erneut heftig hervor; die Möglichkeit einer Umwandlung in eine Paartherapie wurde diskutiert und von den Behandlern ausdrücklich empfohlen. Bis zur nächsten Sitzung wollten sich die Eltern diese Option überlegen.

Die vierte Stunde stand fast völlig im Zeichen des ehelichen Zerwürfnisses. Trotzdem war es dem Paar gelungen, nicht wieder auf die Schlafproblematik als Lösungsversuch »zurückzugreifen«. Mario schlief weiterhin alleine ein und durch. In der Zwischenzeit hatten sich die Eltern ernsthaft mit der Möglichkeit einer Trennung auseinandergesetzt und teilten ihren Entschluss mit, sich zunächst nicht weiter mit ihren »Problemen als Mann und Frau« zu beschäftigen, sondern sich mehr auf ihre »Aufgaben als Eltern« zu konzentrieren. Eine Trennung sollte dem Kind nicht zugemutet werden. Mit dem Angebot, Paargespräche zu einem späteren Zeitpunkt fortzuführen, endete diese kurze Behandlung einer kindlichen Regulationsstörung, die sich als eine symptomatische Lösung der Beziehungsstörung der Eltern erwies. Vom therapeutischen Standpunkt möglicherweise eine enttäuschende Entscheidung, die es aber auch zu respektieren galt. Die Familie meldete sich danach nicht mehr in unserer Ambulanz.

Fazit

Regulationsstörungen von Säuglingen und Kleinkindern finden in einem komplexen Beziehungsgefüge statt, welches durch die Beziehungserfahrungen der Eltern in ihrer Herkunftsfamilie, mit anderen Partnern, als Paar und mit dem Kind grundiert wird. Das Kind bringt eigene, temperaments- oder konstitutionsbedingte Interaktionsbereitschaften in die Beziehung ein und zwingt damit die Eltern, vermeintlich gelungene Bewältigungsschritte (beispielsweise im Sinne eines kollusiven Umgangs mit neurotischen Konflikten oder der Kompensation struktureller Defizite) zu verwerfen und neue, adäquatere Lösungen zu entwickeln. Diesen Prozess therapeutisch zu begleiten erfordert eine profunde diagnostische Kompetenz und ein Behandlungskonzept, welches den konflikt- oder strukturbedingten Vulnerabilitäten eines Beziehungssystems in angemessener Art begegnet. Das in diesem Kapitel vorgestellte Konzept einer fokusorientierten Behandlung versucht, diesem Anspruch aus einer psychoanalytischen, beziehungs- und familienorientierten Perspektive gerecht zu werden. Zur weitergehenden Lektüre empfehlen wir das zugrunde liegende Manual in Buchform (Cierpka u. Windaus 2007).

Literatur

Arbeitskreis OPD (Hrsg) (2014) Operationalisierte Psychodynamische Diagnostik OPD-2. Das Manual für Diagnostik und Therapieplanung, 3. Aufl. Huber, Bern

Argelander H (1970) Überlegungen zum psychoanalytischen Konzept des Sprechstundeninterviews. Psyche 27: 1002–1011

Beavers WR (1982) Healthy, midrange and severely dysfunktional families. In: Walsh F (Hrsg) Normal family processes. Guilford Press, New York, S 45–66

Cierpka M, Windaus E (Hrsg) (2007) Psychoanalytische Säuglings-Kleinkind-Eltern-Psychotherapie. Konzepte – Leitlinien – Manual. Brandes & Apsel, Frankfurt/Main

Cierpka M, Hirschmüller B, Israel A, Jahn-Jokschies G, Kalckreuth B von, Knott M et al (2007) Manual zur psychoanalytischen Behandlung von Regulationsstörungen, psychischen und psychosomatischen Störungen bei Säuglingen und Kleinkindern unter Verwendung des Fokuskonzeptes. In: Cierpka M, Windaus E (Hrsg) (2007) Psychoanalytische Säuglings-Kleinkind-Eltern-Psychotherapie. Konzepte – Leitlinien – Manual. Brandes & Apsel, Frankfurt/Main, S 87–214

Dornes M (1997) Die frühe Kindheit. Entwicklungspsychologie der ersten Lebensjahre. Fischer, Frankfurt/Main

Fonagy P, Target M (2002) Neubewertung der Entwicklung der Affektregulation vor dem Hintergrund von Winnicotts Konzept des »falschen Selbst«. Psyche 56: 839–862

11

Fonagy P, Gergely G, Jurist EL, Target M (2002) Affect regulation, mentalization, and the development oft he self. Other Press, New York

Fraiberg S (1982) Pathological defenses in infancy. Psychoanal Q 51(4): 612–635

Gergely G, Fonagy P, Target M (2003) Bindung, Mentalisierung und die Ätiologie der Borderline-Persönlichkeitsstörung. In: Fonagy P, Target M (Hrsg) Frühe Bindung und psychische Entwicklung. Beiträge aus Psychoanalyse und Bindungsforschung. Psychosozial-Verlag, Gießen, S 219–232

Klüwer R (1983) Agieren und Mitagieren. Psyche 37: 828–840

Lorenzer A (1970) Kritik des psychoanalytischen Symbolbegriffs. Suhrkamp, Frankfurt/Main

Malan DH (1965) Psychoanalytische Kurztherapie. Klett, Stuttgart

Menninger KA, Holzman PS (1977) Theorie der psychoanalytischen Technik. Frommann-Holzboog, Stuttgart

Rudolf G (2004) Strukturbezogene Psychotherapie. Leitfaden zur psychodynamischen Therapie struktureller Störungen. Schattauer, Stuttgart

Stern DN (1998) Die Mutterschaftskonstellation: Eine vergleichende Darstellung verschiedener Formen der Mutter-Kind-Psychotherapie. Klett-Cotta, Stuttgart

Windaus E (2007a) Konzepte der psychoanalytischen Säuglings-Kleinkind-Eltern-Psychotherapie. In: Cierpka M, Windaus E (Hrsg) Psychoanalytische Säuglings-Kleinkind-Eltern-Psychotherapie. Konzepte – Leitlinien – Manual. Brandes & Apsel, Frankfurt/Main, S 11–50

Windaus E (2007b) Behandlungskonzepte der tiefenpsychologisch fundierten und analytischen Psychotherapie im Säuglings- und Kleinkindalter. In: Hopf H, Windaus E (Hrsg) Lehrbuch der Psychotherapie, Bd 5. CIP-Medien, München, S 213–230

Winnicott DW (1990) The maturational processes and the faciliating environment. Studies in the theory of emotional development. Karnac, London

Ziegenhain U (2004) Beziehungsorientierte Prävention und Intervention in der frühen Kindheit. Psychotherapeut 49(4): 243–251

Serviceteil

M. Cierpka (Hrsg.), *Regulationsstörungen*, Psychotherapie: Praxis,
DOI 10.1007/978-3-642-40742-0, © Springer-Verlag Berlin Heidelberg 2015

Stichwortverzeichnis

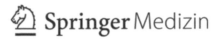
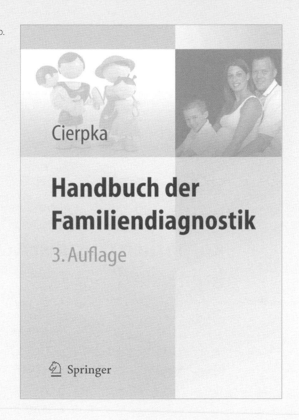

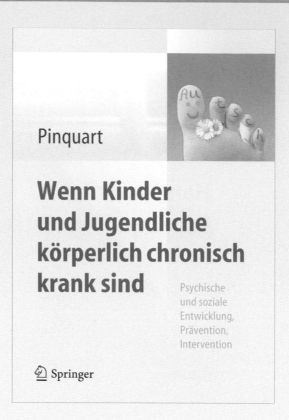

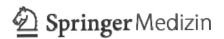
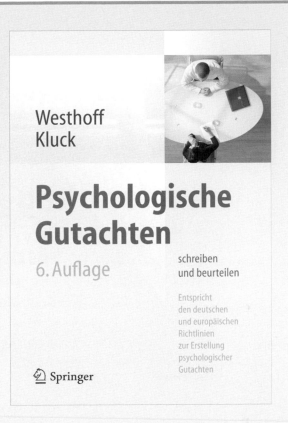

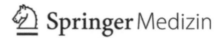
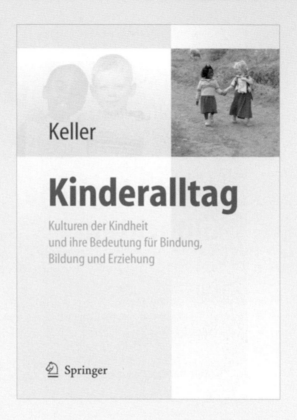

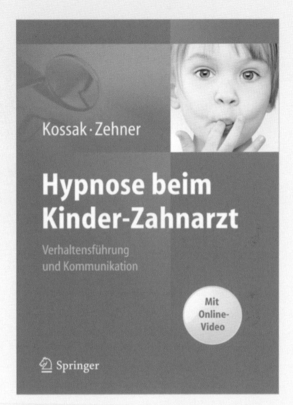

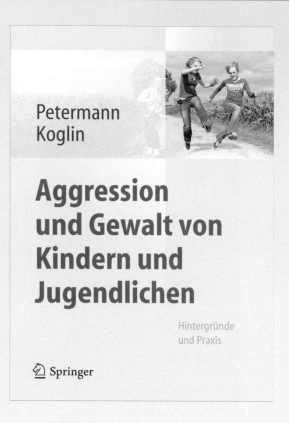

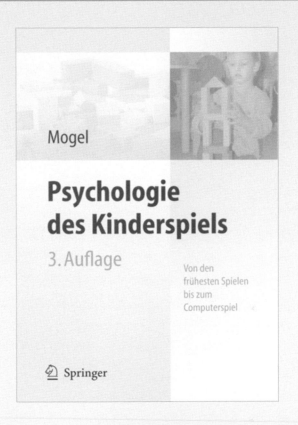

Printing: Ten Brink, Meppel, The Netherlands
Binding: Ten Brink, Meppel, The Netherlands